Eva Fauma
Die Do-it-yourself-Naturapotheke

Eva Fauma

Die Do-it-yourself-Naturapotheke

Pflanzliche Hausmittel
leicht gemacht

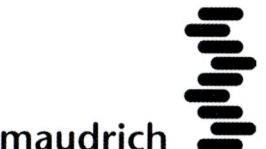

maudrich

Bibliografische Information der Deutschen Nationalbibliothek
Die Deutsche Nationalbibliothek verzeichnet diese Publikation in der Deutschen
Nationalbibliografie; detaillierte bibliografische Daten sind im Internet über
http://dnb.d-nb.de abrufbar.

Lektorat: Katharina Stadler, Wien
Satz: Hannes Strobl, Satz Grafik Design, Neunkirchen
Umschlagfoto: Victoria Posch
Fotos Innenteil: S. 10, 14/15, 22, 24/25, 28, 29, 30, 31, 34, 35, 38, 40, 42, 44, 46, 47, 49,
52, 57, 58, 59, 61, 63, 64, 65, 66, 68, 71, 74, 78, 79, 80, 83, 84, 89, 91, 94, 95, 98, 105,
106, 107, 108, 110, 112, 118, 121, 123, 124, 126, 128, 131, 133, 140, 143, 145, 147, 148,
152, 155, 159, 162, 164, 165, 166, 168, 169, 170, 172, 173, 174, 177, 178, 179, 180, 182,
185, 187, 192, 199, 200, 203, 208, 209, 2011, 213, 214, 217, 218, 222, 224, 225, 228, 231,
233, 234, 235, 239, 240, 241, 242, 246, 247, 249, 250, 252, 256, 257, 260, 261, 262/263,
267: fotolia.com; S. 16, 26, 69, 86, 100, 102, 135, 189: istockphoto.com; S. 18, 19, 21, 43,
48, 75, 76, 115, 117, 163, 254, 269: Eva Fauma; S. 8, 53, 70, 127, 137, 138, 151, 157, 204,
227, 264, 271: Victoria Posch
Druck: finidr
Printed in Czech Republic
ISBN 978-3-99002-024-1
e-ISBN 978-3-99030-510-2 (PDF)
          978-3-99030-511-9 (epub)

Inhalt

HINWEIS

Die Empfehlungen in diesem Buch wurden nach bestem Wissen und Gewissen sorgfältig ausgearbeitet. Die Informationen über Heilpflanzen entstammen der Volksmedizin und der traditionellen Naturheilkunde. Es handelt sich in der Regel um überlieferte Rezepte und mündliche Erfahrungsberichte. Sie sind folglich nicht allesamt durch wissenschaftliche Studien der Schulmedizin in ihrer Wirkung bestätigt.

Rezepte und Tipps ersetzen durchaus nicht die persönliche Beratung und Untersuchung durch einen Mediziner. Sie dienen auch nicht als Diagnose- oder Therapieanweisungen. Insbesondere enthalten sie keine Informationen zu möglichen Wechselwirkungen mit Medikamenten. Auch Lebensalter, Allergien, Schwangerschaft und Stillzeit werden in den Rezepten nicht berücksichtigt.

Wir übernehmen keine Haftung für Schäden irgendeiner Art, die direkt oder indirekt aus der Verwendung der Rezepte entstehen. Bei Verdacht auf schwere Beschwerden konsultieren Sie bitte Ihren Arzt oder Apotheker!

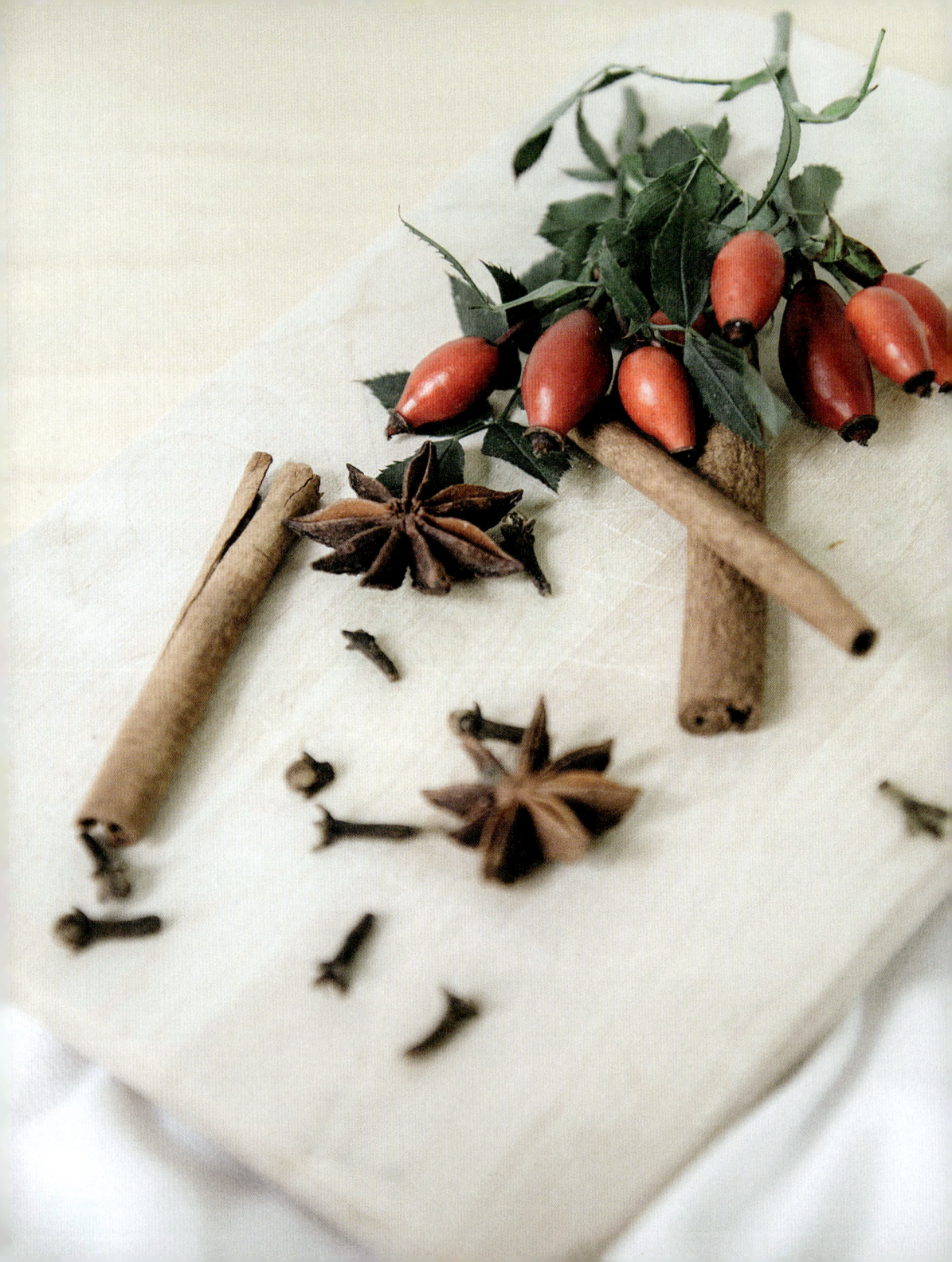

Vorwort

Was bedeutet es, sich gesund zu ernähren? Diese Frage stellte ich mir, als ich mich zwischen einem Studium der Medizin und der Ernährungswissenschaften zu entscheiden hatte. Als leidenschaftliche Köchin entschied ich mich für Zweiteres, da es die Einblicke in die Humanbiologie, in die Ernährungsmedizin und in die Kochtöpfe verbindet. Kreativität im Zusammenstellen von Speisen für den täglichen Genuss war ein wesentliches Argument, sich so der „gesunden Lebensführung" zu stellen. Als Fachrichtung wählte ich die Lebensmitteltechnologie, um mehr über Verarbeitung, Konservierung und Sensorik von Nahrungsmitteln zu erfahren. Das Bewusstsein für Gesundheit, Ernährung und Umwelt formte mein Wissen um die Wirkung des Grundprodukts und seiner Verarbeitung auf unseren Körper. Das Wissen über die Produktion von Lebensmitteln kann genutzt werden zur Herstellung von Salben, Lotionen, Deos, Teemischungen und dergleichen.

Zwischen der Ernährungswissenschaft und der Volksheilkunde lassen sich Parallelen erkennen. Für eine gesunde Ernährung ist die Natürlichkeit der Nahrungsmittel von Bedeutung. Eine bewusste Auswahl und Zufuhr kann Vitalität, Wohlbefinden, Kraft und Stärke bringen. Die Brücke zur „grünen Apotheke" lässt sich schnell und einfach schlagen: Unsere Lebensmittel können nicht nur gesund erhalten, sondern therapeutisch genutzt auch wieder gesund machen. Als Beispiel sei die Zwiebel genannt – köstlich in der Küche und hilfreich bei Husten, Insektenstichen und Ohrenschmerzen.

Die traditionelle europäische Medizin wurde zu meinem besonderen Interesse. So stellt sich für mich nicht die Frage: „Hilft das Kraut aus meinem Garten?" und „Wie wird es verwendet?" Es hilft – so viel sei gesagt – und kann zur Aufwertung von Speisen und in der Hausapotheke oder der Naturkosmetik verwendet werden.

Da ich immerzu gefragt werde, WAS WOFÜR und WIE verwendet werden kann, wurde ich angeregt, einen Ratgeber zur traditionellen europäischen Medizin zu verfassen. Anekdoten schmücken dabei einfache Hausmittelrezepte, um das Verständnis und das Lesevergnügen zu erhöhen. Die Griechen der Antike, die alten Ägypter und auch die Perser waren unter den Ersten, die dazu Erkenntnisse schriftlich festhielten. Bis heute werden diese bis zu 2.500 Jahre alten und bewährten Rezepte genutzt.   Mag. Eva Fauma, Herbst 2015

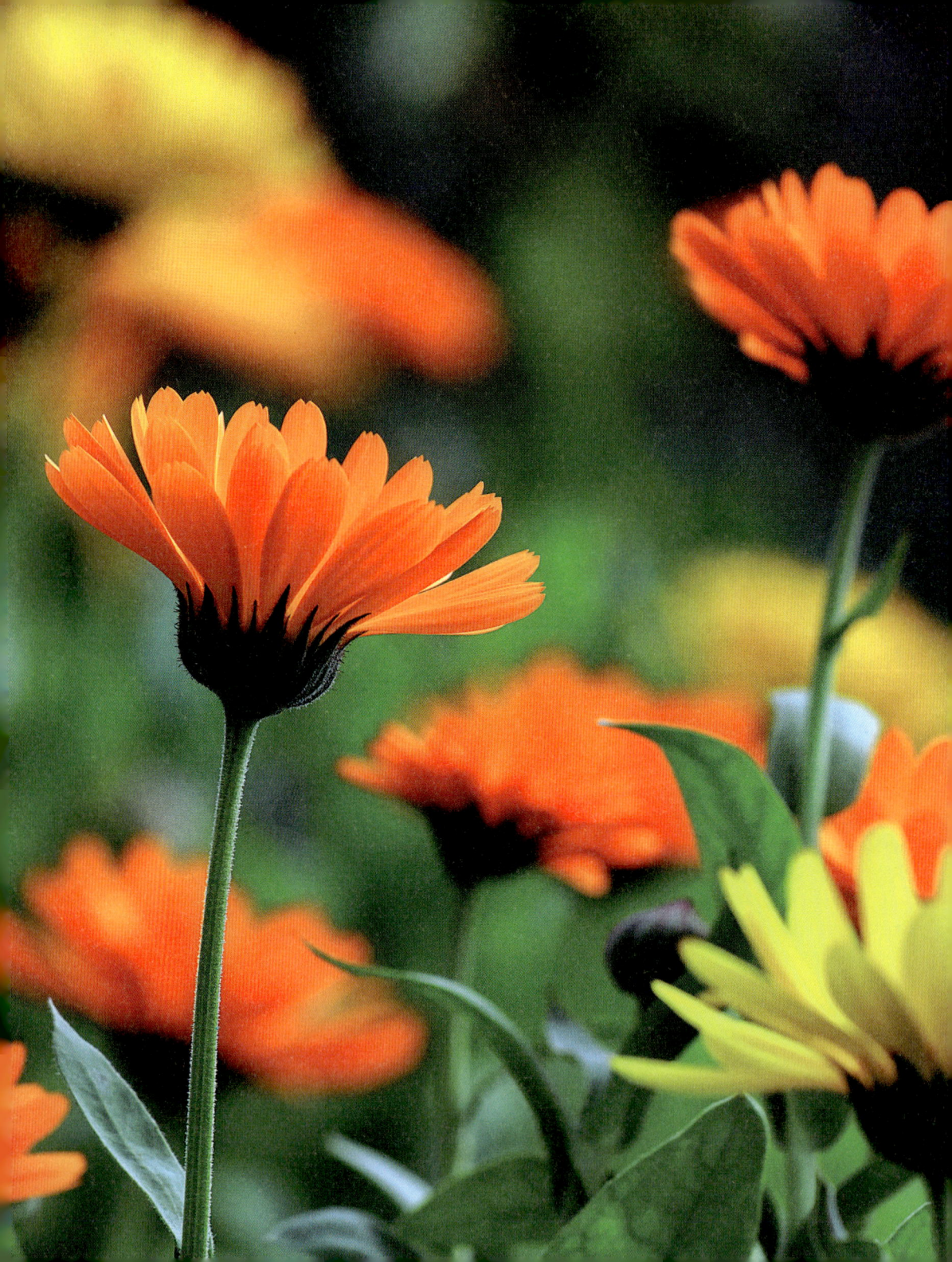

Einleitung

Der Arzt, der jede Pflanze nennt,
Die Wurzeln bis ins Tiefste kennt,
Dem Kranken Heil, dem Wunden Lindrung schafft,
Umarm ich hier in Geist- und Körperkraft!
Johann Wolfgang von Goethe, Faust. Der Tragödie zweiter Teil

Das älteste medizinische Lehrbuch wurde 3000 v. Chr. als mesopotamische Keilschrifttafel hinterlassen. Darin beschrieben sind weder Zauberkräfte noch Ahnen oder Götter. Es sind die ersten Aufzeichnungen **pflanzlicher Arzneistoffe**, die heute unter dem Begriff **„Heilkräuter"** zusammengefasst werden. Mitunter zählten Thymian, Myrrhe, Cassia, Weide, Pfirsich, Föhre, Feige und Dattelpalme dazu. Milch, Schlangenhaut und ebenso Schildkrötenpanzer wurden des Weiteren für medizinische Rezepte verwendet.

In der frühen Hochkultur der Ägypter, lange vor der griechisch-römischen Zeit, finden sich unzählige Schriften zur Behandlung Kranker mit pflanzlichen Auszügen. 2000 v. Chr. wurde am Tempel von Edfu in Oberägypten die erste Akademie für Heilkunde mit einem dazugehörigen Kräutergarten gegründet.

Die europäische Heilkunde basiert auf diesem Wissen, das 500 v. Chr. über zahlreiche griechische Inseln nach Zentraleuropa gelangte. **Hippokrates** und seine Jünger legten den Grundstein für die Begrifflichkeiten der „Säftelehre" oder „Humoralpathologie". Demnach befindet sich der gesunde Mensch mit seinen vier Säften im Gleichgewicht. Dazu zählen die gelbe Galle, die schwarze Galle, Blut und Schleim. Ein unausgewogener Lebensstil, Unfälle und Verletzungen, Stoffwechselstörungen oder auch nur eine falsche Ernährung führen zu einem Ungleichgewicht der Körpersäfte – es folgt Destabilisierung, die sich gesundheitlich negativ auswirken kann.

Dioskurides und Galen (100–200 n. Chr.) galten als *die* Pharmakologen der Antike. Sie erweiterten das damalige Wissen mit ihrem Verständnis für Arzneipflanzen sowie der Temperamentelehre des Individuums (Choleriker, Melancholiker, Phlegmatiker, Sanguiniker). Ihre Schriften wurden bis weit ins 18. Jh. gelehrt.

Im tiefen Mittelalter standen Kräuterfrauen, die zumeist als Hebammen tätig waren, Frauen während der Periode, Schwangerschaft, Stillzeit oder im Wechsel mit hilfreichen Tees, Salben, Räucherungen und Wickel zur Seite.

Die Ordensbrüder studierten über Jahrhunderte die Schriften Hippokrates' und Galens, um Leidende, Kranke und Verwundete mit pflanzlichen Umschlägen oder Tees zu helfen. Dafür wurden eigens Klostergärten mit Heilkräutern angelegt, Krankenzimmer errichtet und die Pflege und Diätetik als wichtige Instrumente zur Genesung eingesetzt.

Hildegard von Bingen lebte von 1098–1179 als Benediktinerin im heutigen Deutschland. Sie wurde 2012 vom Papst heiliggesprochen, meines Erachtens zu Recht, denn ihr Verständnis für die Welt, für Menschen, Tiere und Pflanzen war einzigartig und sie war ihrer Zeit weit voraus. Die Krankenpflege war ihr genauso wichtig wie die Gesunderhaltung der Gesunden. Gewürze spielten in ihrem Tun die Hauptrolle. Galgant, Muskat, Bertram, Ysop, Zimt, Eisenkraut, Hirschzungenfarn und viele mehr finden sich in ihren Rezeptbüchern. Wer denkt, dass diese Gewürze alle heimisch sind, der irrt. Sie fanden ihren Weg nach Europa über den Gewürzhandel, der im Mittelalter nachhaltig betrieben wurde. Klöster schickten ihre Brüder aus, um in fernen Ländern deren Naturheilkunde zu studieren, Pflanzen mitzubringen und zu Hause zu kultivieren. Es herrschte ein regelrechter Heilkräutertourismus.

Die griechische Vorstellung vom körperlichen Gleichgewicht im Zuge der Säftelehre zieht bis ins 19. Jh. ihre Kreise. Die These, dass gelbe und schwarze Galle sowie Blut und Schleim für unsere Gesundheit zuständig sind, gilt in einem gewissen Sinne bis heute. Wie vor 2000 Jahren beurteilen wir Stuhl-, Harn-, Blut- und Speichelproben, wenn auch nicht mehr mittels einer Matula (dem birnenförmigen Uringlas) wie damals, sondern mit labortechnischen und mikrobiologischen Instrumenten.

Hausmittel setzen sich durch, wenn sie erfolgreich sind. So erzählen sich junge Damen aus dem 21. Jh. von dem Schatz ihrer Großeltern, die schon „immer wussten", dass Quarkwickel, Meerrettichketten, Ringelblumensalbe und Arnikatinktur ihrem Ruf nachkommen, unterschiedliche Beschwerden zu lindern.

Das Interesse steigt stetig, dieses alte Gut wieder zu (be-)leben. Die Sehnsucht nach altertümlichen Praktiken, natürlichem Ausgangsmaterial, einfacher Handhabung und die Erinnerung an die familiären Methoden zur Behandlung von Krankheiten erleben eine Renaissance. **„Zurück zur Natur"** wurde in den letzten Jahren zum trendigen Motto. Wir wollen uns wieder mit Eigenverantwortung und einfachen Mitteln selbst behandeln. Dabei muss aber bedacht werden, dass die guten alten Hausmittel nicht bei schweren und schon gar nicht bei lebensbedrohlichen Krankheiten eingesetzt werden sollen. Diesbezüglich ist der Weg zum klassischen Mediziner unerlässlich. Doch auch ergänzend dazu kann die **Naturheilkunde** ihren Beitrag zur Behandlung von Symptomen und Beschwerden leisten.

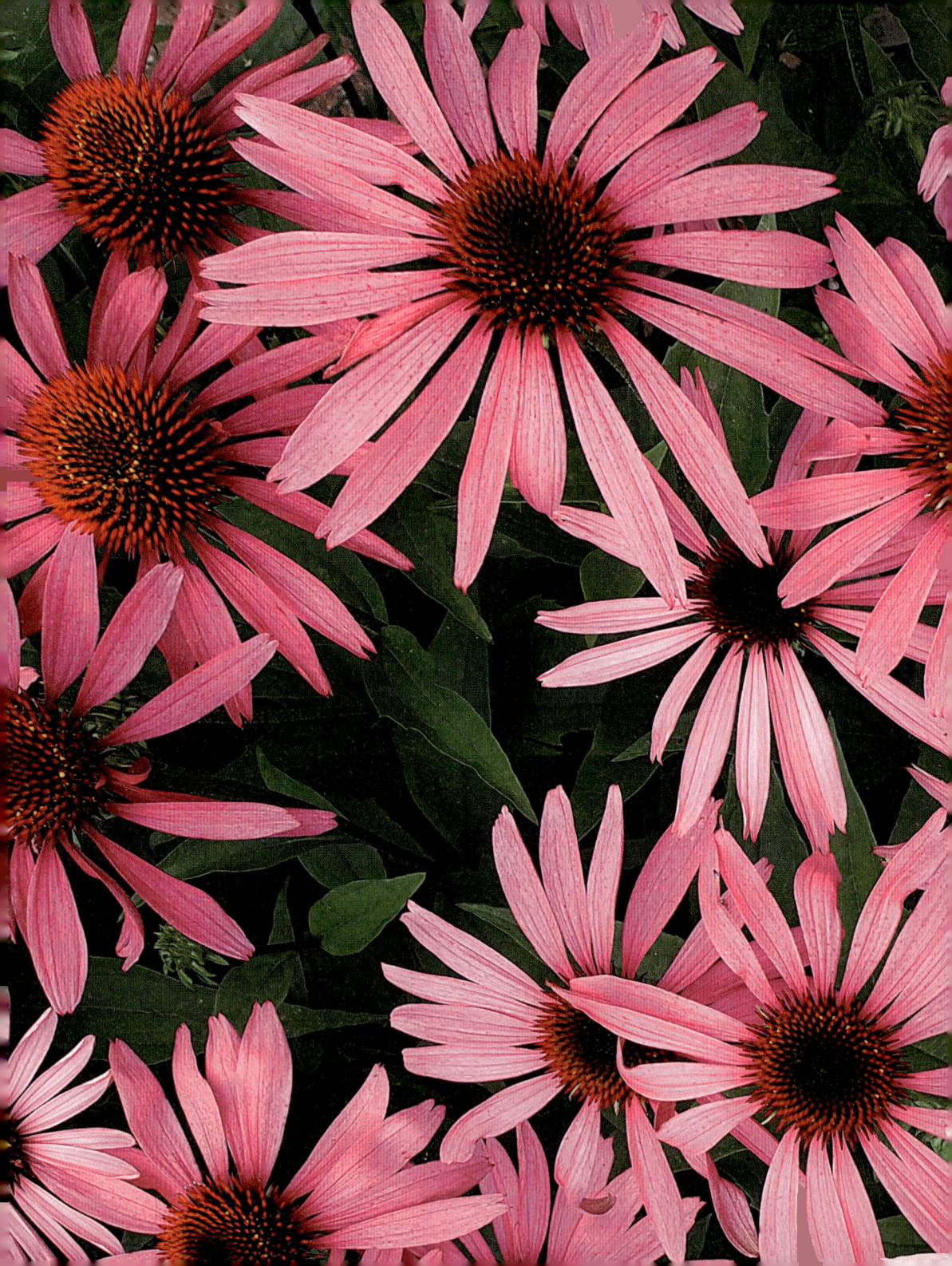

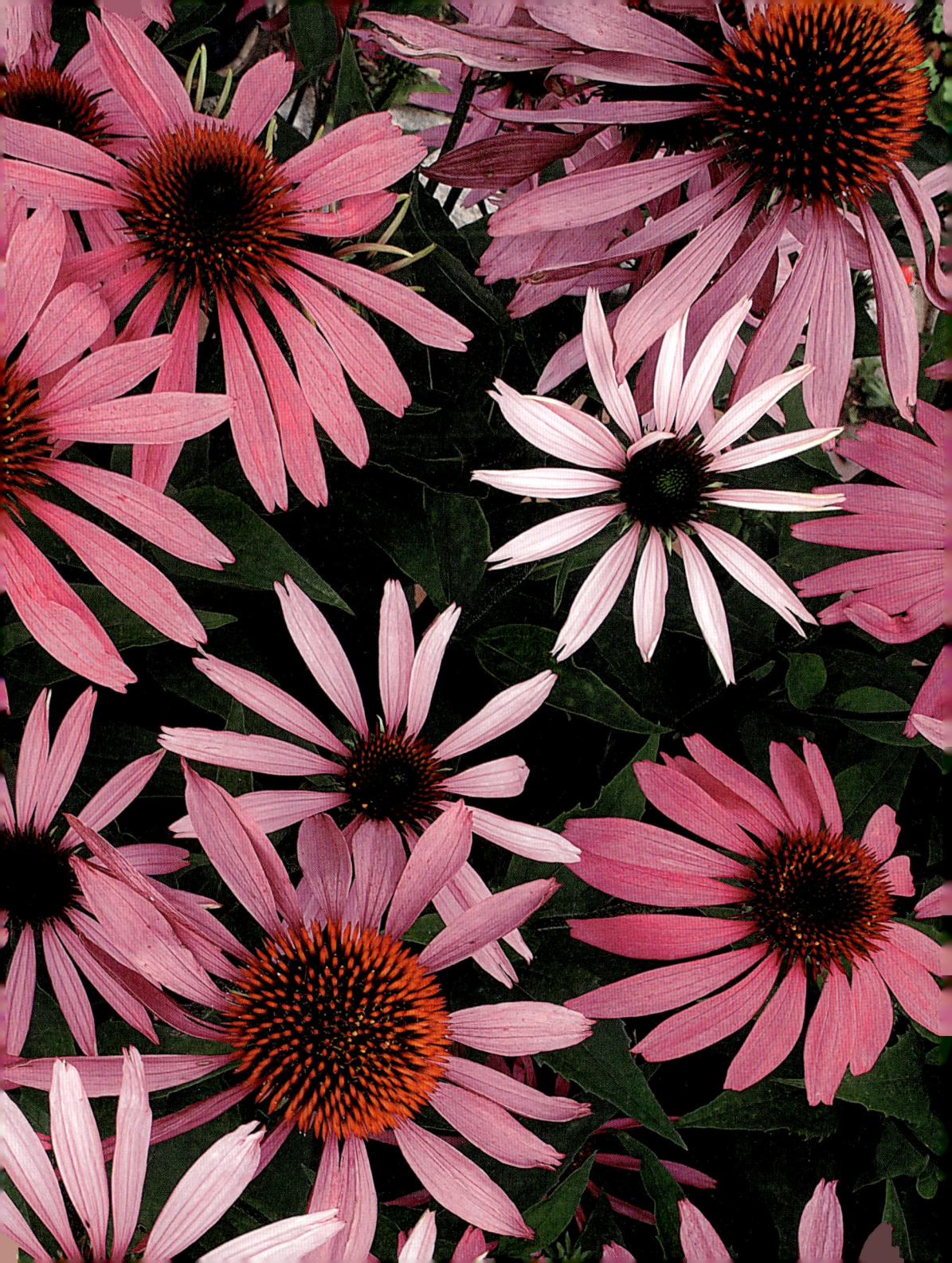

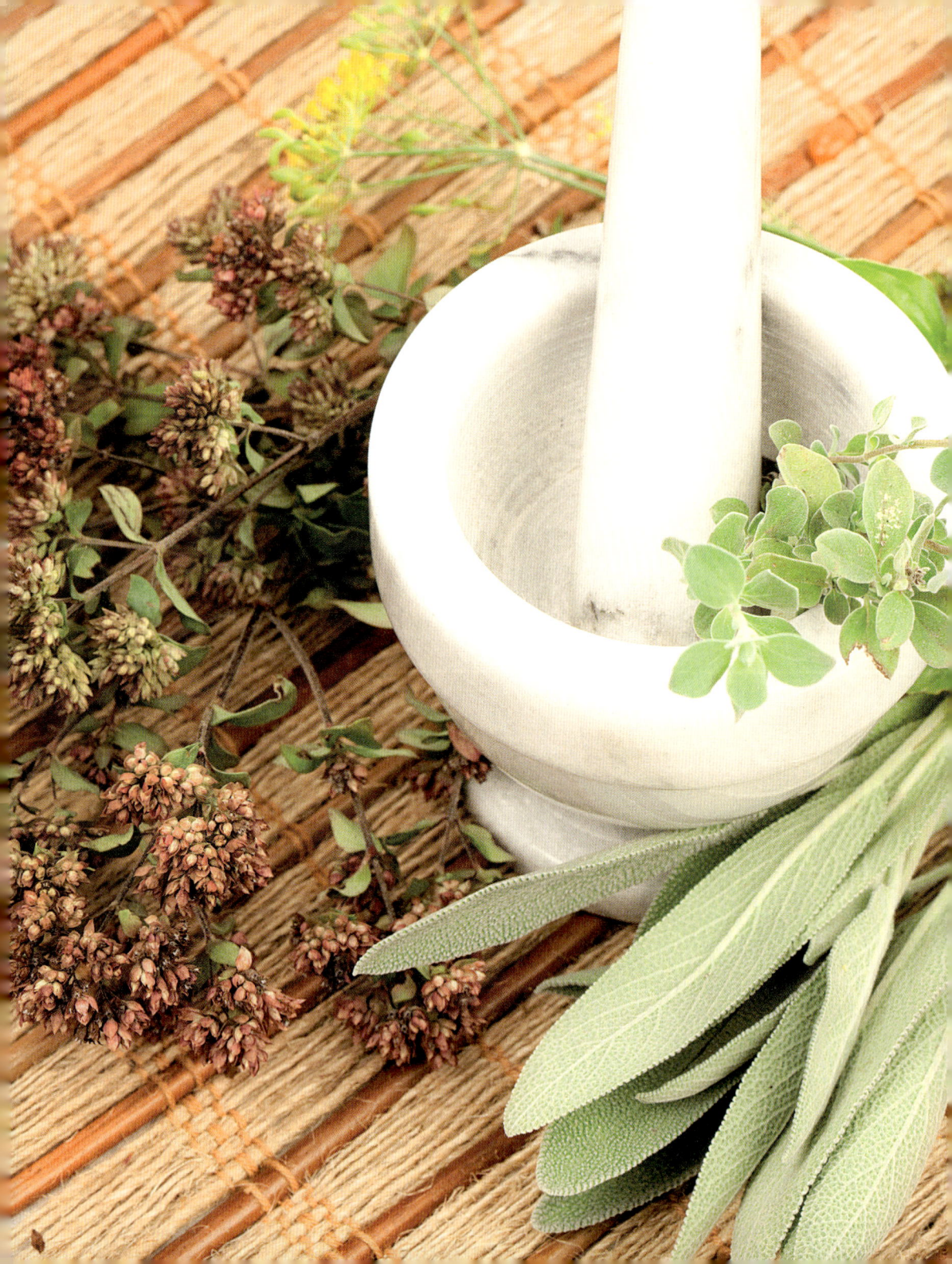

Die eigene Naturapotheke Schritt für Schritt

Über die Jahrhunderte wurden zahlreiche Verfahren zur Konservierung von Pflanzen entwickelt. Deren wirksame Inhaltsstoffe galt es über den Winter oder schlechte Zeiten zu erhalten.

In der **Pflanzenheilkunde** (Phytotherapie) machen wir uns zunutze, dass Pflanzen Stoffe produzieren, die sie zum Anlocken und Abwehren von Tieren oder für ihr Überleben benötigen. Diese Wirkstoffe zählen zum größten Teil zu den **sekundären Pflanzenstoffen**. Abertausende Inhaltsstoffe werden für die jeweilige Wirksamkeit verantwortlich gemacht. Diese deuten nicht nur farblich und vom Geruch her darauf hin, dass die Pflanze reichhaltig an Flavonoiden oder ätherischen Ölen ist, auch ihr Geschmack lässt sofort erkennen, dass Bitterstoffe, Gerbstoffe, Saponine oder Schleimstoffe die Wirksamkeit der Pflanze ausmachen.

Neben der großen Gruppe pflanzlicher Drogen gibt es auch **tierische Produkte**, die in der traditionellen Volksmedizin verarbeitet werden. Schweineschmalz galt als *die* Basis aller Salben. In den Alpen wird seit Jahrhunderten Dachsfett und Murmeltierfett verwendet. Auch Honig, Bienenwachs und Propolis dienen auf unterschiedliche Weise der Gesunderhaltung. Ferner findet man unter den **Mineralen** hilfreiche Partner: Heilerde und Lössgestein werden erfolgreich bei einer Reihe an Beschwerden eingesetzt.

Zubereitungen

Trocknen

Trocknen ist die einfachste Möglichkeit, Pflanzen zu lagern und haltbar zu machen.

Sie brauchen:
1 Handvoll frisches Pflanzenmaterial (z.B. Brennnessel, Thymian, Ringelblumen, Beinwellwurzel)
Geräte: Backofen, Dörrapparat oder Heizung

Das Material lose auf einem Blech oder auf Backpapier verteilen und bei leicht geöffneter Tür im Backofen trocknen: feines Material (Blüten, Blätter oder Kraut) bei 40–50 °C, festes Material (Wurzeln, Rinden oder Beeren) bei 60–80 °C. Das getrocknete Material in Papiersäckchen oder Teebeuteln verstauen und beschriften. Es ist etwa ein Jahr haltbar.

> **TIPP:** *Im Sommer genügt es, das Material im Freien im Schatten zu trocknen.*

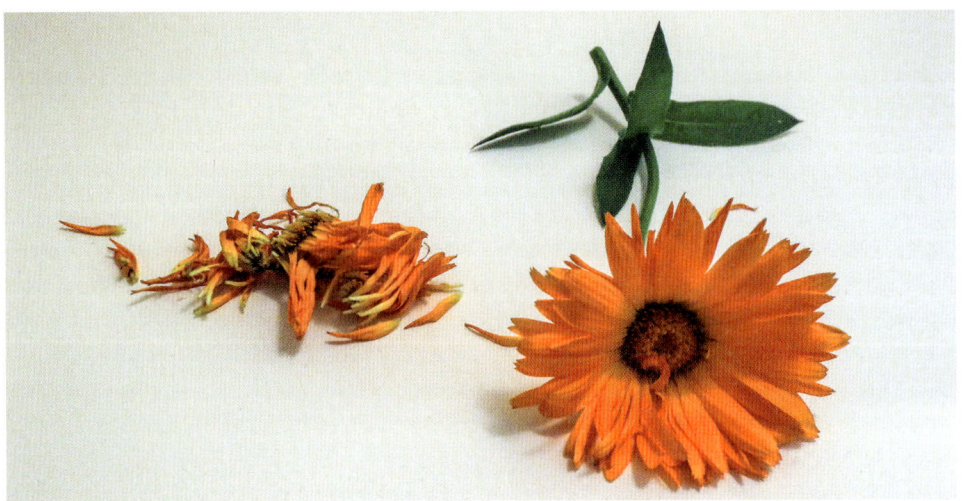

Aufguss (Infus) & Dekokt

Aufguss und Dekokt sind für den schnellen Gebrauch geeignet, denn es werden die Pflanzenbestandteile gleich frisch verarbeitet.

Sie brauchen:
1 Handvoll frisches Pflanzenmaterial oder 1–2 EL getrocknetes Pflanzenmaterial (z.B. Kamille)
250 ml heißes Wasser

Aufguss

Das Kraut mit heißem Wasser übergießen. 3–10 Minuten ziehen lassen, ohne zu kochen. Dabei das Gefäß zudecken, damit die ätherischen Öle nicht verdampfen. Anschließend abseihen und warm trinken.

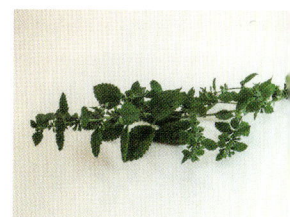

Dekokt

Wenn das Material hart ist (getrocknete Beeren, Rinden, Wurzeln), zunächst zerkleinern. Die zerkleinerten Pflanzenbestandteile in kaltes Wasser legen. Aufkochen und für 10–20 Minuten zugedeckt köcheln lassen. Anschließend abseihen und warm trinken.

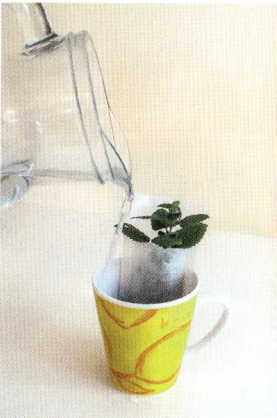

Tinktur, Mazerat & Auszug

Hier wird pflanzliches Material für langfristige Nutzung eingelegt bzw. konserviert.

Sie brauchen:
1 Handvoll zerkleinertes Pflanzenmaterial (z.B. Ringelblumenblüten, Beinwellwurzel, Birkenrinde)
1 Portion Schmalz, Öl, Alkohol, Wasser oder Zucker (gerade so viel, dass die Bestandteile damit bedeckt sind)

Mazerat & Tinktur

Das Mazerat ist ein Kaltauszug. Für ein Mazerat werden die Pflanzen in Öl, Zucker oder Honig eingelegt, für eine Tinktur in Alkohol.
Zerkleinertes Pflanzenmaterial in ein sauberes Glas füllen. Mit Alkohol, Öl, Zucker oder Honig auffüllen. Es sieht hübsch aus und vermischt sich auch besser, wenn die Zutaten abwechselnde Schichten bilden. Dieser Ansatz wird nicht erwärmt, sondern nur 3–8 Wochen gut verschlossen aufbewahrt. Anschließend abseihen, in saubere, dunkle Flaschen füllen und beschriften.

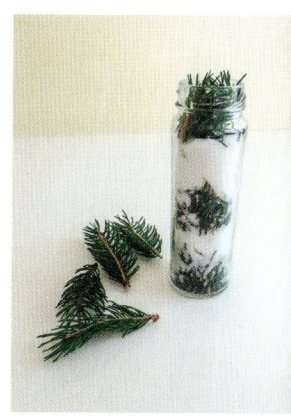

Auszug

Für einen Auszug werden die Pflanzen in Öl, Schmalz, Wasser, Zucker oder Honig eingelegt.

Zerkleinertes Pflanzenmaterial in ein sauberes Glas füllen und mit Schmalz, Öl, Wasser, Zucker oder Honig aufgießen. 1–3 Tage darin ziehen lassen, dann abseihen, in saubere, dunkle Flaschen füllen und beschriften.

Warm

Variante 1

Öl, Honig oder Zucker in ein sauberes Glas füllen. Die zerkleinerte Pflanze darin einlegen und das Glas verschließen. 3–6 Wochen warm stellen – entweder an eine sonnige Stelle oder in die Nähe von Heizung oder Ofen.

Variante 2

Schmalz oder Fett in einem Topf nur leicht (max. 45 °C) erhitzen. Die Masse darf nicht zu heiß sein, weil Blüten oder Blätter sonst verbrennen. Wurzeln können etwas stärker erhitzt werden. Die Pflanzenteile einlegen und 1–2 Tage in dem Fett mehrmals mit der Restwärme einer abkühlenden Herdplatte ziehen lassen, sodass die Mischung lippenwarm bleibt. Anschließend filtern, in saubere, dunkle Gläser füllen und beschriften.

> **TIPP:** *Zum Filtern eignet sich eine Nylonstrumpfhose sehr gut.*

> **TIPP:** *Gläser vor dem Verarbeiten mit Weingeist (erhältlich in der Apotheke) reinigen.*

Salbe

Einfache Fettsalbe: Ringelblumensalbe
Sie brauchen:
30 ml Ringelblumenöl
2 g Bienenwachs

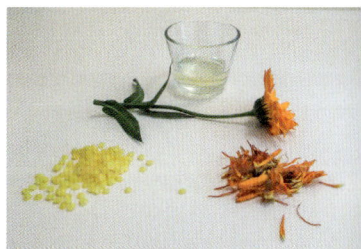

Ringelblumen warm in etwas Öl 3 Tage ansetzen, dann abseihen. Öl und Bienenwachs in ein hitzeresistentes Glas füllen. Das Glas im Wasserbad erwärmen, bis das Wachs schmilzt
(etwa 60 °C). Das schmelzende Wachs mehrmals umrühren.
Die flüssige Salbe in saubere Tiegel füllen und beschriften.
Die Salbe ist etwa ein Jahr haltbar.

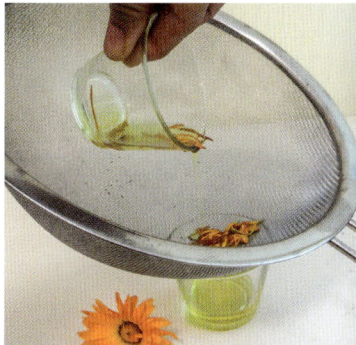

> **TIPP:** *Bevor die Salbe in die Tiegel gefüllt wird, 1 Tropfen
> ätherisches Öl einrühren.*

> **TIPP:** *Jedes Öl, jeder Auszug und jedes Mazerat, das
> selbst angesetzt wurde, kann für eine Salbe verwendet
> werden. Einige Beispiele: Johannisblütenöl, Majoranöl,
> Lavendelöl, Fichtennadelöl, Spitzwegerichöl, Thymianöl.*

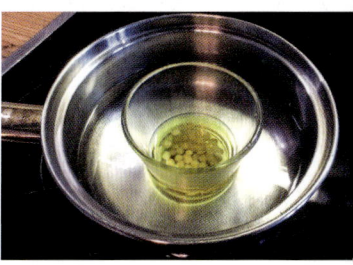

Salbe auf Basis einer Tinktur: Schwedenkräutersalbe
Sie brauchen:
30 ml Speiseöl, biologisch
5 g Bienenwachs
15 g Wollwachs (Lanolin, aus der Apotheke)
30 ml Schwedenbitter

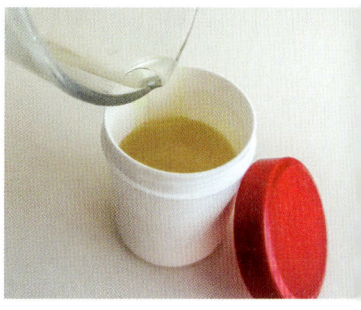

Öl, Bienenwachs und Wollwachs in ein hitzebeständiges Glas
füllen. In ein zweites Glas die Tinktur füllen. Beide Gläser in
einen mit Wasser gefüllten Kochtopf stellen und erwärmen.

Die Ölmischung dabei mehrmals umrühren. Ist alles geschmolzen, die warme Tinktur langsam in die warme Ölmischung einrühren, bis eine homogene Masse entsteht. Die Masse in saubere Tiegel abfüllen und beschriften.
Sie ist etwa ein Jahr haltbar.

> **TIPP:** *Jede selbst angesetzte Tinktur ist geeignet: z.B. Chilitinktur, Kümmeltinktur, Zimttinktur, Arnikatinktur.*

Deocreme

40 g Kokosöl (Kokosfett), biologisch
12 g Natron
12 g Speisestärke
12 Tr ätherisches Salbeiöl

Kokosöl im Wasserbad erwärmen. In einem kleinen Gefäß Natron und Speisestärke gründlich vermischen. Wenn das Kokosöl geschmolzen ist, die Natronmischung langsam einrühren, bis eine cremige Konsistenz entsteht. Abkühlen lassen, dann Salbeiöl einrühren. Die Creme in einen Tiegel füllen und beschriften.

> **TIPP:** *Nach einigen Monaten kann die Creme ausrauchen. Dann am besten 3–4 Tropfen ätherisches Salbeiöl neu einrühren.*

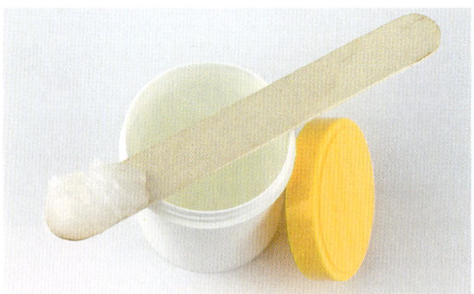

So gelingt die selbst gemachte Naturapotheke

▶ *Ernten Sie Knollen und Wurzeln morgens, Blüten mittags und Kräuter abends.*

▶ *Sammeln Sie Kräuter bei Sonnenschein, trocknen Sie sie im Schatten.*

▶ *Prüfen Sie das Pflanzenmaterial auf Insekten und Larven.*

▶ *Getrocknete Kräuter sind ein Jahr haltbar. Im nächsten Jahr lieber wieder frische Kräuter sammeln.*

▶ *Kräutertees einer Pflanze maximal 3 Wochen hindurch trinken, dann zu einer anderen Pflanze wechseln.*

▶ *Kräuter, die nicht mehr verwendet werden, kann man ins Badewasser geben.*

▶ *Beim Teekochen unbedingt darauf achten, dass er zugedeckt wird.*

▶ *Setzen Sie Tinkturen mit frischen Pflanzenbestandteilen am besten in 70- bis 90 %igem Alkohol (z. B. Weingeist) an. Frischpflanzen sind wasserhältig und würden eine weniger alkoholhältige Lösung zu stark verdünnen – die Wirkstoffe kämen weniger zur Geltung.*

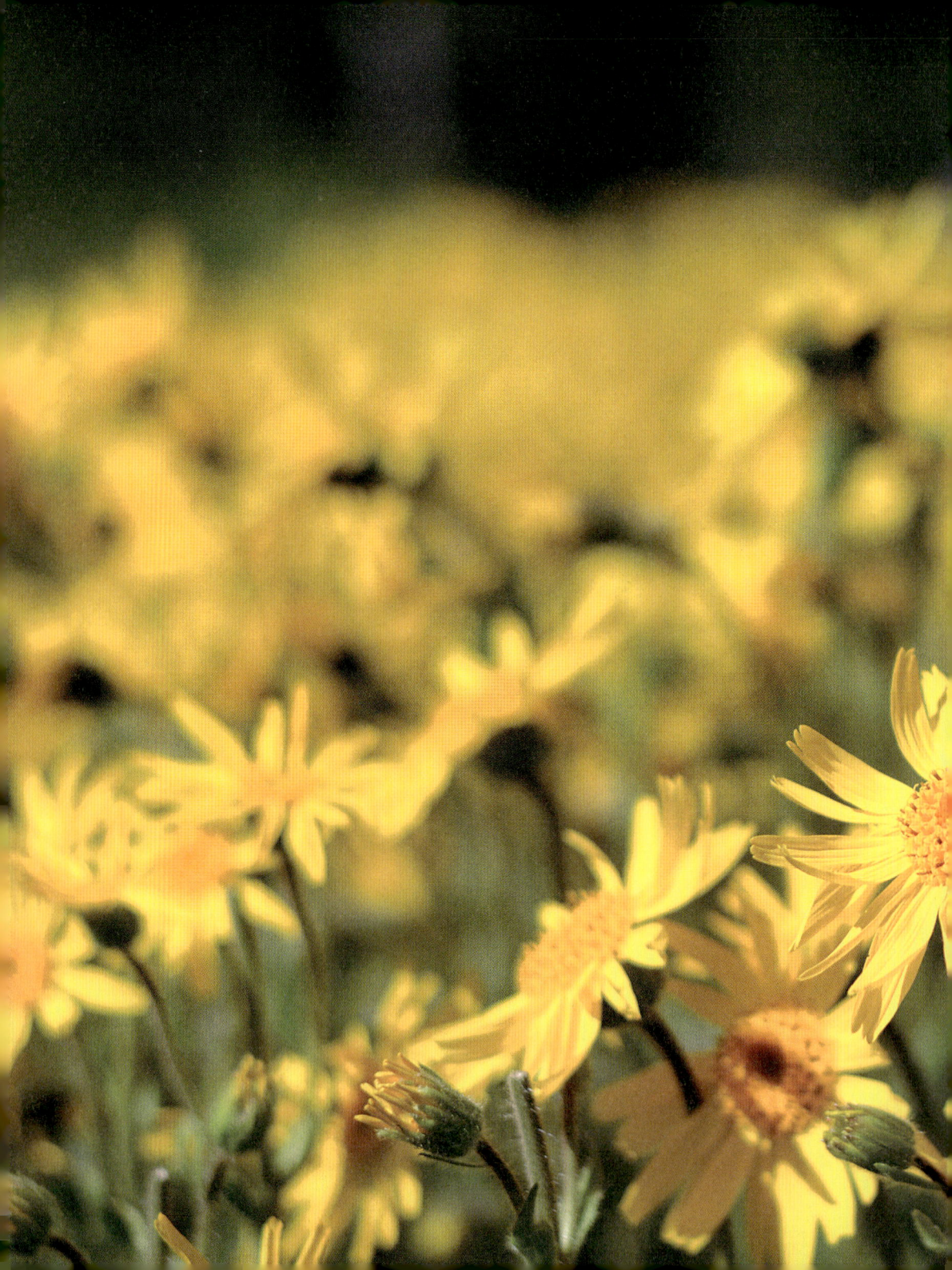

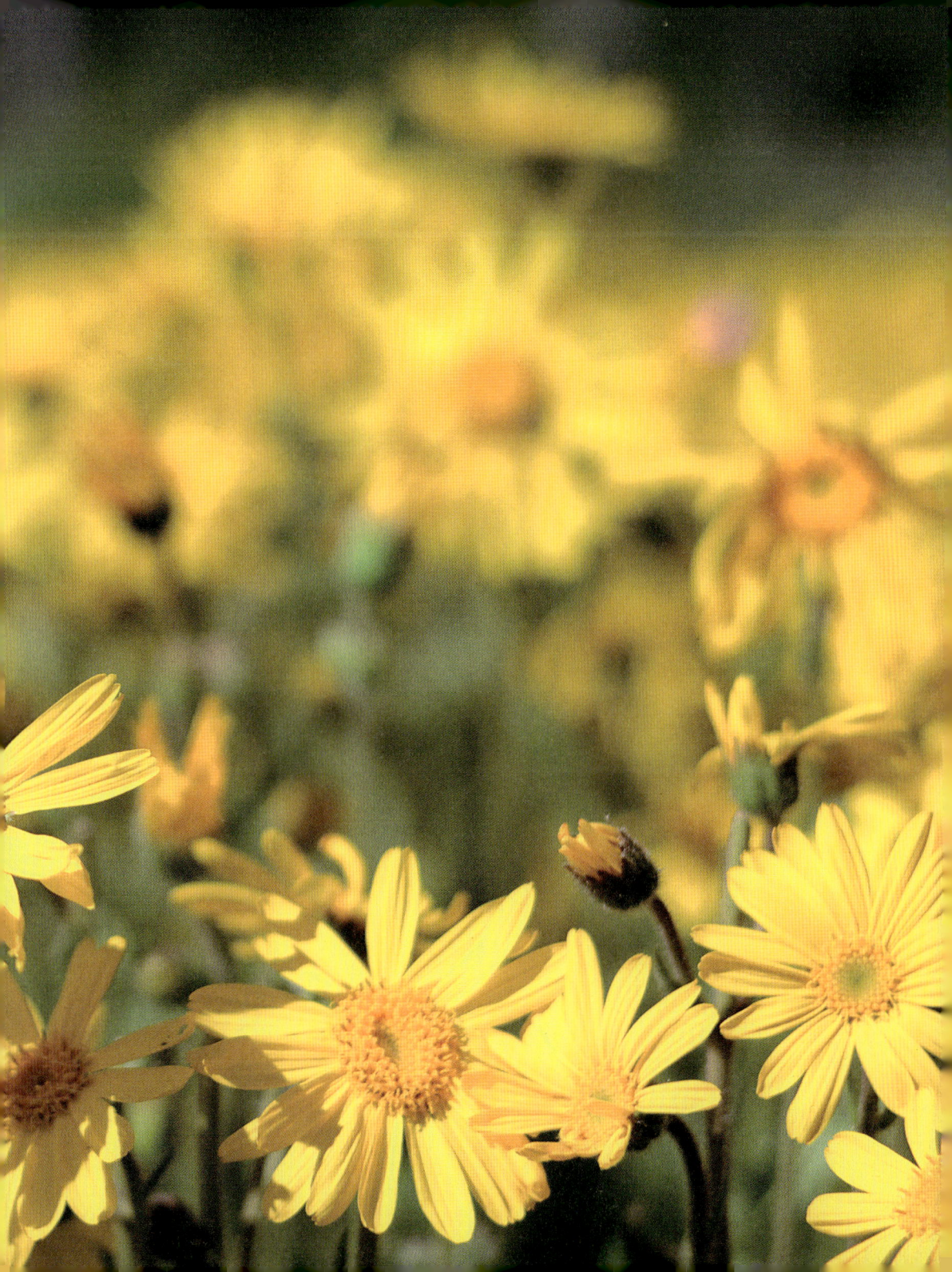

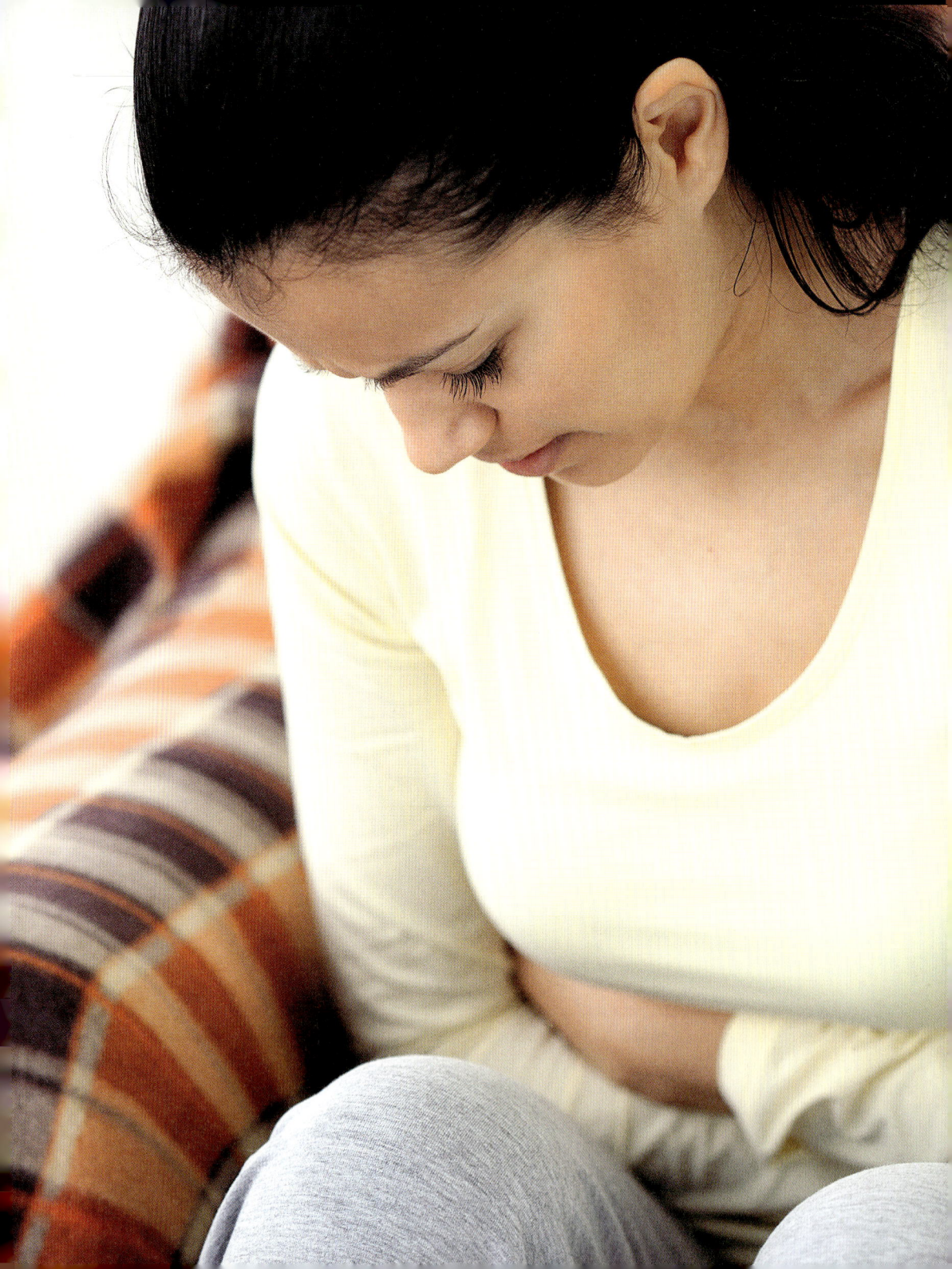

Von Kopf bis Fuß

Verdauung

Bauchschmerzen

Leibschmerzen, Durchfall kann man wehren
durch Kamillentee und Heidelbeeren.

Unterleibskatarr verhüten
Zinnkraut, Kümmel, Lindenblüten.

Bauchschmerzen sind nicht immer ein Symptom für schlechtes Essen, sondern
auch für ein schlechtes Gewissen.

Info

Leichte bis schwere **krampfartige Zustände im Ober- und Unterbauch** mit unspezifischen Symptomen können eine Vielzahl an Beschwerden, Funktionsstörungen oder Erkrankungen anzeigen. Die Schmerzen sind daher wichtige Alarmzeichen.
Die Palette an Ursachen von Bauchschmerzen ist groß: üppige Mahlzeiten, Allergien oder Intoleranzen, psychische Belastungen (Prüfungsstress), Erkrankungen der Bauchorgane, Blinddarmentzündung, Nieren- und Gallensteine, Herz- und Lungenerkrankungen, die in den Bauchraum ausstrahlen, Erkrankungen des Darms, der Harnwege oder bei Frauen der Geschlechtsorgane.
Unwohlsein mit Spannungen, leichten Krämpfen und Blähbauch ist ein typisches Beschwerdebild der Frauen während ihrer Monatsblutung. Während des Eisprungs können sogenannte Intermenstrualschmerzen von leichtem Ziehen bis hin zu Übelkeit, Schwindel, krampfartigen Koliken und sogar Herzbeschwerden reichen.

Sofern sich Schmerzen nach 24 Stunden nicht lösen oder typische Druckschmerzen an einer Stelle markant wehtun, sollten Sie den Hausarzt konsultieren!

Geschichte

Bei den Assyrern (2000 v. Chr.) wurde bei Leibschmerzen ein **Einlauf** (Klistier) der Hanfpflanze eingeführt. Dazu wurde die gesamte Pflanze aufgekocht und verabreicht.

Germanische Stämme kochten ihre Heilkräuter bevorzugt in Milch auf. Bis heute werden pflanzliche Drogen nicht nur als Tee, sondern auch als Milchauszug genutzt.

Hildegard von Bingen empfahl bei schneidenden Schmerzen im Bauchraum eine Kombination aus Mutterkraut, Hirschzungenkraut und Rainfarn. Speziell bei Menstruationsstörungen mit Schmerzen, so schreibt sie, „bereite sich die Frau einen Trank aus dem Saft des Mutterkrautes mit Wasser, Öl und Mehl gekocht."

Pflanzenwelt

Angelika
Gänsefingerkraut
Hanf
Kamille
Majoran
Melisse

Mutterkraut
Pfefferminze
Ringelblume
Schafgarbe
Zimt

außerdem:
Kirschkerne
Schwedenbitter

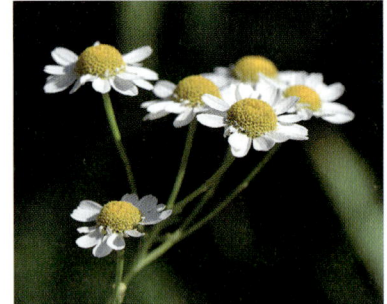

Mutterkraut

Rezepte

Schafgarbentee

1–2 TL Schafgarbe, getrocknet
250 ml heißes Wasser

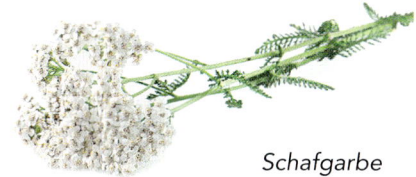

Schafgarbe

Schafgarbe mit Wasser überbrühen, ziehen lassen und den Tee schluckweise trinken.
Die Schafgarbe dient seit jeher als altbewährtes Heilmittel gegen Bauchschmerzen. Die im Kraut enthaltenen Bitterstoffe regen die Verdauung an. Ihre ätherischen Öle wirken rasch krampflösend und entzündungshemmend.

Der Sage nach soll sich der griechische Held Achilles, auch der Unverwundbare genannt, die Kraft der Schafgarbe zunutze gemacht haben. Folglich nannte man das Kraut *Achillea Millefolium*. Auch die Hefeanen nutzten die Schafgarbe.
Ihre arzneiliche Wirkung schwingt noch im deutschen Namen mit: Der altdeutsche Stamm des Wortteils „Garbe" bedeutete „die Heilende".

Kamillentee

1–2 TL Kamillenblüten
250 ml heißes Wasser

Kamille mit heißem Wasser überbrühen und ziehen lassen. Bei Bedarf 1–2 Tassen vom Kamillentee trinken.
Kamille wirkt lokal schmerzstillend (analgetisch), krampflösend und beruhigend.

Ihr Einsatz bei Magen- und Bauchschmerzen ist seit der Antike bekannt. Karl der Große hat sie als Heilpflanze hervorgehoben und ihren Anbau in jedem Klostergarten für therapeutische Zwecke per Dekret angeordnet.

Bauchweh-Tee

10 g Pfefferminze
5 g Melisse
5 g Kamille
einige Anisfrüchte, zerstoßen
250 ml heißes Wasser

2 TL der Kräutermischung zu einem Tee aufbrühen.
Melisse beruhigt, Pfefferminze wirkt entspannend und gegen Übelkeit, Kamille lindert krampfartige Schmerzen und Anis ist entblähend.

Gänsefingerkrauttinktur

1 Handvoll Gänsefingerkrautblätter, frisch
150 ml Korn, 38 %

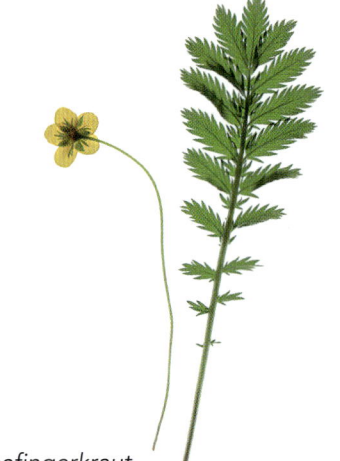

In einem verschraubbaren Glas das Kraut im Alkohol 3–4 Wochen ziehen lassen. Danach ab-seihen und in dunklen Flaschen aufbewahren. Bei krampfartigen Beschwerden einige Tropfen in Wasser gelöst einnehmen.
Gänsefingerkraut wirkt lokal entspannend und wird erfolgreich bei Menstruationsbeschwer-den eingesetzt.

Gänsefingerkraut

TIPP: *Wer keine Tinktur vorbereitet hat, kann sich mit einem Tee behelfen. Wirkt auch gut in Kombination mit Kamille und Ringelblume.*

Zimttinktur

3 Stück Zimtrinde
100 ml Korn, 38 %

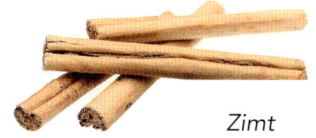

Zimt

Zimtrinde für 3–8 Wochen im Korn ansetzen, dann abseihen. Bei Bauchschmerzen von der angesetzten Tinktur 3-mal täglich 20 Tropfen mit einem Stück Zucker oder mit einem Glas Wasser einnehmen.
Besonders bei Menstruationsbeschwerden wirkt die Tinktur hervorragend.

> **TIPP:** *Bei Schmerzen verdünnt auf den Bauch gerieben, wirkt die Zimttinktur entkrampfend und schmerzlindernd.*

Bauchweh-Öl

50 ml Mandelöl
1 Tr ätherisches Majoranöl
1 Tr ätherisches Kardamomöl
2 Tr ätherisches Kamillenöl

Die Ingredienzien vermischen und in dunklen Flaschen aufbewahren.
Hilft bei Blähungen und Bauchschmerzen, ausgelöst durch Stress, Überforderung und Reizüberflutung.

> **TIPP:** *Wenn die Mischung länger nicht verwendet worden ist, nochmals einige Tropfen ätherisches Öl hinzufügen.*

Kirschkernbeutel

Getrocknete Kirschkerne
Stroffbeutel

Getrocknete Kirschkerne werden in einen Stoffbeutel eingenäht. Bei Bedarf im Backofen langsam erwärmen und auf den schmerzenden Bauch auflegen.

> **TIPP:** *Der Kirschkernbeutel wirkt sehr beruhigend bei Babys und Kleinkindern.*

Duftöl
3–6 Tr ätherisches Basilikumöl oder Sandelholzöl

Haben Kinder Bauschmerzen, so lohnt sich der Versuch, 3–6 Tropfen des Öls mit etwas Wasser in einer Duftlampe verströmen zu lassen.

Schwedenbitter
20 ml Schwedenbitter

Den Schwedenbitter 2–3-mal am Tag einnehmen.

Blähungen

Hab Sonne im Herzen und Zwiebeln im Bauch,
dann kannst du gut furzen und Luft hast du auch.

Und wenn man Blähungen lindern will,
dann brühe man Fenchel, Kümmel, Dill.

Wenn's Orscherl kracht, das Herzerl lacht.

Info

Gase im Bauch stressen mitunter den Betroffenen. Wer häufig mit Blähbauch zu kämpfen hat, leidet nicht nur an diesem Symptom, sondern auch darunter, dass er in Gesellschaft darauf achten muss, nicht aufzufallen.

Woher kommt die Luft? Blähungen haben zahlreiche Ursachen. Glücklicherweise kann man ihnen mit einfachen Hausmitteln begegnen und sogar teilweise vorbeugen. Wir schlucken Luft in nicht geringen Mengen. Unterschätzt wird das sogenannte „Luftessen" von Rauchern, schnellen Rednern und auch hastigen Essern. Die **geschluckte Luft** muss wieder entweichen und findet ihren Weg durch den Verdauungstrakt. Gase, die nicht über das Blut, die Lunge und somit die Atemluft abgegeben werden können, gelangen über den Enddarm zum Ausgang und werden als **Flatulenzen** ausgeschieden.

Der **Blähbauch** (Meteorismus) tritt sowohl bei Gesunden als auch bei Menschen mit funktionellen Verdauungsstörungen auf. Aufkommende Gasbildung, Zwicken und ein gespannter Bauch sind nichts Unübliches, da sie auch durch den Verzehr von Hülsenfrüchten (Bohnen, Linsen) oder Kohl, Zwiebeln, Brokkoli, frischem Brot, Süßigkeiten und kohlensäurehaltigen Getränken entstehen. Etwa zehn Liter Verdauungsgase produziert der Durchschnittsmensch pro Tag. Sie werden im Stoffwechsel auf zwei Liter konzentriert und über den Blutkreislauf und die Lunge abgegeben. Der Rest tut sich in Form von „Winden" auf und entweicht in die andere Richtung. Im Durchschnitt entfleuchen uns an die 20-mal täglich Flatulenzen bestehend aus Methan, Kohlenmonoxid, Kohlendioxid, Schwefelwasserstoff und anderen flüchtigen Bestandteilen, die in Gesellschaft unangenehme Folgen haben können.

Bei einer **Lebensmittelintoleranz** ist die geblähte Leibesmitte ein markantes Merkmal für unzureichende Verdauungsfunktionen. Es mangelt an zuständigen Enzymen, die aus verschiedenen Gründen fehlen. Unverdauter Zucker etwa gelangt vom Dünndarm- in den Dickdarmbereich. Bakterien der Darmflora vergären den Restzucker mit dem bemerkbaren Nebeneffekt der Gasbildung. Lebensmittelunverträglichkeit auf Zucker wie Laktose (Milchzucker) oder Fruktose (Fruchtzucker im Obst) ist keine Seltenheit. Man kennt die Symptome auch bei Allergikern. Egal wodurch Blähungen entstehen, sie gehen immer mit einem ähnlichen Beschwerdebild einher: Produzierte Gas geben ein **Gefühl der Völle und des Drucks**, schlimmstenfalls gehen sie mit schmerzhaften Darmkrämpfen und Koliken einher.

> *Da Gase auch über die Atemluft ausgeschieden werden, hilft das Kauen von Kardamomkapseln gegen etwaigen Mundgeruch.*

Geschichte & Mythologie

Der Furz wird erst seit knapp 350 Jahren als unangenehm betrachtet. Bis ins 16. Jh. galt das Zurückhalten von Winden als ungesund. In **Manierbüchern**, den sogenannten Sittenbüchern, aus dieser Zeit wurde empfohlen, bei Tisch zu rülpsen, aufzustoßen, zu spucken, zu furzen oder zu schmatzen. Dies galt als Anerkennung guter Küche. Heutzutage pflegt man andere Sitten. Ab 1700 war es undenkbar, bei Tisch oder in Gesellschaft Rülpser oder Winde zu entlassen, auch wenn dies geräuschlos abgelaufen wäre. Ab dem 19. Jh. kehrte man das Thema der individuellen Geräuschproduktion unter den Teppich. Es galt als buh, pfui und ekelhaft, auch nur darüber zu sprechen.

Pflanzenwelt

Anis
Basilikum
Eberwurz
Estragon

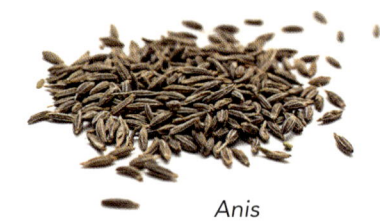

Anis

Fenchel
Kamille
Kardamom
Koriander
Kümmel
Lavendel
Melisse
Pfefferminze

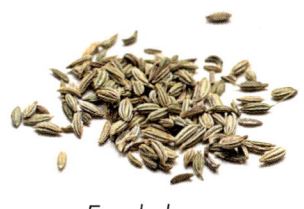

Fenchel

Rezepte

Carminativum-Tinktur

1 TL Fenchelsamen
1 TL Anissamen
1 TL Kümmelsamen
1 TL Koriandersamen
150 ml Korn, 38 %

Die Samen zerdrücken (Mörser, Messerrücken) und für 3–8 Wochen eine Tinktur ansetzen. Bei Bedarf ein paar Tropfen direkt auf die Zunge geben oder mit einem Glas Wasser verdünnt einnehmen.
Die ätherischen Öle entspannen den Verdauungstrakt.

TIPP: *Auch für stillende Mütter geeignet, deren Kinder unter Blähungen leiden! Über die Muttermilch werden die ätherischen Öle und somit die entblähende Wirkung auf den Nachwuchs übertragen.*

Fenchel hat seit 2500 Jahren seinen Zauber. Perser, Griechen und Römer schworen auf seine Wirkung. Erfolgreiche Gladiatoren trugen Kränze aus Fenchel. Kaiser Karl der Große verordnete per Erlass, in allen Klostergärten Fenchel für die Gesundheit zu setzen. Hildegard von Bingen verband mit ihm die Fröhlichkeit des Menschen.

Majoransalbe

1 TL Majoranblätter, getrocknet
1 TL Weingeist, 95 %
1 TL Butter, ungesalzen

Weingeist und Majoran in ein Glas geben und verschließen. Einen halben Tag ziehen lassen, dann Butter hinzufügen. Im Wasserbad langsam erwärmen, dabei gut umrühren. Lauwarm in eine Salbendose abseihen. Bei Blähungen und Krämpfen den Bauch damit eincremen.

TIPP: *Frische Nylonstrumpfhosen eignen sich hervorragend zum Abseihen.*

Vier-Winde-Öl

50 ml Johanniskrautöl
1 Tr ätherisches Fenchelöl
1 Tr ätherisches Estragonöl
1 Tr ätherisches Korianderöl
1 Tr ätherisches Lavendelöl

Alle Zutaten vermengen und in einem verschlossenen Braunglas aufbewahren. Bei Bedarf den Bauch damit einreiben.
Das Öl zieht sofort ein und wirkt prompt.

TIPP: *Ein kleines Fläschchen damit füllen und für Notfälle in der Handtasche mitnehmen.*

Antiflati-Tee

½ TL Kümmelsamen
½ TL Fenchelsamen
½ TL Pfefferminzblätter
½ TL Kamillenblüten
500 ml heißes Wasser

Alle Zutaten mit heißem Wasser überbrühen und ziehen lassen. Bei hartnäckigen Beschwerden mehrmals täglich trinken oder den Tee inhalieren.
Als Heilpflanze wird Pfefferminze bei krampfartigen Beschwerden im Magenbereich sowie bei Blähungen und Übelkeit genutzt.

TIPP: *Tee zugedeckt ziehen lassen, damit die flüchtigen ätherischen Öle nicht verdampfen. Sie sind es, die Linderung versprechen.*

Die Nymphe Minthe wurde der griechischen Mythologie zufolge aus Eifersucht von der Göttin der Unterwelt in diese wohlriechende und verzaubernde Pflanze verwandelt: Piper bedeutet Pfeffer und verweist auf die Verwendung der Pflanze als Gewürz.

Verdauungswein

1 l Weißwein
1 Zweig Rosmarin

Den Rosmarin im Weißwein einlegen und eine Woche verschlossen in der Sonne ziehen lassen. Danach filtern. Im Kühlschrank ist der Wein ein Jahr haltbar.

TIPP: *Vor dem Essen ⅛ l trinken, nicht danach.*

Wärmeflasche

Eine mit heißem Wasser gefüllte Wärmeflasche auf den Bauch legen und ruhen. Dank der Wärme entspannen sich die darunterliegenden Muskeln und Verkrampfungen können sich lösen.

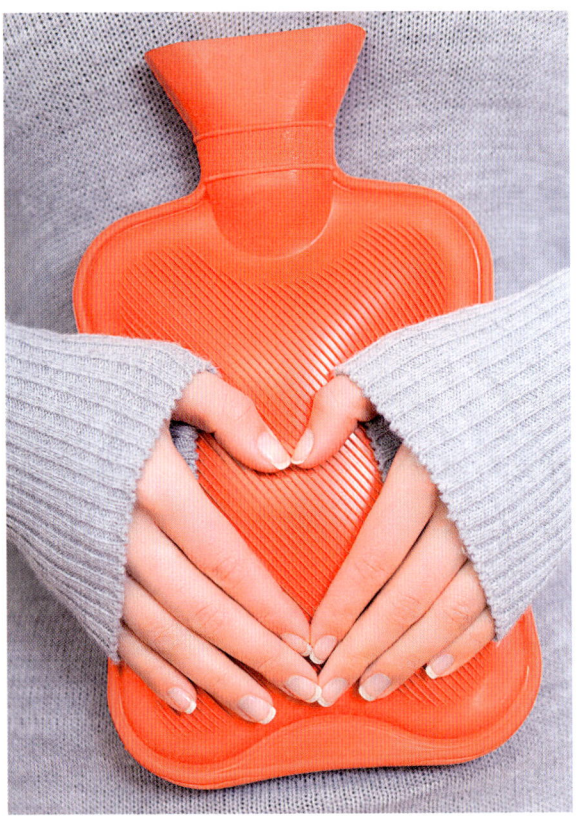

Durchfall

Durchfall ist „Alarm im Darm".

Klugscheißerei ist die nobelste Form von Durchfall.

Info

Wer öfter als 3-mal täglich breiigen oder flüssigen Stuhlgang hat, hat Durchfall (Diarrhoe). Die Stuhlmenge kann entsprechend auch wesentlich höher als üblicherweise sein. Der Körper versucht bei Durchfall, so schnell wie möglich Stoffwechselendprodukte oder schädliche Erreger auszuscheiden.

Die Ursachen von Durchfall sind vielfältig. Der durch einen Infekt ausgelöste Durchfall ist wässrig und kann überdies Schleim enthalten. **Flüssigkeitsverluste** führen dabei auf lange Sicht zu Kreislaufproblemen.

Lebensmittelallergiker oder -intolerante kennen dieses Problem zur Genüge. Sie übersehen ihren Auslöser (bestimmte Speisen z.B. Milch) und erhalten ziemlich rasch eine Antwort: Durchfall! Besonders heftig tritt er bei Zuckerintoleranz auf. Fruktose, Laktose und Sorbit zwingen zuweilen nach einem Mahl die Leidtragenden auf die Toilette. Rasch entledigt sich der Darm des unverdauten Zuckers, der durch die Dickdarmbakterien vergoren wird. Blähungen, Schmerzen und ein flüssiger Stuhlgang sind die Konsequenz.

Klassiker ist der **Durchfall im Ausland**: Hitze, gestrafftes Programm, neuartige Gewürze, verdorbene Speisen, zu kalte Getränke, Keime in der Luft – Montezumas Rache hat schon manchen Touristen erwischt. Die wichtigste Grundregel beim Umgang mit exotischen Speisen lautet: „cook it, peel it or forget it".

Auch wenn es im ersten Moment nicht ideal scheint, es lohnt sich, krankheitserregende Keime über den Durchfall so schnell wie möglich auszuscheiden und **NICHT** mit **stopfenden Medikamenten** im Darm zu züchten. Der Durchfall wird durch sie eventuell nur schlimmer. Wenn der Heimgesuchte ausreichend trinkt, kann der Darm ordentlich entleert werden, wodurch die Erreger ausgeschieden werden können.

Vorsicht ist bei alten Menschen und Kleinkindern geboten. Ein hoher Wasserverlust über den Darm kann möglicherweise bis zum Verlust des Bewusstseins führen. Er muss unbedingt durch ausreichendes Trinken wieder ausgeglichen werden. Idealerweise enthält das Getränk Elektrolyte, um verlorene Salze wieder aufzustocken. Kräutertee mit einer Prise Salz kann hierfür z.B. empfohlen werden. Hält der Durchfall über mehrere Tage an, ist er mit Krämpfen verbunden oder gar blutig, sollten Betroffene unbedingt einen Arzt aufsuchen.

Abgesehen von **Infekten** und **Unverträglichkeiten** kann der Durchfall auch hausgemacht durch **Stress** verursacht sein. Psychische Belastung wirkt sich häufig psychosomatisch als Magenschmerzen, Übelkeit und Durchfall aus.

Geschichte

Der römische Kaiser Marcus Aurelius (*121 n. Chr.) definierte Durchfall folgendermaßen: „DEFLVXIONE, QVAM GRAECI DIARRHOEM VOCANT" – er ist ein „Hervorströmen flüssiger Abgänge durch den Podex, ohne alle Schmerzen, das aber den Körper stark mitnimmt und bisweilen auch, wenn es andauert, die Därme verletzt."

Hildegard von Bingen schreibt zum Durchfall: „Wenn die schlechten Säfte im Menschen überhandnehmen, dann bilden sie manchmal einen Dunst, der verdünnt die lebensnotwendige, natürliche Luft in ihm. Deshalb kommt die Nahrung halbverdaut und wie ein dünner Fluss aus ihm heraus." Als stopfende Mittel kannte man im Mittelalter Eibischwurzel, Rose, geriebenen Apfel, Sauerampfer, Spitzwegerich, Kerbel, Koriander und Karotte.

Pflanzenwelt

Apfel

Banane

Berufskraut

Blutwurz

Eichenrinde

Edelweiß

Frauenmantel

Heidelbeeren

Kamille

Karotte

Pfefferminze

Schwarztee

Wacholder

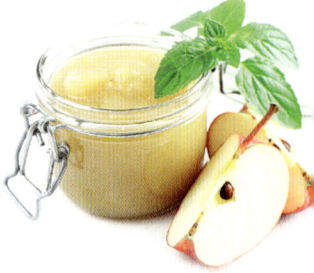

außerdem:

Heilerde

Schwedenbitter

Kohletabletten

Rezepte

Apfel

1 Apfel

Obst reiben, etwa 2 Minuten braun werden lassen, dann langsam essen.
Pektin in der Apfelschale bindet Wasser und dickt damit den Stuhlgang etwas
ein. Beliebt bei Kleinkindern und in der Geriatrie.

Banane

1 Banane, grün

Das Obst gründlich kauen und langsam essen.
Auch hier hilft das Pektin des unreifen Obstes, Flüssigkeit im Darm zu binden.

327 v. Chr. zog Alexander der Große mit seinem griechischen Heer gegen Osten. Dort lernten sie die krumme Frucht kennen. Die Griechen kultivierten dieses
botanisch zu den Beeren gehörende Obst daraufhin im heutigen Südost-Europa.
Im 7. Jh. n. Chr. brachten die Mauren während der islamischen Expansion das
beliebte Obst nach Spanien.

Schwarztee

2 TL schwarzer Tee
250 ml heißes Wasser

Tee mit heißem Wasser aufbrühen und ziehen lassen.
Die adstringierenden (zusammenziehenden) Eigenschaften der Gerbsäuren wirken zusammenziehend auf die Darmschleimhaut.

> **TIPP:** *Tee mit Zwieback ist ein altes, aber bewährtes Mittel gegen Durchfall.*
> *Der Tee sollte mit einer Prise Salz versehen werden.*

Blutwurztee

1 TL Blutwurz
200 ml kaltes Wasser

Blutwurz in kaltem Wasser ansetzen und zum Kochen bringen. Zugedeckt ca. 6–8 Minuten ziehen lassen, dann abseihen. Langsam und schluckweise 2–3 Tassen täglich trinken. Blutwurz hilft bei akuten und chronischen Durchfällen, die durch bakterielle Erreger ausgelöst sind.

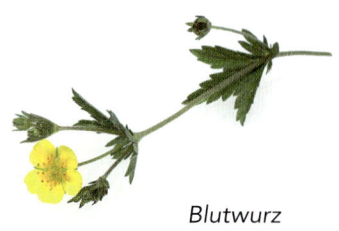

Blutwurz

Blutwurztinktur

1 Handvoll Blutwurz
200 ml Korn, 38 %

Blutwurz in Korn für 2–4 Wochen in verschraubbaren Gläsern ansetzen. Bei Beschwerden 30 Tropfen in 1 Glas Wasser auflösen.
Blutwurztinktur wirkt schnell und effektiv.

> **TIPP:** *Bei Reisen in ferne Länder kann die Mischung von 1:1 Blutwurztinktur und Storchenschnabeltinktur als grüne Notfallapotheke mitgenommen werden.*

Stopf-Tee

2 EL Heidelbeeren, getrocknet
1 EL Eichenrinde
500 ml kaltes Wasser

Die Beeren mit der Rinde in Wasser kalt zustellen, langsam aufkochen und dann gut 10 Minuten köcheln lassen. 3–4 Tage mehrmals täglich eine warme Tasse trinken.
Die Gerbstoffe der Heidelbeere wirken stopfend sowohl bei akuten als auch bei unspezifischen Darmbeschwerden. Sie hemmen Entzündungsherde, beruhigen die Peristaltik und wirken zusammenziehend.

> **TIPP:** *Auch die Blätter der Heidelbeerstaude eignen sich hervorragend als Tee gegen Durchfall.*

Schon vor tausenden Jahren nutzten Heilkundige Eichen als blutstillendes Mittel. Bei den Kelten war der Baum dem Wettergott Taranis gewidmet. Die Griechen vernahmen im Rauschen der Eichenblätter die Stimme Zeus'.
Im Mittelalter war die Äbtissin Hildegard von Bingen die Erste, die die Heilwirkung der Heidelbeere beschrieb.

Frauenmanteltee

3 TL Frauenmantel
250 ml heißes Wasser

Frauenmantel mit heißem Wasser überbrühen und für 10 Minuten ziehen lassen. Täglich 2 Tassen davon trinken.
Das Kraut wirkt beruhigend und zusammenziehend.

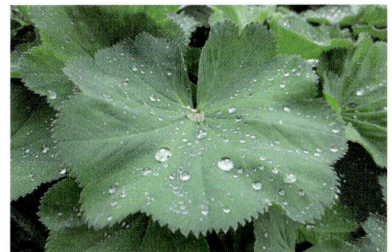

Frauenmantel

Berufskrauttee

1 TL Berufskraut
250 ml heißes Wasser

Kraut mit heißem Wasser überbrühen und ziehen lassen.
Der Tee wirkt zusammenziehend und ist somit gut gegen Durchfall.

Das Berufskraut schützt den „Berufenen bzw. Beschrienen" wie auch Kleinkinder vor Verhexung und Verzauberung.

Wacholderwein

2 EL Wacholderbeeren
500 ml Rotwein

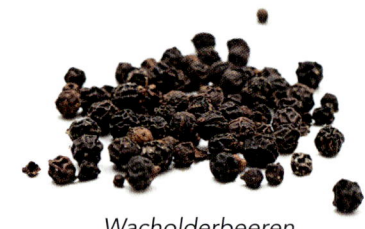

Die Beeren mindestens 3–4 Tage in Wein ansetzen, danach abseihen. 3–4 Tage mehrmals ⅛ l trinken.

Wacholderbeeren

Wacholderbeerenwein gilt als Naturheilmittel bei akutem Durchfall und ist eine beliebte Volksmedizin einfacher Leute.

> **TIPP:** *Den Wein rechtzeitig ansetzen, damit er bei akutem Durchfall griffbereit ist.*

Edelweißmilch

1 EL Edelweißblüten
250 ml Milch

Das Edelweiß mit der Milch zum Kochen bringen und 10 Minuten ziehen lassen. Die Bitterstoffe helfen gegen Durchfall. Edelweißmilch ist ein altes Hausrezept aus den Alpen.

Heilerde

1 EL Heilerde
200 ml Wasser

Heilerde in Wasser auflösen und bei Vermutung einer Infektion 2–3-mal am Tag trinken.
Heilerde sorgt dank ihrer aufsaugenden Oberfläche für eine flotte Darmreinigung. Sie verhindert, dass sich weitere Keime ansiedeln.

TIPP: *Bei Auslandsreisen ist es ratsam, mit viel Flüssigkeit den Durchfall anzutreiben, anstatt ihn zu stoppen, damit Keime, die Darmerkrankungen auslösen, ausgeschieden werden können. Heilerde ist reich an Mineralstoffen, die durch den Durchfall verloren gegangen sind.*

VORSICHT: *Bei schwerer Nierenerkrankung oder Verdacht auf einen Darmverschluss darf keine Heilerde eingenommen werden.*

Verdauungsstörungen

Info

Zu viel gegessen? Ein voller Bauch? Unwohlsein und der Blick zur Schnapsbar? Wer kennt das nicht! Frühe Sättigungsgefühle gefolgt von Schmerzen im Oberbauch und Magenschmerzen äußern sich bei Verdauungsstörungen (dyspeptischen Beschwerden). Auf gut deutsch: es liegt einem im Magen!

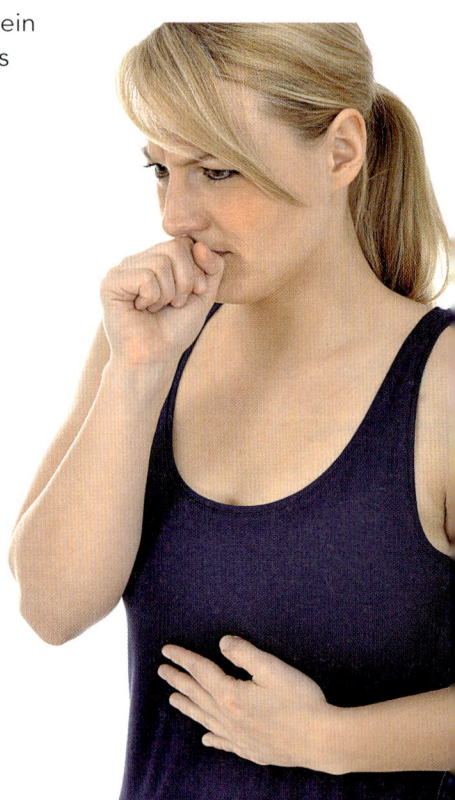

Dyspepsie wird auch als **Reizmagen** geführt. Die Verdauung kommt der Zufuhr nicht nach und unverdaute Speisereste verlassen den Darm. Übelkeit und Erbrechen runden die Missempfindungen ab. Geschwürähnliche Beschwerden treten periodisch auf, zeitgleich mit der Nahrungsaufnahme. Refluxartige Quälereien (saures Aufstoßen) ziehen Magenbrennen und Sodbrennen nach sich. Bewegungsstörungen des Magen-Darm-Trakts zeigen sich erst einige Zeit nach der Nahrungsaufnahme mit gespanntem **Blähbauch, Völlegefühl, Übelkeit** und anhaltender Sättigung.
Die Dyspepsie zeichnet sich durch eine funktionelle Störung des Magens ohne krankhafte (pa-

thologische) Veränderungen aus. Starke Schmerzen begleiten den Betroffenen über Wochen, wenn nicht Monate. Die Chancen auf Besserung der Symptome sind sehr gut, selten wird die Krankheit chronisch. Der Reizmagen kann nicht direkt behandelt, sondern nur seine Symptome gelindert werden.

Geschichte

Unter den bekanntesten Magenkranken reiht sich **Napoleon Bonaparte** ein. Schwester wie Vater sind vorzeitig an Magenkrebs verstorben. Dies prägte den ehrgeizigen jungen Mann. Man sagt, er hätte panische Angst gehabt, am Magengeschwür zu verenden. Napoleon knöpfte sein strenges Kostüm auf und hielt die rechte Hand auf den Magen. Seine markante und unverwechselbare Handhaltung unter der Uniform deutet eventuell auf heftige Schmerzen im Oberbauch hin.
In der Gefangenschaft dürften ihm obendrein eine Leberentzündung und die Amöbenruhr zu schaffen gemacht haben. Er wurde Freiwild für die experimentelle Medizin. Chirurgen, die sich auf der Insel Korsika einen Namen gemacht hatten, verpassten ihm auf sein Magen- und Leberleiden Salmiak, Opium, Schwefel, hochdosiertes Kalomel (Quecksilberchlorid) und Brechweinstein. Schröpfen und die Behandlung mit Einläufen (Klistieren) waren auch üblich. Napoleon wurde 51 Jahre alt.

Pflanzenwelt

Andorn
Angelikawurzel
Anis
Artischocke
Bittere Schleifenblume
Engelwurz
Enzian
Kamille
Käsepappel
Kümmel
Melisse
Pfefferminze
Rosmarin

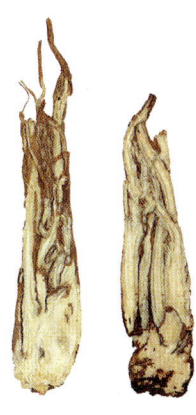

Angelikawurzel

Schafgarbe
Schöllkraut
Tausendgüldenkraut
Wacholder
Wegwarte
Wermut

Rezepte

Rosmarinschnaps

10 Zweige Rosmarin
250 ml Korn, 38 %

Den Rosmarin 3–8 Wochen im Korn einlegen. Danach abseihen. Nach opulentem Mahl und auftretenden Magenschmerzen hilft 1 EL Rosmarinschnaps. Ist er zu scharf, kann er mit etwas Wasser verdünnt werden.
Die ätherischen Öle haben eine galleanregende Wirkung. Sie wirken entblähend und krampflösend. Der enthaltene Rosmarin-Kampfer wirkt stärkend.

Adamus Lonicerus, seiner Zeit ein federführender Heilkünstler, schrieb 1582 in sein „Kreuterbuch": „Roßmarin, in Wein gesotten, ist gut für Ohnmächtigkeit oder Unkräffte deß Hertzens." Auch bei Magenbeschwerden und Schwäche ist Rosmarinschnaps zu empfehlen (vgl. www.naturheilmagazin.de).

Melissengeist

Melissengeist
1 Stück Würfelzucker

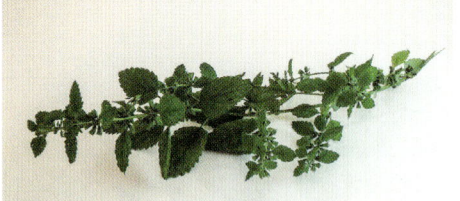

Melisse

Bei Magendrücken einige Tropfen Melissengeist auf einem Würfelzucker verteilen und lutschen.
Das bringt schnelle Hilfe bei Übelkeit und Völlegefühl. Die ätherischen Öle wirken beruhigend und entspannend

sowohl auf die Nerven als auch auf die Verdauung. Melissengeist durfte vor dem 19. Jh. in keinem Haushalt fehlen. Er ist eine Universalarznei aus 13 Heilpflanzen. Seinen Ursprung findet man 1826 bei der Klosterfrau Maria Clementine Martin, die in der Gegend um Köln lebte und die Tinktur nach „Art des Hauses" ansetzte. Bis heute ist das Destillat eine Komposition aus Melisse, Enzian, Kardamom, Zimt, Ingwer u.v.m.

Pfefferminztee
1 TL Pfefferminze
250 ml heißes Wasser

Die Pfefferminze mit heißem Wasser überbrühen und ziehen lassen. Schluckweise 1–2 Tassen trinken. Der Tee ist ein gutes, schnelles und altes Hausmittel bei Brechreiz, Übelkeit und Magenkrämpfen. Menthol als primärer Wirkstoff entzieht Übelkeit und Brechreiz nach kurzer Zeit die Grundlage.
In der Materia Medica, der pharmakologischen Bibel der Antike, steht bereits 100 n. Chr. geschrieben, dass Mentha piperita (Pfefferminze) eine bekannte Heilpflanze ist. Sie erleichtert das Völlegefühl und die Übelkeit bei Magenschmerzen, lindert Schluckbeschwerden und wirkt wurmtreibend. Ferner beruhigt das Kraut mit Essig verrührt den Reflex von Brechreiz und stellt Blutauswurf ein. Pfefferminze ist dem Magen zuträglich und ein gutes Würzmittel.

Magenbitter-Notfalltropfen
5 g Engelwurz
5 g Sternanis
2 g Anis, ganz
2 g Fenchelsamen, ganz
3 g Alantwurzel
1 g Tausendgüldenkraut
2 g Weinstein
1 l Korn, 38 %
250 g Zucker
200 ml Wasser

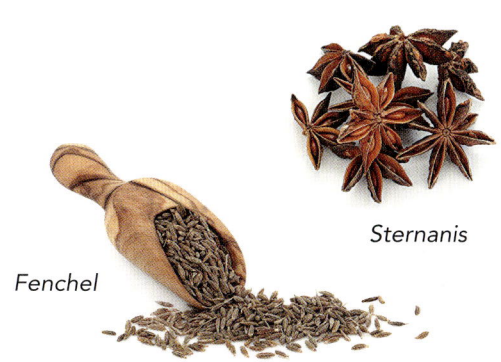

Sternanis

Fenchel

Anis und Fenchel mörsern und mit den restlichen Ingredienzien für 4–6 Wochen verschlossen ansetzen. Danach abseihen. 250 g Zucker mit 200 ml Wasser aufkochen und unter den Magenbitter rühren. In dunkle Flaschen füllen und beschriften. 1–2 TL nach dem Essen eingenommen, ist dieser Magenbitter ein hervorragender Notfalltropfen bei Verdauungsschmerzen.

TIPP: *Zum Abseihen eignen sich frische leere Teebeutel.*

Engelwurz hat einen starken Pflanzengeist. Ein Stück bei sich getragen, bewahrte sie einen angeblich vor Schadzauber und Hexerei und man wurde geliebt und geachtet.

Wegwartenauszug
1 TL Wegwartenwurzel, geschnitten
200 ml heißes Wasser

Die Wurzel mit heißem Wasser überbrühen und 10 Minuten ziehen lassen. Bei Völlegefühl 1–2 Tassen trinken.
Die in der Wegwartenwurzel enthaltenen Lactone und Cumarine erleichtern die Verdauung. Der Auszug ist hilfreich bei leichten Verdauungsbeschwerden wie Völlegefühl, Windabgang oder verzögerter Verdauung. Die Wegwarte ist ein traditionelles pflanzliches Arzneimittel für den Magen.

TIPP: *Die Wurzel steckt fest im Boden, folglich lässt sie sich nach einigen Regentagen besser ernten. Bei vorzeitigem Bedarf in der Apotheke bestellen.*

In Süddeutschland grub man die Wegwarte nur am 15. August aus, wobei die Wurzel nicht mit den Händen berührt werden durfte und auch kein Werkzeug aus Eisen verwendet werden durfte. Vor Sonnenaufgang wurde die Pflanze dann mit der rechten Hand berührt und besprochen: „Gott grüß euch, die ihr hinter und vor mir steht, stillet Blut und heilet Wunden und alles insgesamt und behaltet eure Kraft, die euch Gott und die heilige Maria gegeben hat." (www.lovelylifeb-log.com/juni-channeling-folge-deinem-weg)

Magentee
10 g Melisse
10 g Käsepappel
5 g Enzianwurzel
1 g Anis
1 g Kümmel
250 ml heißes Wasser

Die Samen von Anis und Kümmel mörsern. Alle Ingredienzien vermischen. 2 TL davon mit heißem Wasser aufbrühen und zugedeckt 10 Minuten ziehen lassen. Schluckweise nach reichhaltiger Kost trinken.

Entkrampfungstee
10 g Kamillenblüten
10 g Pfefferminze
5 g Schafgarbe
250 ml heißes Wasser

Mit 2 TL der Kräutermischung einen Tee zubereiten und schluckweise trinken. Sowohl Kamille als auch Schafgarbe enthalten Chamazulen, das krampflösend wirkt. Dieser Tee wird getrunken, wenn es zu überfallsartigen, schmerzvollen Magenkrämpfen kommt, die auf zu üppigem Mahl beruhen.

Wacholder
3–4 Wacholderbeeren

Wacholderbeeren regen die Magensaftproduktion an und wirken krampflösend auf die glatte Muskulatur. Beeren bei Magenverstimmung und dyspeptischen Beschwerden kauen.

Die Wacholderbeerenkur aus Edlsbach soll bei „schwachem Magen" helfen. Am ersten Tag werden 4 Beeren gegessen, am zweiten 5 und am dritten 6. Die Kur wird 12 Tage fortgesetzt, bis man bei 15 Beeren angekommen ist. Danach geht es rückwärts und man isst täglich eine Beere weniger.

Schwedenbitter
1 EL Schwedenbitter
200 ml Wasser

Bei Magenbeschwerden 1 EL Schwedenbitter mit Wasser verdünnt einnehmen.

Das Elixier galt als Universaltinktur gegen sämtliche Arten von Magen-Darm-Beschwerden und durfte in keinem Haushalt fehlen. Schwedenkräuter sind Pflanzenauszüge, bei denen 10–20 Kräuter in Alkohol eingelegt werden. Jeder Haushalt hatte sein eigenes Rezept. Grundlage waren Bitterstoff-Drogen wie Kampfer, Enzianwurzel, Angelikawurzel, Sennes, Wermut, Lärchenschwamm, Tormentill u.v.m.

Bittertee
10 g Wermut
10 g Löwenzahnwurzel
5 g Brennnesselblätter
5 g Pfefferminzblätter
5 g Tausendgüldenkraut
5 g Kümmel, angestoßen

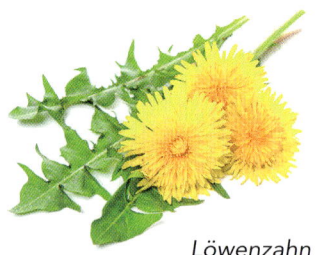

Löwenzahn

Mit 2 TL der Kräutermischung einen Tee zubereiten. Bei Beschwerden 1–2 Tassen über den Tag verteilt trinken.
Die Kombination der Bitterstoffe hat sich als probates Hausmittel erwiesen.

Volksmedizinisch wird Wermut auch Magenkraut genannt und löffelweise als Tee zur Stärkung des Magens und der Verdauung verabreicht.
Gräbt man die Löwenzahnwurzel vor Sonnenaufgang bei abnehmendem Mond im Sternkreiszeichen der Jungfrau aus, so dient sie um den Hals getragen gegen weiße Flecken und nässende Augen.

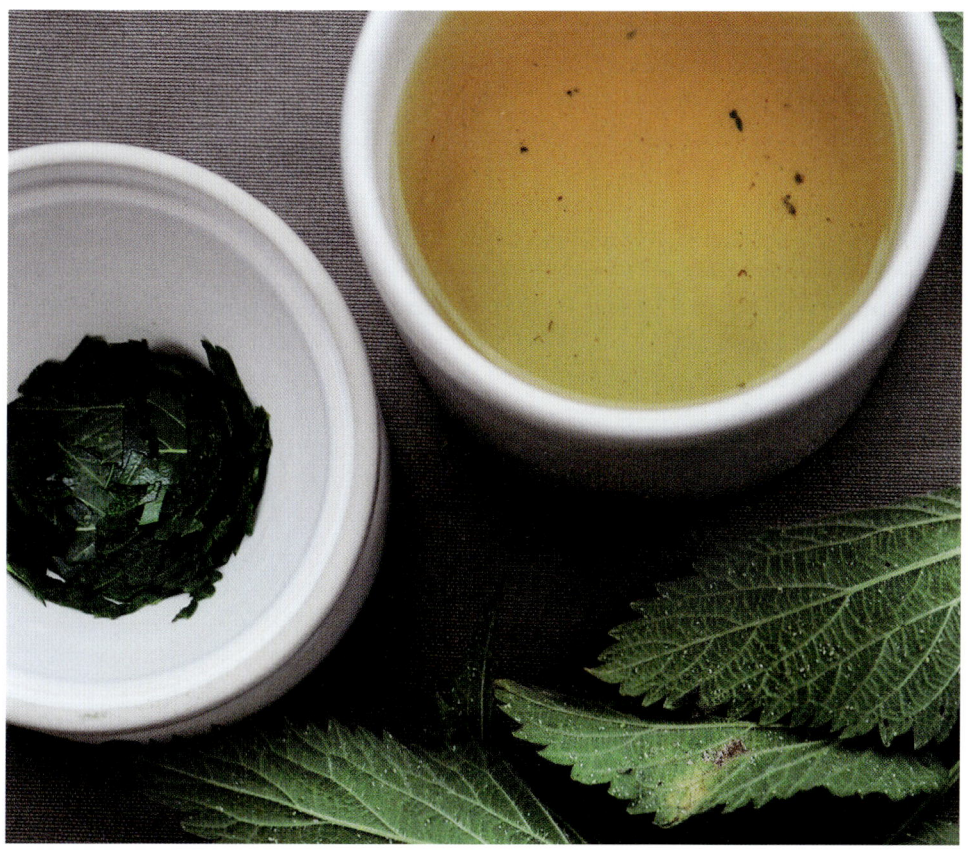

Sodbrennen

Auch der Hypochonder lebt nicht vom Sodbrennen allein!

Süßes macht sauer.

Info

„Es brennt nach guter Speis´!" Das Wort lässt es schon vermuten: Sodbrennen (Reflux) hinterlässt ein ungutes Gefühl. Die WHO schätzt, dass knapp 40 % der Bevölkerung regelmäßig unter saurem Aufstoßen leidet. Bei Sodbrennen kommt es zu einem krankhaft gesteigerten **Rückfluss von Verdauungssäften** aus dem Magen in die Speiseröhre. Das saure Milieu verursacht ein Brennen, säuerlichen Geschmack im Mund, Husten und schlechten Atem. Typische Merkmale sind auch Heiserkeit und Stimmverlust, einhergehend mit häufigem Räuspern.

Mögliche Ursachen für Sodbrennen sind überreichlich produzierte Magensäure oder ein undichter Schließmuskel zwischen Magen und Speiseröhre (Ösophagussphinkter). Die gut durchblutete Schleimhaut der Speiseröhre wird durch das saure Milieu stark angegriffen und beginnt deshalb zu brennen. Ausgelöst wird Sodbrennen durch **fette Speisen, Alkohol- und Tabakkonsum**. Auch nach dem Verzehr von **Süßspeisen**, besonders von Schokolade, tritt Reflux gerne auf. Vermehrt wird Sodbrennen auch durch **Stress** ausgelöst. Schwangere und Übergewichtige gehören zur Risikogruppe.

Chronisches Sodbrennen kann zu einer Entzündung der Speiseröhre führen, die im allerschlechtesten Fall zu einem Krebsgeschwür mutiert.

Leidtragende greifen in ihrer Not zu Protonenpumpenhemmern, um die aggressive Säure zu puffern. Oft liegt die Lösung aber auf der Hand: Übergewichtigen hilft es, abzunehmen. Auch Tabak- und Alkoholkonsum zu reduzieren, verringert die Schmerzen. Das Vermeiden fettiger Speisen und kohlensäurehaltiger Getränke, vor allem zu später Stunde, kann ebenfalls helfen, denn über Sodbrennen in der Nacht klagen Betroffene am häufigsten. Hilfreich ist es, kleine Portionen über den Tag verteilt zu verzehren. Es gibt unterstützend auch effektive Lösungen aus der Natur, die Linderung verschaffen.

Geschichte

In der Geschichte findet man allerlei Hinweise auf sauren Magen und schlechten Atem. Der griechischen Arzt Diokles beschreibt 400 v. Chr. die **melancholische Gaskrankheit**, die mit wässrigem Speien, saurem Aufstoßen und Hungerschmerz einhergeht. Seine Empfehlung belief sich auf trockenes Gerstenschrot, das man mit etwas Milch oder Wasser verrühren sollte. Dieser Brei sollte die Säure binden. Der bedeutende römische Historiker und Senator Tacitus empfahl, Terra sigillata (Antazidum) nach schwerer Kost zu sich zu nehmen. Ein **Antazidum**, also ein Arzneimittel zur Neutralisierung der Magensäure, „wider den Sodt", bestand aus Natronschaum, Koralle und Krebsaugen (kalkige Mineralablagerungen im Inneren von Krebstieren) und wurde auch Mondmilch genannt.

1663 hielt Physikus Schorer fest: „Vielmals geschiehets/sonderlich so man starcken Wein getrunken/daß einen der Sodt brennet. Wer darvor gesichert seyn will/der hüte sich vor starckem Getränck/hitzigen Speisen/Gemüthsbewegungen/sonderlich vor Unwillen/Zorn und Zancken/dadurch die Gall leichtlich erreget wird." (http://www.aerzteblatt.de) Magenpulver aus weißer Kreide oder geriebenen Perlen wurde damals als hilfreich angesehen.

Pflanzenwelt

Anis
Apfel
Brennnessel
Ingwer
Kamille
Kartoffel
Melisse
Pfefferminze
Salbei
Schwarzer Senf
Sellerie
Süßholz

Tausendgüldenkraut
Wacholder
Wermut
Zwiebel

außerdem:
alte Semmeln
Backpulver
Birkenporling
Heilerde
Hericium
Milch

Rezepte

Heilerde

1 EL Heilerde
200 ml Wasser

Heilerde im Wasser verrühren und trinken.
Heilerde schmeckt nicht gut, wirkt aber aufgrund der aufsaugenden Oberfläche vom Löss besonders effizient säurebindend, sodass prompt Erleichterung folgt. In Heilerde sind rund 20 % Calciumcarbonat enthalten, das zur Wirkung der Heilerde als Arzneimittel zur Neutralisierung der Magensäure (Antazidum) beiträgt.

> **TIPP:** *Je feiner die Heilerde gemahlen ist, desto besser löst sie sich im lauwarmen Wasser und desto weniger hinterlässt sie das Gefühl von „Sand im Mund".*

Die geheimnisvolle „Mondmilch" oder „Bergmilch", die als Säurebinder (Adsorbens) verwendet wurde, war Calciumcarbonat, das durch die Reaktion von kohlensäurehaltigem Wasser mit Kalkgestein gewonnen wird. „Mondmilch" ist eine wasserhaltige, zähflüssige, poröse Calcitablagerung, die sich weißlich und milchig trüb in Wasser auflöst.
Der Schweizer Professor Johann Jacob Scheuchzer (1672–1733) bemerkte diesbezüglich: „dass dieses Minerale in der Arzneykunst grosse Dienste in Verbesserung und der Dämmung der im Leibe liegenden Säure leisten könne, […] daß die Mond-Milch in dem Magensod dienet, dessen Ursache gemeiniglich von scharf-etzenden, gallicht-sauren Feuchtigkeiten herrührte."

Natron

½ TL Backpulver
200 ml Wasser

Backpulver im Wasser auflösen und zügig trinken.

Bereits in der Antike war das alkalische Mineral Natron („ntrj") bekannt. Ntrj wurde gegen das Brennen im Magen („pyrosis") getrunken.

Dioskurides (100 n. Chr.) beschrieb in seinem pharmakologischen Kompendium „De Materia Medica", dass „νιτρον" (nitron) und „αφρος νιτρον" (aphrosnitron), also Natron und sein blättriger Natronschaum, mit vortrefflicher Wirkung das Leibschneiden, also das Sodbrennen, besänftigen. (http://m.aerzteblatt.de/print/168774.htm)

Milch

1 Glas Milch

Wenn es in der Speiseröhre brennt, hilft es, etwas Milch zu trinken. Die Magensäure wird dadurch gepuffert und der Schmerz gelindert.

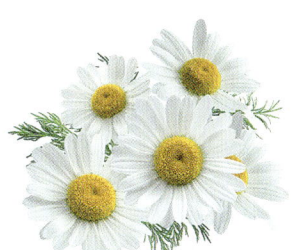

Kamille

Kamillentee

1 EL Kamillenblüten
250 ml heißes Wasser

Die Kamillenblüten mit heißem Wasser überbrühen und ziehen lassen. Den Tee bei Sodbrennen nicht zu heiß trinken. 3–4 Tassen am Tag können das Brennen eindämmen.
Kamille hat durch ihr Chamazulen einen Inhaltsstoff, der lokal schmerzlindernd wirkt.
Bei akuter Gastritis wirken Kamillenblüten entzündungshemmend (antiphlogistisch) und besonders das darin enthaltene ätherische Öl auch keimtötend.

Alte Semmel

½ Semmel, trocken oder 1 Scheibe Zwieback

Die Semmel/den Zwieback lange kauen. Der basische Speichel neutralisiert die Magensäure.

Kaugummi
1 Kaugummi

Nach dem Essen eine Stunde Kaugummikauen. Der Speichelfluss (basisch) neutralisiert die Magensäure (sauer).

Kartoffeln
1 große Kartoffel

Die Kartoffel fein reiben und den Saft mit etwas Wasser verdünnen. Im Akutfall sofort trinken. Die Stärke bindet die Magensäure. Bei chronischen Leiden morgens und abends ca. 100 ml trinken.

> **TIPP:** *Zum Essen Kartoffeln als Beilage wählen – gekocht, gedämpft oder gegrillt, nicht jedoch frittiert.*

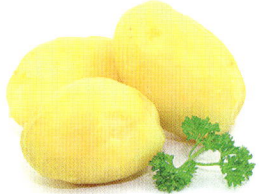

Schon vor rund 100 Jahren verwendete der Zürcher Arzt Maximilian Bircher-Benner erfolgreich den frisch gepressten Kartoffelsaft bei Magenbeschwerden.

Apfel
1 Apfel

Apfel fein reiben, braun werden lassen und bei Sodbrennen essen.

Sellerie

1 Handvoll Sellerieblätter
1 l Wasser

Sellerieblätter klein schneiden, mit Wasser aufkochen und 5 Minuten zugedeckt ziehen lassen. Abseihen, lauwarm und ungesüßt nach dem Essen trinken.

> **TIPP:** *Essen Sie Sellerie als Salat! Sellerie neutralisiert zu hohen Säuregehalt im Magensaft und beugt so Schmerzen vor.*

In der Antike wussten bereits die gebildeten Römer, dass Sellerie Sodbrennen nach einem fetten und schweren Essen unterbindet. Ihr Rezept: Sie aßen Sellerieblätter mit Datteln und Pinienkernen als Spanferkel-Füllung.

Hericium/Igelstachelbart (Pilz)

Täglich einen Frischpilz oder
Täglich 3-mal 1 TL Pilzpulver, getrocknet

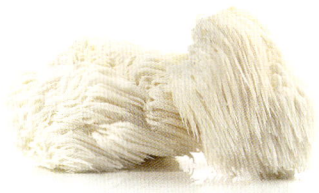

Igelstachelbart

Der Igelstachelbart ist mitunter einer der bekömmlichsten Speisepilze aus heimischen Wäldern. Man findet ihn auf Rotbuchen, Eichen und sogar Apfelbäumen. Frisch zubereitet, ist er eine Delikatesse. Als Pulver eingenommen, erfüllt er seinen Zweck: Er lindert das Sodbrennen.

Es wird ihm eine Revitalisierung der Magenschleimhaut nachgesagt. Ist diese durch Säure angegriffen, kann der Pilz ob seiner Glukane zum Aufbau eines Schutzfilms beitragen.

> **TIPP:** *Wer nicht wochenlang Frischpilz essen möchte, kann in Apotheken oder in Reformhäusern Pilzpulver kaufen.*

Verstopfung

Sennesblätter, Faulbaumrinden
bringen Verstopfung schnell zum Schwinden.

Der Tod sitzt im Darm.

Info

40–60 % der Bevölkerung leiden unter Verstopfung (Obstipation). Dabei sind Frauen doppelt so häufig betroffen wie Männer. Verstopfung ist eine **verminderte Stuhlentleerung** mit einer **Stuhlfrequenz** von weniger als 3-mal pro Woche. Der Darminhalt verweilt nicht nur zu lange, er ist im Volumen auch zu gering bei zu harter Konsistenz. Typische Merkmale sind demzufolge kräftiges und schmerzhaftes Pressen. Dadurch können sich Hämorrhoiden bilden, die wiederum blutigen Abgang verursachen.

Die akute Verstopfung steht stark in Zusammenhang mit **ballaststoffarmer Kost, geringer Flüssigkeitsaufnahme** und **mangelnder Bewegung**. Besonders Alte, Kranke und Schwangere sind häufig davon betroffen. **Hormonelle Veränderungen** in der Pubertät und der Schwangerschaft gehen ebenfalls oft mit Verstopfung einher. Auch plötzliche Änderungen der Lebensumstände können zur Entwicklung einer Verstopfung führen. Dazu zählen typischerweise längere Aufenthalte im Ausland, besonders in heißen Gegenden. Stress und Druck am Arbeitsplatz können ebenso dem Gedärm zusetzen. Die Verkrampfung vom Alltag spiegelt sich dann im Stuhlgang wider. Auch neurologische, hormonelle und systemische Erkrankungen, also solche, die den gesamten Organismus betreffen, sowie Medikamenteneinnahme oder Hämorrhoiden können zu Verstopfung führen.

Oftmals haben sich die Betroffenen mit einer chronischen Verstopfung abgefunden und nehmen bei Bedarf Abführmittel. Bei akuten Verstopfungen werden auch Naturheilmittel eingesetzt. Chronische Verstopfung muss medizinisch behandelt werden.

Geschichte

In medizinischen Schriften aus dem alten Ägypten und dem Mittelalter sowie in Literatur und Kunst finden sich zahlreiche Hinweise auf einen trägen und unzuverlässigen Darm.

Die Ägypter glaubten, „Krankheitsdämonen" verließen über den Darm den Körper, was man mit einem Einlauf beschleunigen könnte. Im Papyrus Ebers (1550 v. Chr.) steht geschrieben, dass es sich empfiehlt, bei Verstopfung **Einläufe** (Klistiere) mit Ochsengalle, Ölen oder wässrigen Pflanzenauszügen zu verabreichen, die mithilfe eines an der Spitze abgeschnittenen Rinderhorns in den „After eingegossen" wurden. Auch im alten Mesopotamien waren Einläufe sehr beliebt. Sehr früh waren als **Abführmittel** (Laxantien) Rizinus und Leinsamen bekannt. Erweichende und abführende Öle wie Leinöl wurden als Einlauf verabreicht.

Wenn sich „bestimmte Speisen im Menschen verhärten", also bei Darmträgheit, verordneten mittelalterliche Ärzte Knoblauch, Raute, Lattich, Melde, Wermutkraut, das Kraut der Nessel, Zwiebel, Senf, Käsepappel u.a.m. Ab dem 16. Jh. entwickelte sich ein regelrechter Einlauf-Boom. Er galt als modisches Gesundheitsritual. Die Einlaufflüssigkeiten änderten sich über die Jahrhunderte und bestanden nun aus Kräuterextrakten, Weißwein, Orangenblütenwasser, Bergamottöl, Knabenurin und wohlduftenden Wässerchen.

Pflanzenwelt

Flohsamen
Käsepappel
Kohl/Kraut
Leinsamen
Meerrettich
Petersilie
Rizinus
Sennes
Vogelbeere
Zwiebel

außerdem:
Bewegung
Dörrobst
Heilerde
Massagen
Seife
Wasser

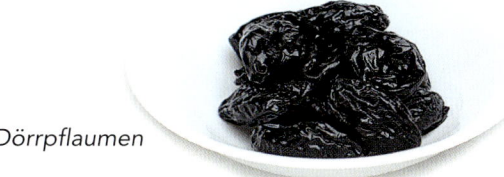

Dörrpflaumen

Rezepte

Sennes

1–2 TL Sennesblätter
250 ml heißes Wasser

Sennes aufbrühen und 10 Minuten ziehen lassen oder am Vorabend in kaltem Wasser ansetzen. 1 Tasse vor dem Schlafengehen trinken.
Anthranoide beschleunigen effizient die Darmentleerung.

> **VORSICHT:** *Unbedingt mit geringer Dosis (½ TL) beginnen. Eine zu hohe Dosis kann anfangs zu Bauchkrämpfen führen.*

Die Pflanze nur kurzfristig anwenden und nicht bei Darmverschluss, entzündlichen Darmkrankheiten und Bauchschmerzen unbekannter Ursache! Auch während der Schwangerschaft und Stillzeit ist Sennes nicht zu empfehlen.

Rizinusöl

2 EL Rizinusöl

Das Rizinusöl unverdünnt einnehmen. Noch am selben Tag löst sich die Verstopfung, denn Ricinolsäure wirkt stark abführend.

> **TIPP:** *Den „kratzigen" Geschmack kann man mit etwas trockenem Brot oder ein paar Schlucken Milch neutralisieren.*

Seit Jahrhunderten wird das Öl auch zur Unterstützung bei der Geburt eingesetzt. Lonicerus (*1582) hält in seinen Kräuterbüchern fest: „Rizinusöl dient erfolgreich als abführendes Mittel." Seit dieser Zeit kennt man es als natürliches und rasch wirkendes Abtreibungsmittel.

Käsepappelsirup

4 Handvoll Käsepappelblüten, getrocknet
200 ml kaltes Wasser
Zucker nach Geschmack

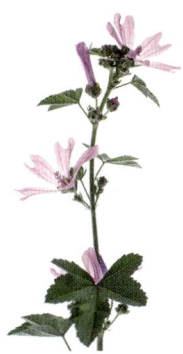

Zuckerwasser aufkochen und kühl stellen. Käsepappelblüten im kalten Ansatz einlegen.
Die Schleimstoffe der Käsepappel können sich nur im kalten Ansatz lösen und helfen hervorragend bei trockenem Husten und trägem Darm.

Käsepappel

Ärzte des Altertums empfahlen die rotleuchtenden Blüten der Käsepappel gegen Reizhusten, Magenschleimhautentzündung und Verstopfung. Sowohl ihre Blätter als auch ihre Blüten wurden in der Volksmedizin verwendet.

Dörrobst-Leinsamen-Joghurt

2–3 Dörrpflaumen
2 TL Leinsamen
100 ml neutrales Joghurt

Joghurt mit Dörrpflaumen und Leinsamen verrühren, kühl stellen und am Abend vor dem Schlafengehen essen. Dazu ein Glas Wasser trinken. Am folgenden Morgen löst sich die Verstopfung. Bei chronischer Verstopfung bedarf es mehrerer Anwendungen.
Die Schleimstoffe von Leinsamen wirken wie eine Wohltat auf den Darm – sie helfen, den trockenen Inhalt zu entleeren.

Sauerkohl

1 Glas Sauerkohl-/Sauerkrautsaft vor dem Essen trinken.

Seife
1 kleines Stück Seifensplitter

Der Seifensplitter wird befeuchtet und anal eingeführt.
Die Tenside erleichtern dem zu trockenen Stuhl einen schmerzfreien Abgang.

VORSICHT: *Verwenden Sie dieses alte Hausrezept nur einmalig!*

Vogelbeere
2–3 EL Vogelbeeren
1 Glas Wasser

Die Beeren werden mit Wasser püriert und kalt getrunken.
Vogelbeeren enthalten Parasorbinsäure. Ungekocht wurden sie in der Volksmedizin als Abführmittel genutzt.

Petersilienmilch
½ Bund Petersilie
500 ml Milch

Petersilie in Milch ansetzen und leicht köcheln lassen.
Petersilienmilch ist ein altes Rezept aus den alpinen Ländern.

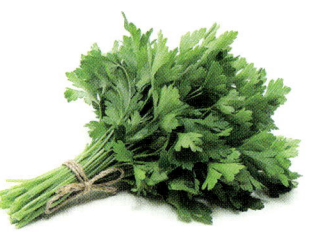

Petersilie

VORSICHT: *Petersilie wurde schon in der Antike in großen Mengen zur Abtreibung verwendet, vor allem Prostituierte nutzten die Kraft der Petersiliensamen.*

Heilerde

1 EL Heilerde
1 Glas Wasser

Heilerde und Wasser gut verrühren und in einem Zug trinken.
Die aufsaugende Oberfläche von Heilerde bindet Wasser und unterstützt damit
den Druck auf den Enddarm.

Seit Menschengedenken ist Erde zu medizinischen Zwecken verwendet worden.
Berühmte Ärzte von Hippokrates über Hildegard von Bingen bis Paracelsus waren von ihr überzeugt.

Bewegung und Massagen

Es ist kein Geheimnis, dass durch ausreichende Bewegung (3–4-mal pro Woche)
und faserreiche Kost eine Verstopfung von vornherein verhindert werden kann.
Auch Bauchmassagen sind gute Hilfsmaßnahmen bei anfänglicher Verstopfung.

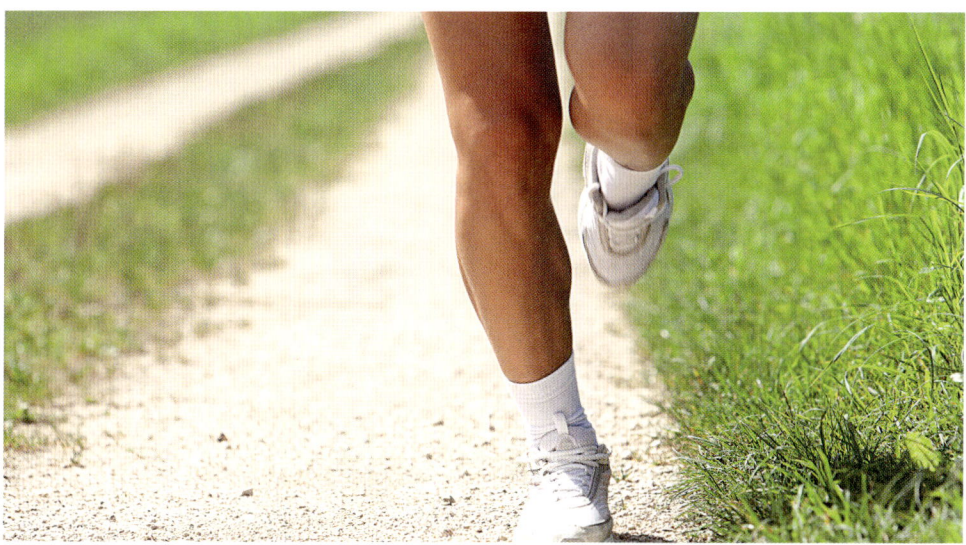

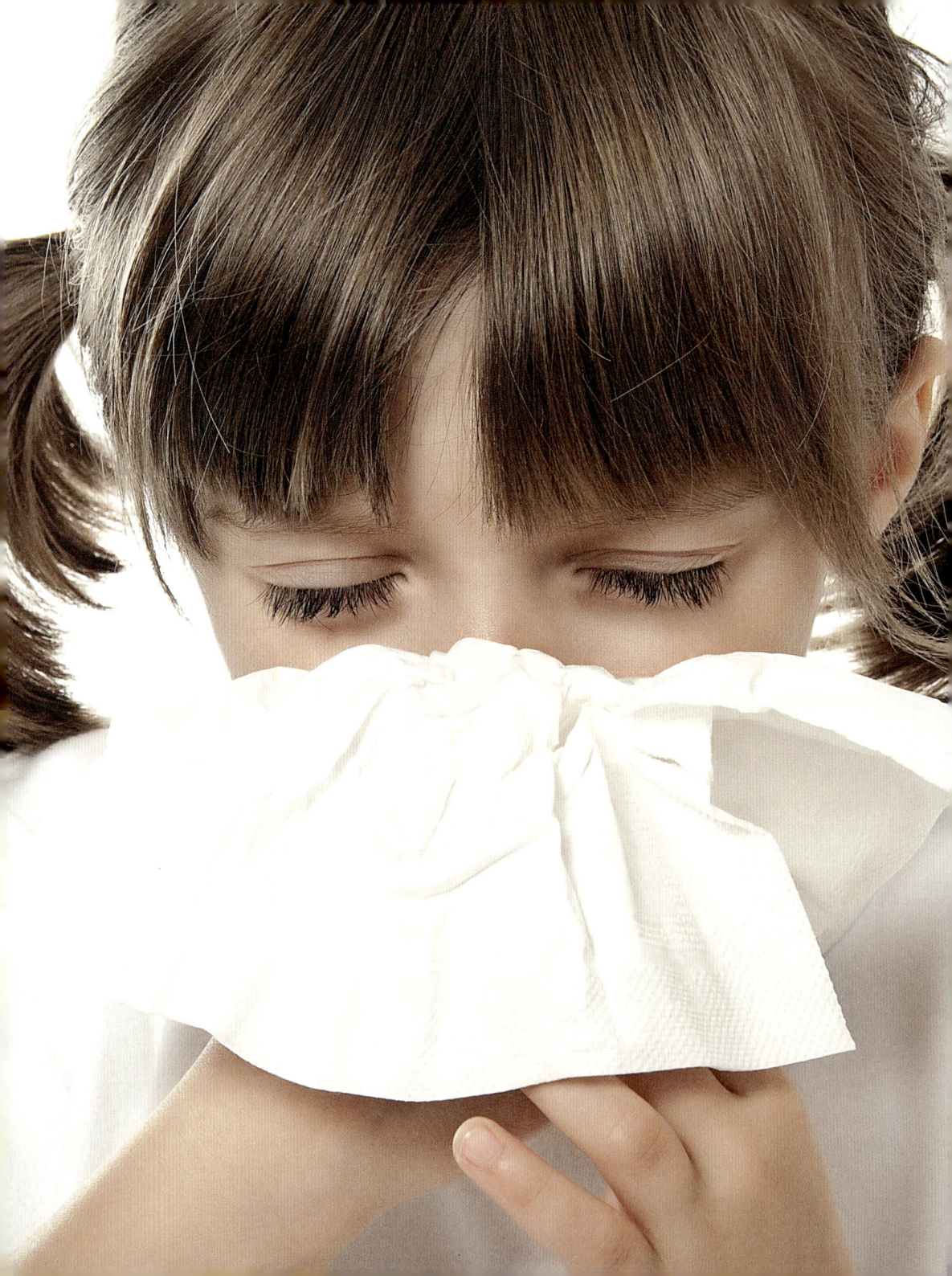

Hals, Nase, Ohren

Schnupfen

Der November bringt Nebel und Schnupfen und Husten,
man muss sich fast zu Tode prusten.

Info

Schnupfen, auch Rhinitis genannt, kann ein **Vorbote für eine Erkältung** sein. Die Nase fängt zu jucken an, die Schleimhaut schwillt an und ein dünnflüssiges Sekret beginnt zu laufen. Wir niesen und bekommen weniger Luft – der Schnupfen ist da.

Entwickelt er sich nicht zu einer Erkältung, liegt der Grund vielleicht in einer **Allergie**. Heuschnupfen bzw. ein allergischer Schnupfen sind typische Merkmale im Frühjahr, wenn die Pollen fliegen. Wer mit der Hausstaubmilbe nicht kann, hat vor allem nachts eine laufende Nase und geschwollene Augen. Leidvoll kann es auch für Haustierbesitzer sein, wenn sie eine Allergie auf Tierhaare entwickeln. Sowohl ihre Augen als auch ihre Nase jucken und rinnen dadurch. Tabakrauch und Raumdüfte reizen die Nase auch häufig.

Manchen läuft die Nase, wenn sie **heiß oder scharf essen**. Chili und Meerrettich lassen sie in einer Sofortreaktion anschwellen und laufen. Sowohl hier als auch bei Pollen und Tierhaarbeschuss des Riechorgans erholt sich die Nase, wenn „die Luft wieder rein ist" und die allergischen Auslöser minimiert sind, das Essen vorbei ist und die Nachbarskatze über den Zaun gesprungen ist.

Bei einem **Infekt** hingegen geht man von Viren als Erregern aus, die sich über die Luft und über Tröpfcheninfektion verbreiten. Ist die Nasenschleimhaut vorgeschädigt, vermehren sich Viren besonders schnell. Man kennt an die 200 Virentypen, wobei Rhinoviren, Influenzaviren und Coronaviren die bekanntesten sind. Chronisch wird der Schnupfen, wenn zusätzlich eine bakterielle Infektion eintritt (Nebenhöhlenentzündung). Das Sekret ändert sich dann von dünnflüssig und glasig hin zu schleimig, milchfarbig, gelb-grünlich. Eine derartige Infektion kann über Wochen dauern und die Nase über diese Zeit belasten.

Geschichte

Früher wurde der Schnupfen allein als Krankheit betrachtet. Publius Cornelius Africanus, Staatsmann des Römischen Reiches, hielt dazu fest: „Der Schnupfen ist eine über das natürliche Maß hinausgehende Feuchtigkeit, welche sich aus dem vorderen Teil des Kopfes durch die Nase nach außen ergießt und vorwiegend bei Kälte zunimmt." Betrachtet man den Schnupfen aus Sicht der **Säftelehre**, so reinige dieser das Hirn von feuchtem und kaltem Unrat.

Im Mittelalter überwiegen abergläubische Vorstellungen, wie der Schnupfen effektiv zu behandeln sei, sei es mit Brenneisen oder mit dem Riechen an alten Schuhen. Die sogenannte **Drecksapotheke** aus dem 17. Jh. experimentierte mit Urin, Kot und ranzigem Fett, das auch gegen jede Form der Erkältung helfen sollte.

Pflanzenwelt

Kamille
Maiglöckchen
Majoran
Schnupftabak
Schöllkraut
Spitzwegerich

außerdem:
Brotrinde
Salz

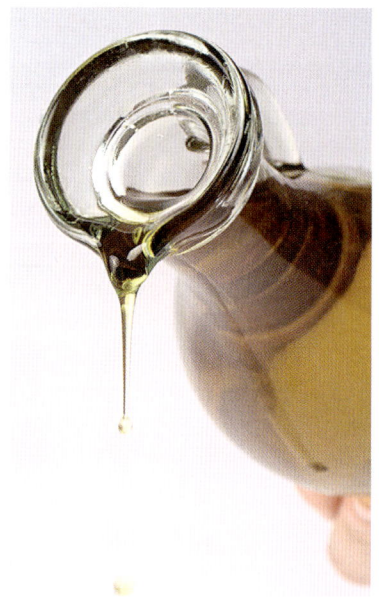

Rezepte

Schnupfen-Öl
10 ml Olivenöl
2 Tr ätherisches Majoranöl

Alle Zutaten miteinander verrühren. Bei Bedarf auf Nasenflügel und -wurzel mehrmals täglich einmassieren.

TIPP: *Kann schon bei kleinen Kindern verwendet werden.*

Majoranbutter
1 TL Majoran, getrocknet
1 TL Weingeist
1 TL Butter, geschmolzen

Majoran und Weingeist für eine Stunde ansetzen. Dann 1 TL geschmolzene Butter dazugeben und gut verrühren. Durch ein feines Sieb in eine Salbendose abfüllen. Kühl und dunkel lagern. Die grasgrüne Salbe ist 3–5 Tage haltbar. Bei Schnupfen dünn auf die Nasenflügel aufstreichen.

TIPP: *Majoran getrocknet und pulverisiert wirkt gut als Schnupftabak-Ersatz.*

Brotrinde
1 Stück altes Brot

Die Rinde eines alten Brotes bei Schnupfen in die Flamme einer Kerze halten und den aufsteigenden Brotrauch in die Nase aufziehen.
Ein altes Hausrezept mit Wirkung.

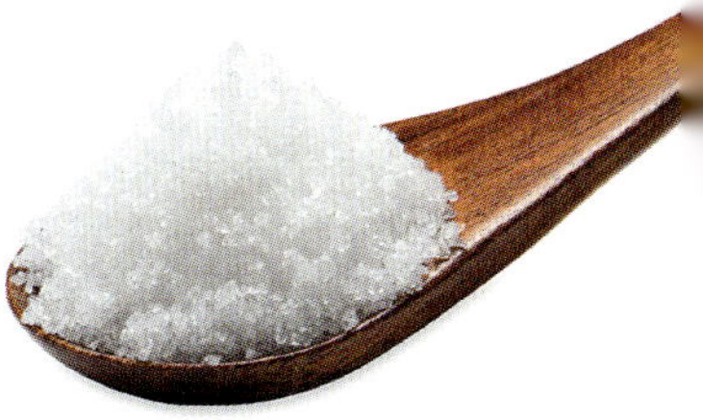

Salzlösung
1 TL Salz
500 ml lauwarmes Wasser

Das Salz im Wasser auflösen. Den Kopf schräg halten und die Lösung in ein Nasenloch fließen lassen, sodass sie aus dem zweiten Nasenloch wieder herausrinnt. Vorgang mit dem zweiten Nasenloch wiederholen. Bei Schnupfen 3–4-mal täglich spülen.

Salz bindet Wasser. Es unterstützt das Abschwellen der Schleimhäute und lindert die Symptome bei Schnupfen. Auch bei Nasennebenhöhlenentzündung tut die Salzlösung gut.

> **TIPP:** *Pipetten (erhältlich in der Apotheke) erleichtern die Spülung.*

Schöllkrautsaft
1 Handvoll Schöllkraut, frisch
200 ml lauwarmes Wasser

Die Droge mit Wasser mixen und den gewonnenen Saft vorsichtig und langsam durch die Nase laufen lassen.
Das im Schöllkraut enthaltene Chelidonin fördert den Sekretabfluss und wirkt leicht krampflösend (spasmolytisch). Schöllkraut gehört zur Familie der Mohngewächse. Es enthält Alkaloide und wird daher nur noch äußerlich verwendet.

Der gelbe Schöllkrautsaft ist laut Signaturenlehre von Paracelsus ein wirksames Gallemittel.

Inhalation
20 g Hopfenzapfen
20 g Lavendelblüten
20 g Rosmarinnadeln
20 g Thymian
20 g Wermut
1 l heißes Wasser

1 EL der Mischung mit 1 l kochendem Wasser übergießen und für ca. 5 Minuten die Dämpfe inhalieren. Bedecken Sie dabei Ihren Kopf samt Inhalier-Schüssel mit einem großen Handtuch.

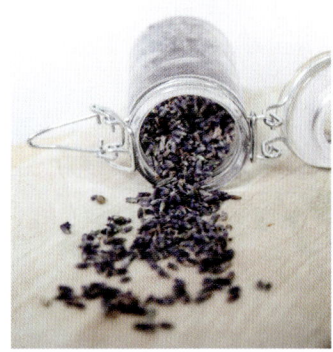

Lavendelblüten

Die ätherischen Öle beruhigen die Schleimhaut, wirken keimtötend und erleichtern das Durchatmen. Inhalationen ab 36 °C bekämpfen Rhinoviren, da diese bei 32 °C absterben.

Schnupfen-Tee
30 g Kamillenblüten
30 g Lindenblüten
20 g Thymian
200 ml heißes Wasser

1 EL der Mischung mit 200 ml heißem Wasser übergießen, 10 Minuten zugedeckt ziehen lassen, abseihen und mit etwas Honig süßen. Den Tee langsam trinken und den Dampf einatmen.

Niespulver
1 TL Maiglöckchen, getrocknet

Die Maiglöckchen fein zerreiben und schnupfen, um den Niesreiz auszulösen. Erfolgreich wurde das Liliengewächs in Schnupftabakmischungen wie dem „Schneebergers" angeboten. In der Volksmedizin galt Niesen als gesund und reinigend für das Gehirn.

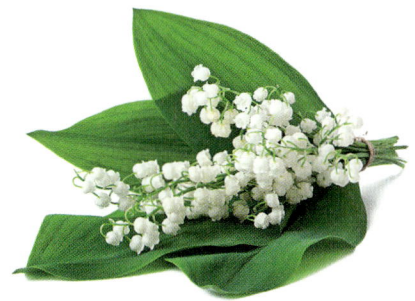

Maiglöckchen

Trockener Husten

Die Heiserkeit verschwindet schnell
mit einem Trank von Bibernell.

Und deinen Husten wirst du los
mit Carragen und Isländisch Moos.

Auf den Lippen saß ein Husten,
ließ sich in die Welt verpusten.
Nebulös flog er durchs Land,
bis er meinen Körper fand.

Info

Husten ist ein **schützender Reflex**, wenn die Atemwege frei gehalten werden sollen. Dies kann sowohl Schleim bei einer aufkommenden Bronchitis betreffen als auch einen Fremdkörper, den man eingeatmet hat.

Trockener Husten ist stark reizend und zum Teil auch schmerzhaft. Was ihn kennzeichnet, ist, dass er **nicht produktiv** ist. Das heißt, es werden nur spärliche Schleimmengen gebildet, da die Atemwege nicht verstopft sind. Dies führt zu dem klassischen Kitzeln im Hals.

Ursachen von Husten können **Allergien** auf Pollen sein, die durch markante asthmatische Hustenanfälle gekennzeichnet sind. Hausstaub, Umweltstaub und trockene Luft, bedingt durch überheizte Räume im Winter, können sensible Personen ebenfalls zum Husten bringen. Raucher haben einen erhöhten Hustenumsatz. Räuspern ist auch ein Kennzeichen von **Reflux** und Sodbrennen. Das saure Milieu „dampft" vom Magen in die Speiseröhre und verursacht im Kehlkopf eine Reizung der Stimmbänder und einen typischen Hustenreflex. Trockener Husten kann aber auch Zeichen einer beginnenden **Erkältung** sein und in einen produktiven Husten übergehen, wenn die Erkrankung fortschreitet. In diesem Fall ist die reizmildernde Wirkung des Spitzwegerichs wertvoll.

Husten ohne Auswurf führt langfristig zu Schmerzen im Brustkorbbereich. Er belastet die Brust- und Rückenmuskeln. Hustenstiller (Antitussiva) können rasch Abhilfe schaffen. Königskerze, Käsepappelblüten, Schlüsselblumen, Isländisches Moos – die Natur hat zahlreiche Notfallpakete in petto.

Geschichte

Plinius, Vergil, Dioskurides und Hildegard von Bingen waren einer Meinung: Sie empfahlen den Genuss von Haselfrüchten gegen Husten und Lungenentzündung.

Paracelsus propagierte die aus der Antike stammende **Signaturenlehre**. Er schrieb: „Die Natur zeichnet ein jegliches Gewächs zu dem, dazu es gut ist." Die Blätter vom gefleckten Lungenkraut tragen beispielsweise auffallende helle Stellen. Anno dazumal sah man in den Blättern mit Pigmentierung eine gewisse Ähnlichkeit mit einem kranken Lungenflügel. Folglich wurde die Pflanze „Lungenkraut" genannt und bei Lungenkrankheiten und Husten angewendet. Ihre Inhaltsstoffe sind jedoch tatsächlich geeignet, um Lungenentzündungen und Hustenreiz zu lindern.

Pflanzenwelt

Schleimproduzierende Pflanzen, auch Schleimdrogen oder Mucilaginosa genannt, helfen bei trockenem Husten. Sie produzieren eine Schleimschicht auf den Bronchien, um sie anzufeuchten und dadurch eine Barriere für auftretende Keime zu bilden.

Eibisch	Königskerze
Huflattich	Spitzwegerich
Isländisches Moos	Stockrose
Käsepappel	

zudem in der Volksheilkunde angewandt:

Alant	Lungenkraut
Gundelrebe	Muskat
Kartoffel	Rettich
Knoblauch	Thymian
Lakritze	Zwiebel
Löwenzahn	

Rezepte

Thymiantee

1 EL Thymian
250 ml heißes Wasser

Thymian mit heißem Wasser überbrühen und ziehen lassen. Es sollen bis zu 4 Tassen Tee am Tag getrunken werden.
Thymian ist keimtötend, auswurffördern und hat eine krampflösende Wirkung. Mit dem Wirkstoff Thymol ist er eine den wertvollsten Heilpflanzen bei Erkältungskrankheiten und Husten.

Kluge Köpfe der griechischen Antike setzten das duftende Thymian-Gewächs gegen Husten und Erkrankungen der Atemwege ein. Der deutsche Arzt und Botaniker Leonhart Fuchs schrieb 1543 in sein Kräuterbuch: „Thymian mit Honig gekocht und getrunken ist förderlich und nützlich denjenigen, die das Keuchen und das schwere Atmen haben."

Spitzwegerichtee

2 TL Spitzwegerich
250 ml kaltes Wasser

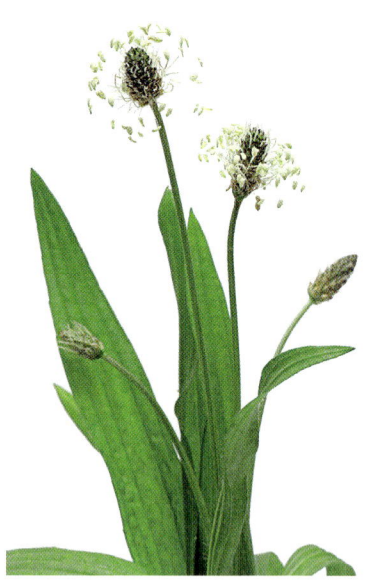

Das Kraut für 1–2 Stunden in kaltem Wasser ansetzen. Danach langsam erwärmen. Bei Trinktemperatur abseihen und schluckweise trinken.
Die Entzündung der Rachenschleimhaut, auch Pharyngitis genannt, ist mit Spitzwegerich sehr gut zu behandeln. Er besitzt nicht nur Schleimstoffe, sondern auch entzündungshemmende Wirkstoffe. Das enthaltene Aucubin ist ein guter Ersatz für Penicillin.

Spitzwegerich

Spitzwegerich, der König der Wege, ist die Arzneipflanze 2014. Die europäische Arzneimittelagentur hat die innere Anwendung anerkannt.

Zwiebelhustensaft

2 kleine Zwiebeln
150 g Rohrzucker, braun

Zwiebeln fein hacken, mit Zucker vermischen und 5 Stunden stehen lassen. Die Masse durch ein grobes Tuch pressen und den Sirup in Flaschen abfüllen. Stündlich 1 TL davon langsam im Mund zergehen lassen.

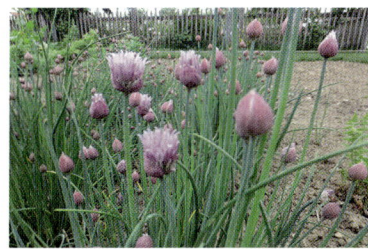

Blühender Schnittlauch

Zwiebelschmiere

1 kleine Zwiebel
100 g Schweineschmalz

Zwiebelscheiben in Schmalz anschwitzen, auf ein sauberes Geschirrtuch legen und etwas auskühlen lassen. Auf die Brust auflegen, mit einem angewärmten Handtuch abdecken und über Nacht einwirken lassen. Die Zwiebeldämpfe werden als positiver Nebeneffekt eingeatmet.

Rettichsirup

1 Schwarzer Rettich
4–8 EL Zucker

Rettich aushöhlen und in den Boden ein Loch stechen. Mit Zucker auffüllen. Mit der Öffnung nach unten auf ein Glas legen, sodass der Zuckersaft durch den Rettich läuft und am Ende ins Glas tropfen kann. Der Saft wird löffelweise eingenommen.

Die enthaltenen Senföle sowie Raphanol wirken entzündungshemmend und entspannend auf die Muskulatur der Atemwege.

Wipfelsirup

2 Handvoll Fichtenwipfel
250 g Zucker
Etwas heißes Wasser

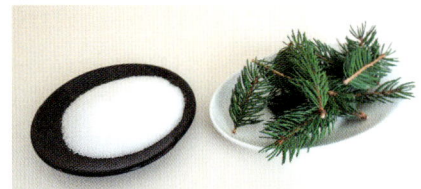

Im Frühling die jungen, hellgrünen Triebe der Fichten pflücken. Schichtweise mit Zucker in ein leeres Glas füllen und für 6–8 Wochen verschlossen lagern. Der Zucker löst sich besonders gut in Wärme (Sonnenlicht). Sirup mit etwas heißem Wasser auflösen, abseihen und in saubere Flaschen füllen. Der Sirup hält sich etwa ein Jahr. 2–4 TL am Tag einnehmen oder in warmen Tee einrühren.

Fichtennadelöl hat eine lindernde Wirkung auf die Atemwege und eine entkrampfende, auswurffördernde sowie schleimlösende Wirkung auf die Bronchien.

Löwenzahnhonig

150 g Löwenzahnblüten
2 Handvoll Tannenwipfel
1 Handvoll Spitzwegerichblätter
½ Handvoll Isländisches Moos
½ Zitrone, fein geschnitten
5 g Fenchelsamen
1 l Wasser
1 kg Rohrzucker

Bis auf den Zucker alle Zutaten kurz aufkochen lassen, gut ausdrücken und abkühlen lassen. Zuletzt den Zucker einrühren. 3–4 Stunden einkochen, bis der Honig die richtige Konsistenz hat.

Kartoffelwickel

5–7 Kartoffeln, gekocht

Die warmen Kartoffeln in Scheiben schneiden, auf die Brust legen und mit einem Tuch abdecken. Der Wickel kann über die Nacht getragen werden.
Die Wärme löst den Hustenreiz und wirkt relaxierend auf verspannte Muskelpartien.

Muskat-Schmalz-Wickel

6–8 EL Schmalz
1 Muskatnuss

Schmalz auf 50 °C erwärmen und ein dünnes Handtuch darin tränken. Muskatnuss darüberreiben und auf den Brustkorb wickeln. Den Wickel mit einem weiteren Handtuch am Körper fixieren und über die Nacht tragen. Muskatwickel alle zwei Tage wiederholen.
Er gilt als gutes Hausrezept gegen hartnäckigen Husten.

> **VORSICHT:** *Der Wickel darf nicht zu heiß sein – besonders bei Kindern darauf achten!*

Brust- und Hustentee

1 g Isländisches Moos
1 g Käsepappelblüte
1 g Königskerzenblüte
1 g Thymian
1 ½ g Süßholzwurzel
1 ½ g Spitzwegerich
2 ½ g Eibischwurzel
½ g Anis

1 TL der Mischung kalt ansetzen, danach kurz aufkochen, zugedeckt ziehen lassen und nach 10 Minuten abseihen. Mehrmals täglich, besonders morgens nach dem Aufwachen und abends vor dem Schlafengehen, eine Tasse frisch bereiteten Tee trinken.
Dient der Förderung der Schleimsekretion und der Reizlinderung bei Erkrankungen der Atemwege.

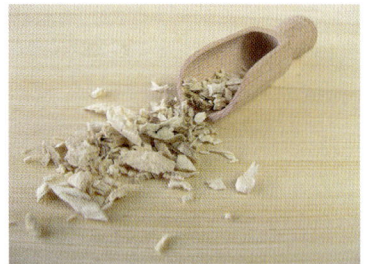

Eibischwurzel

Das Isländische Moos ist botanisch betrachtet eine schleimhaltige Flechte. Es wurde von den nordischen Ländern als Lungenkraut und als Stärkungsmittel eingesetzt. Da es sehr bitter schmeckt, kochte man es in Milch, um seine Wirkung zur Magensaftsekretion und gegen Reizhusten geschmackvoll zu nutzen.

Alantschnaps
1 Stück Alantwurzel
100 ml Korn, 38 %

Wurzel für 3–8 Wochen in Korn einlegen. Abseihen und bei Husten schluckweise trinken.
Ein altes Hausrezept aus Kärnten.

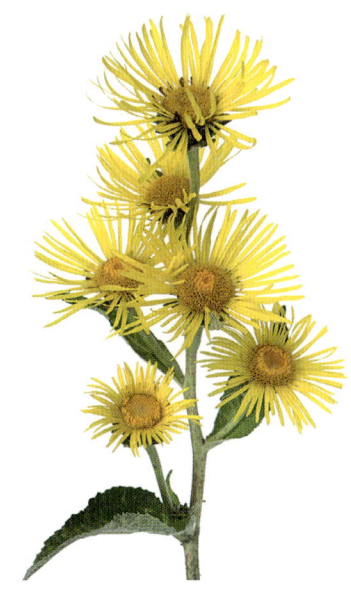

Alant

Erkältung

Zufriedenheit hält einem sogar eine Erkältung vom Leib.
Friedrich Nietzsche

Info

„Ich stecke dich an, ich habe die Grippe", meinen Kränkelnde, wenn sie im Herbst ein Kratzen im Hals, Husten oder eine verstopfte Nase haben. Tatsächlich haben sie jedoch bloß eine Erkältung. Im deutschen Volksmund spricht man fälschlicherweise von der „Grippe" und meint dabei eine Erkältungskrankheit. Beide werden durch eine Infektion ausgelöst, wobei jedoch unterschiedliche Virenstämme für die jeweilige Erkrankung verantwortlich sind: Rhinoviren für die **Erkältung**, Influenzaviren für eine **echte Grippe.**

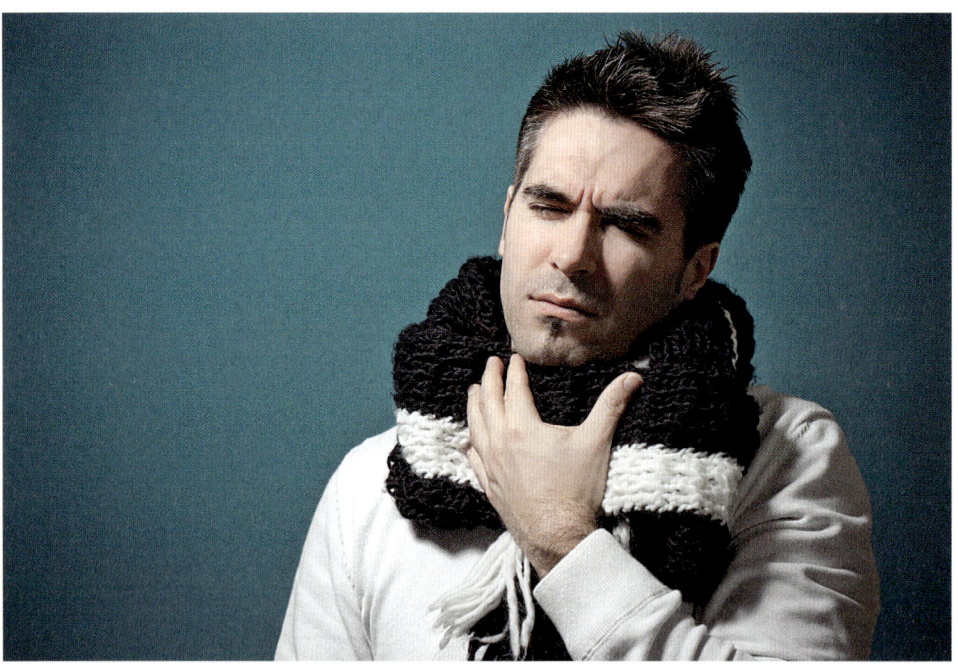

Letztere ist seltener und ihre Symptome sind weitaus schwerwiegender: Von einer Stunde auf die andere ist die Nase verstopft, Husten kommt dazu und man hat hohes Fieber sowie Kopf- und Muskelschmerzen.

Die Erkältung beginnt hingegen schleichend: Abends kratzt der Hals, am nächsten Tag fängt die Nase an, etwas zu laufen. Am übernächsten Tag gesellt sich der richtige Schnupfen hinzu sowie Kopfschmerzen, Frösteln, Gliederschmerzen, Abgeschlagenheit und man fühlt sich richtig matt. Eine Erkältung vergeht in der Regel von selbst ohne erhöhte Körpertemperatur und ohne Spuren zu hinterlassen. Eine echte Grippe, oder Influenza, allerdings, ist eine ernst zu nehmende und bei Komplikationen bzw. bei alten Menschen möglicherweise sogar tödliche Erkrankung.

Geschichte

Hippokrates erkannte vor 2400 Jahren, dass die Erkältung vermehrt in der kühlen Jahreszeit auftritt. Er sah den Schleim im Gehirn gemäß seiner **Säftelehre** als grundsätzliche Ursache. Die Behandlungsmethoden waren eher schauderhaft: So wurde etwa ein Brenneisen an den Schädelknochen gehalten, um diesen porös zu machen, damit Kälte und Feuchtigkeit ausströmen könnten.

Hildegard von Bingen hatte nicht nur Visionen zur Gesunderhaltung, sie verstand auch, dass **Niesen** eine Art **Selbstreinigung des Körpers** ist. Durch diese Abgabe würden die körpereigenen Säfte angeregt, was verhindere, dass man innerlich verdirbt.

Im späten Mittelalter enthielten Rezepturen gegen Erkältung u.a. Urin, Kot und ranziges Fett.

Im 18. Jh. wurde als Ursache nicht mehr der Schleim im Kopf gesehen. Man dachte, die Erkältung sei ein Leiden, das vom Blut ausgehe. Der **Aderlass** wurde zum Entladen verdorbener Säfte populär, die sich durch Niesen, Husten, Schnupfen und Heiserkeit bemerkbar machten.

Pflanzenwelt

Bibernelle
Eibisch
Eisenkraut
Eukalyptus
Frauenmantel
Hagebutte
Heidelbeere
Himbeere
Holunder
Huflattich
Kamille
Käsepappel
Knoblauch

Linde
Meerrettich
Pfefferminze
Salbei
Schlüsselblume
Seifenkraut
Sonnenhut
Spitzwegerich
Thymian
Vogelbeeren
Weide
Zwiebel

Rezepte

Erkältungstee

30 g Eisenkraut
30 g Lindenblüten
20 g Holunderblüten
20 g Melissenblätter

1 TL der Mischung zu einem Tee aufbrühen und ziehen lassen. Schluckweise 2–3 Tassen pro Tag trinken.
Eisenkraut hat gute schleimlösende und abhustende (antitussive) Wirkung bei Erkrankungen der oberen Atemwege.

Nach Plinius dem Älteren (24–79 n. Chr.) ist das Eisenkraut ein Allheilmittel, was heute durch zahlreiche wissenschaftliche Untersuchungen bestätigt ist. Als Tee mit Honig angerührt, wurde Eisenkraut schon seit jeher gegen Lungenbeschwerden, schlechten Atem, Keuchhusten, Grippe sowie Halsschmerzen verabreicht.

Vogelbeersirup

3 kg Vogelbeeren
1 kg Zucker

Die reifen Früchte einige Tage in einem Topf stehen lassen, dann die Beeren mit einer Gabel zerdrücken und den gewonnenen Saft 1:1 mit Zucker zu einem Sirup einkochen.

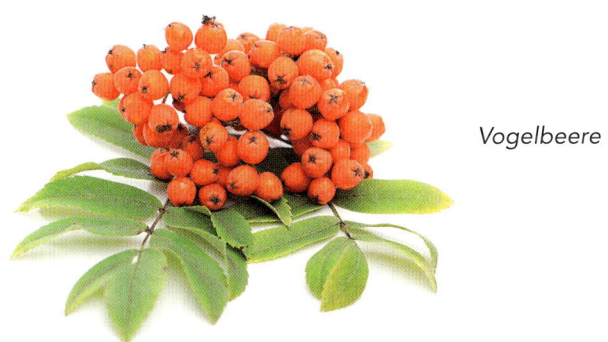

Vogelbeere

TIPP: *Beeren erst nach dem ersten Raureif sammeln.*

Die Germanen widmeten die Vogelbeere dem Gewittergott Thor. In der Göttersage Edda steht geschrieben, dass die Eberesche Thor das Leben rettete. Er stürzte bei der Jagd in einen tosenden Fluss und konnte sich kurz vor dem Untergehen an einem Eschenzweig wieder herausziehen.
Auch bei den alten südeuropäischen Völkern galt der Baum als mystisch und heilig. Er wurde um Orakelplätze und Gerichtsplätze gepflanzt.

Frauenmanteltee

1 TL Frauenmantel
200 ml heißes Wasser

Den Frauenmantel mit heißem Wasser aufgießen und ziehen lassen.
Der Tee leistet gute Dienste bei Husten, Heiserkeit und Halsschmerzen. Als Gurgelwasser wird er bei Entzündungen im Mund- und Rachenraum eingesetzt.

Der Wassertropfen in den Blättern des Frauenmantels gab immer schon Rätsel auf. Alchemisten lasen ihn auf und sammelten ihn, um damit Gold zu machen oder den Stein der Weisen zu finden.

Meerrettich-Löffel

2 EL Meerrettich, frisch
½ TL Zitronensaft
1 EL Honig

Den Meerrettich frisch reiben und mit Honig und Zitronensaft anrühren. Davon 3- bis 4-mal am Tag einen Löffel einnehmen.
Die Senföle und das Sinigrin im Meerrettich wirken antibiotisch und hemmen Rhinoviren.

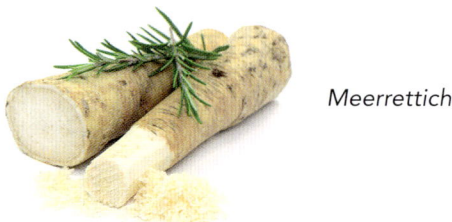

Meerrettich

> **TIPP:** *Die Wurzeln einfrieren und bei Bedarf gefroren reiben. Den Rest wieder zurück in den Tiefkühler geben.*

Erkältungstrunk

20 ml Zitronensaft, frisch gepresst
50 ml heißes Wasser
2 Knoblauchzehen
Prise Zimt

Die Knoblauchzehen zerdrücken, mit Wasser, Zitronensaft und Zimt verrühren und schluckweise 3-mal täglich trinken.

Erkältungsbäder

500 g Salz
3–4 EL Olivenöl
5 Tr ätherisches Weißtannenöl
3 Tr ätherisches Bergamottenöl
3 Tr ätherisches Lavendelöl

Das Salz mit allen Bestandteilen vermischen und im heißen Badewasser auflösen. Gut 15 Minuten darin entspannen. Danach sich zur Ruhe begeben und warm einwickeln.
Die ätherischen Öle sorgen für eine gute Entspannung der Muskulatur und der Bronchien.

> **TIPP:** *Eukalyptus, Thymian und Lavendel als ätherische Öle wirken im Bad beruhigend und entspannend und können auch gut als Fußbad eingesetzt werden.*

Tee bei Nasennebenhöhlenentzündung

Thymian
Schlüsselblumenblüten
Holunderblüten
Eisenkraut
200 ml heißes Wasser

Die Kräuter zu gleicher Menge mischen. 1 TL mit heißem Wasser überbrühen und ziehen lassen. 3- bis 4-mal täglich trinken.
Nebenhöhlenentzündung tritt infolge einer Erkältung mit Schnupfen auf.

Von Rumänien bis nach Preußen glaubte man, dass man die ersten drei Schlüsselblumen des Jahres essen solle, um über das Jahr gefeit zu sein vor Halsschmerzen, Husten und Erkältung. Findet zudem eine ledige Frau rund um die Ostertage eine Schlüsselblume, so würde sie noch im selben Jahr ihren Liebsten heiraten.

7-Kräuter-Tee

Isländisches Moos
Kamille
Käsepappel
Frauenmantel
Himmelschlüssel
Huflattich
Blauer Speik
250 ml heißes Wasser

Die Kräuter zu gleicher Menge mischen. 1–2 TL mit heißem Wasser überbrühen und gut 5 Minuten ziehen lassen. Der Tee wird vorbeugend tagsüber getrunken.

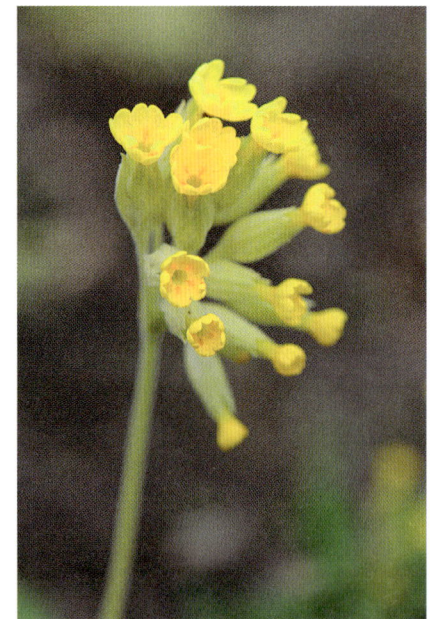

Himmelschlüssel

Ohrenschmerzen

Wenn im Februar die Mücken schwärmen, muss man im März die Ohren wärmen.

Der Mai, zum Wonnemonat erkoren, hat den Reif noch hinter den Ohren.

Info

Das Ohr zählt zu unseren Sinnesorganen. Es lässt uns einerseits verstehen und andererseits ist es zuständig für das Gleichgewicht, das Gefühl für Raum, Lage und Richtung.

Ohrenschmerzen, Otalgie genannt, können schon aufgrund der komplizierten Struktur des Ohres unterschiedlicher nicht sein. Am ehesten treten Schmerzen durch **Mittelohrentzündungen** bzw. Entzündungen im äußeren Gehörgang auf. Es bilden sich dabei hinter dem Trommelfell Eiter, Schleim und zähe Flüssigkeit. Die Ohrschleimhaut schwillt an und der Druck aufs Trommelfell wird als stechende Schmerzen wahrgenommen. Meist gehen sie mit **Schwerhörigkeit** einher.

Ein **Explosionstrauma**, ausgelöst durch einem abrupten Knall (Donner, Schuss), kann ebenso Schwerhörigkeit und stechende Schmerzen mit sich bringen und im schlimmsten Fall zu Tinnitus führen, der sich durch Pfeifen und Klingen im Ohr bemerkbar macht. Das sogenannte **Barotrauma** betrifft Flugpassagiere, die den Druck nicht über das Ohr ausgleichen können. Eklatante Ohrenschmerzen sind die Folge. Eine **Grippeinfektion** oder eine **Gürtelrose** am Ohr bringen ebenso leidvolle Stunden.

Liegt die Ursache im näheren Umfeld vom Gehörgang, können die Schmerzen ausstrahlen. Sie können ausgelöst sein durch Entzündungen im Zahn- und Kieferbereich, Nasennebenhöhlen- und Mandelentzündungen, Furunkel im Gehörgang oder Mumps.

Der **Gehörsturz** reiht sich unter die Top 5 der häufigsten Stress-Symptome ein. Schallunempfindlichkeiten können entweder an einem oder an beiden Ohren auftreten. Die Schwerhörigkeit kann spontan wieder abklingen.

Geschichte

Im Papyrus Ebers (1550 v. Chr.) sind Zaubersprüche und Medikamente zur Austreibung von Ohrgeräuschen festgehalten.

Tinnitus hatte bei den Griechen 400 v. Chr. eine bedeutende Rolle: Man dachte, dass Menschen mit Tinnitus das Musizieren der Götter hörten. Sie wurden folglich als Medium zur Wahrheitsfindung vor Gericht herangezogen. In der Antike wurde der Begriff „Tinnitus" das erste Mal von Plinius verwendet und die vermeintlich göttliche Musik wurde als nerviger Krankheitsfall betrachtet, der behandelt gehört. Mittels tierischer Fette wollte man dem Ohrensausen Herr werden. Dioskurides (100 n. Chr.) verwendete unter anderem Fuchsfett gegen Ohrenschmalz.

Ein Jahrhundert später empfahl der griechische Gelehrte Galen dagegen Wolfsmilch. Es wurde außerdem Pfeffer mit altem Öl vermischt angewandt und auch Majoranöl, in dem zuvor Zwiebeln gebraten wurden. Mittels eines Trichters wurde auch der Rauch von glimmendem Huflattich ins Ohr gebracht, um Schmerzen damit zu fangen.

Pflanzenwelt

Anis

Bärlapp

Geranie

Hauswurz

Holunder

Johanniskraut

Kamille

Knoblauch

Knotige Braunwurz

Königskerze

Lavendel

Lorbeer

Mistel

Schafgarbe

Senf

Spitzwegerich

Veilchen

Wermut

Ysop

Zwiebel

außerdem:

Fuchsfett

Honig

Ohrenkerzen

Salz

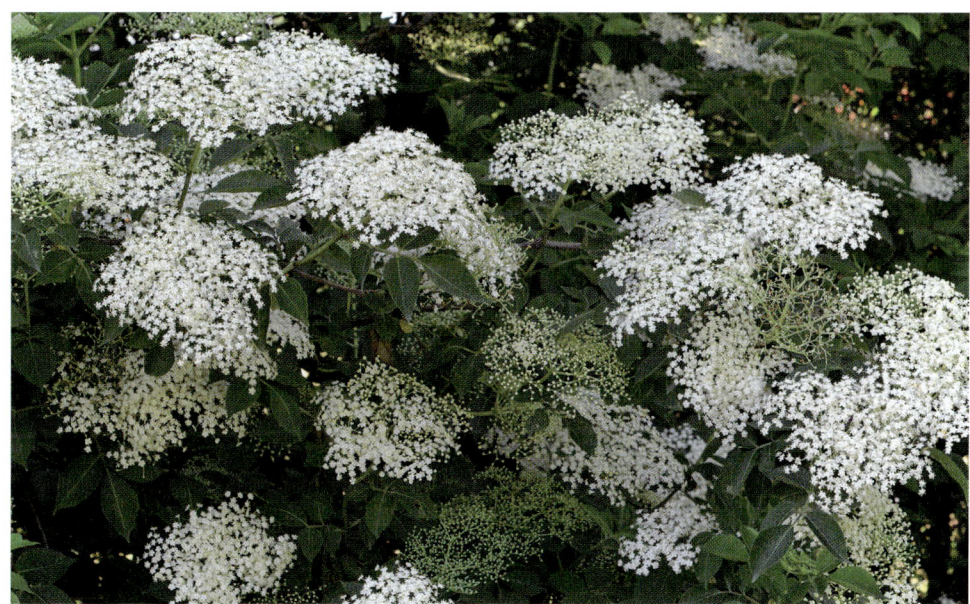

Holunder

Rezepte

Braunwurzaufguss

1 TL Braunwurz
80 ml heißes Wasser

Braunwurz 10 Minuten im heißen Wasser ziehen lassen, ein Stück Watte damit tränken und auf das Ohr auflegen. Kann über die Nacht verwendet werden. Braunwurz wirkt keimtötend und wird bei Drüsenschwellungen und Geschwüren empfohlen, da sie angestaute Flüssigkeiten lösen kann.

Im Mittelalter wurde die Braunwurz zur Behandlung von geschwollenen Mandeln und Lymphknoten genutzt. Außerdem wurden damit Ekzeme und Schuppen-flechten behandelt.

Königskerzenmazerat

15 g Königskerzenblüten, frisch
50 ml Weizenkeimöl, biologisch

Die Blüten werden im Öl eingelegt und nach 3–4 Wochen abgeseiht. Bei akuten Ohrenschmerzen wird 3-mal täglich 1 Tropfen in die Ohrmuschel geträufelt.
Die wesentlichen Wirkstoffe in den Blüten sind gelbe Flavone, ätherische Öle und Saponine, die von alters her bei Furunkeln im Ohr, bei Ekzemen im Gehörgang und bei chronischer Mittelohrvereiterung eingesetzt werden.

Hildegard von Bingen schrieb: „Wenn jemand an der Stimme und in der Kehle rau ist und auch in der Brust Schmerzen leidet, der nehme Königskerze und Fenchel mit gleichem Gewicht und koche sie in gutem Wein, seihe durch ein Tuch ab und trinke oft davon, und er wird seine Stimme wiedererlangen und die Brust heilt davon."

Zwiebel-Säckchen

1 Zwiebel
1 alter Frottee-Waschlappen

Zwiebel schälen und in dicke Scheiben schneiden. In einen Waschlappen füllen und über Nacht aufs Ohr legen.
Zwiebeln enthalten Alliin, das wie ein natürliches Antibiotikum gegen krankheitserregende Keime wirkt. Zwiebel ist *die* Erste Hilfe bei beginnender Mittelohrentzündung im Kleinkindalter. Die Pflanze wirkt antiarteriosklerotisch, antibakteriell und entzündungshemmend.

> **TIPP:** *Bei Kleinkindern, die sich nichts ums Ohr wickeln lassen, kommt das Säckchen in ein altes Tuch eingeschlagen direkt auf das Kissen und wird an einer kurzen Schnur an die Gitterbettstäbe gebunden.*

Kamillendampfbad

1 EL Kamille
250 ml heißes Wasser

Die Kamille mit heißem Wasser überbrühen und das Ohr so nah wie möglich über den Dampf halten.
Kamille lindert den Schmerz und löst den Stau. Die Kamille enthält Flavonoide wie das Apigenin, die ähnlich wie ein pharmazeutisches Beruhigungsmittel wirken und bei Entzündungen im Gehörgang verwendet werden.

Ohrenweh-Öl

10 ml Johanniskrautöl
2 Tr ätherisches Lavendelöl

Johanniskraut

Die Zutaten mischen und in den äußeren Gehörgängen (Ohrmuschel) und rund um das Ohr auftragen sowie in Richtung der Lymphknoten ausstreichen.
Johanniskrautöl wird auch Rotöl genannt, nachdem die Blüten es dunkelrot färben. Es wirkt schmerzlindernd und hemmt Entzündungsherde. Unter anderem wird das Öl bei rheumatischen Beschwerden und Ischias eingesetzt.

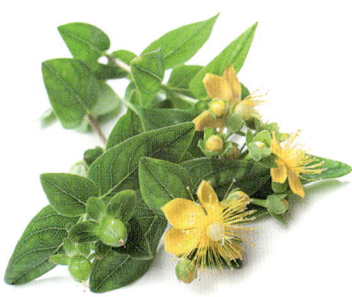

Weinrebensaft
Junge Triebe der Weinrebe

Der Saft vom Weinrebenholz soll für ein besseres Gehörvermögen ins Ohr geträufelt werden.
Dies ist ein altes Hausrezept aus dem 18. Jh.

> **VORSICHT:** *Niemals etwas direkt in den Gehörgang flößen, sondern nur äußerlich in der Ohrmuschel verteilen bzw. diese einreiben.*

Holunderblüten-Ohrtuch
1 Handvoll Holunderblüten

Gegen Ohrenschmerzen hilft ein mit Holunderblüten gefülltes Taschentuch. Dies für mindestens eine Stunde ans Ohr halten.

> **TIPP:** *Mit einer Handvoll Lindenblüten mischen.*

Schweineborsten-Rauch
1 Handvoll Schweineborsten

Schweineborsten auf eine Glut legen und das schmerzende Ohr für 5–10 Minuten über den aufsteigenden Rauch halten.

Um mit Wärme Ohrenschmerzen zu behandeln, wurden Säckchen mit geröstetem und warmem Salz gefüllt aufgelegt sowie warme Holzasche. Beliebt war auch das Fell von Hasen oder Katzen, um den Schmerz zu lindern.

Kümmelbrot

2 EL Kümmel
300 g Brotteig, roh

Brot backen und frische, warme Scheiben auf das Ohr legen. Mit einem Kopftuch befestigen, der stechende Schmerz wird dadurch vertrieben.

Dies ist ein sehr beliebtes Hausmittel aus dem 18. Jh. gegen starke rheumatische Ohrenschmerzen.

> **TIPP:** *50 g Kümmel im Backofen langsam erwärmen, in ein Tuch schlagen und auf das schmerzende Ohr legen. Die ätherischen Öle ziehen durch die Gehörgänge und wirken lokal entzündungshemmend.*

Gebratener Knoblauch

1 Knoblauchknolle

Knolle im Ganzen braten, auf das schmerzende Ohr legen und mit einem Tuch umwickeln. Es wird die Haut gerötet und der Schmerz durch Ableitung reduziert.

Senfwickel

1 TL Senf
1 Feige

Bei Ohrensausen zerdrückt man eine frische Feige, mischt sie mit Senf, streicht die Masse auf ein Tuch und legt es nachts leicht angewärmt auf das betroffene Ohr.

Honigmischung
1 TL Honig
Starker Pfefferminztee

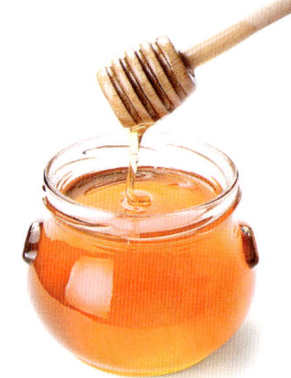

Zur Linderung von Ohrenschmerzen verrührt man Honig so lange mit Pfefferminztee, bis die Masse dünnflüssig ist. Davon tropft man 2–3 noch warme Tropfen ans schmerzende Ohr.

Hauswurzsaft
Einige Blätter Hauswurz

Bei verhärtetem Ohrenschmalz kann frischer Saft der Hauswurzblätter ins äußere Ohr geträufelt werden. Dieser weicht und löst das Ohrenschmalz auf.

Die Hauswurz wurde im Altertum und im Mittelalter sehr geschätzt, ist aber keine anerkannte Heilpflanze. Ihr Einsatzgebiet liegt bei Wunden, Geschwüren, Verbrennungen, Ekzemen, Warzen und Halsentzündungen.

Lorbeerpackung
1 Handvoll Lorbeerblätter
150 ml heißes Wasser

Die Lorbeerblätter in heißem Wasser aufkochen und etwas ziehen lassen. Einen Waschlappen mit dem Sud tränken und über Nacht auf das wunde Ohr legen. Die ätherischen Öle vom Lorbeer wirken entzündungsziehend.

Bronchitis

Liebe und Husten kann man nicht verbergen.

Info

In der Medizin wird die „akute Bronchitis" als **Entzündung der Luftröhre und der Bronchien** beschrieben. Hauptsymptom ist der **Husten**. Im Anfangsstadium tritt trockener, später produktiver Husten (mit Auswurf) auf, zumeist gepaart mit Fieber, Halsschmerzen, Gelenkschmerzen und Schnupfen. **Symptome ähnlich der Erkältungskrankheit** sind üblich. Der Übergang von der Erkältungskrankheit zur akuten Bronchitis ist fließend. Sie liegt erst dann vor, wenn der Husten länger als 5 Tage andauert. In den ersten Tagen ist die Lunge noch nicht involviert. Die Lunge produziert bei einer Bronchitis außerordentlich viel **Schleim**. Die Schleimhaut der Bronchien wird zunehmend zähflüssiger und verengt vorerst die Atemwege. Die Flimmerhärchen der Atemwege werden zerstört. Die Schleimhaut der kleinen Lungenbläschen reduziert sich und beim Ausatmen fallen die Lungenbläschen in sich zusammen. Folglich kann es zur **Atemnot** kommen.

Eine akute Bronchitis ohne Erkältungsinfekt ist selten. Viren verursachen in der Regel die akute Bronchitis. Sie haben ein leichtes Spiel, wenn die Bronchien vorbelastet sind, zum Beispiel durch Staub, Zigarettenrauch oder durch Erkrankungen wie Asthma. Bei 10 % der Betroffenen wird Bronchitis von Bakterien verursacht. Merkmale dafür sind eine erhöhte Temperatur sowie eitriger und schlecht riechender

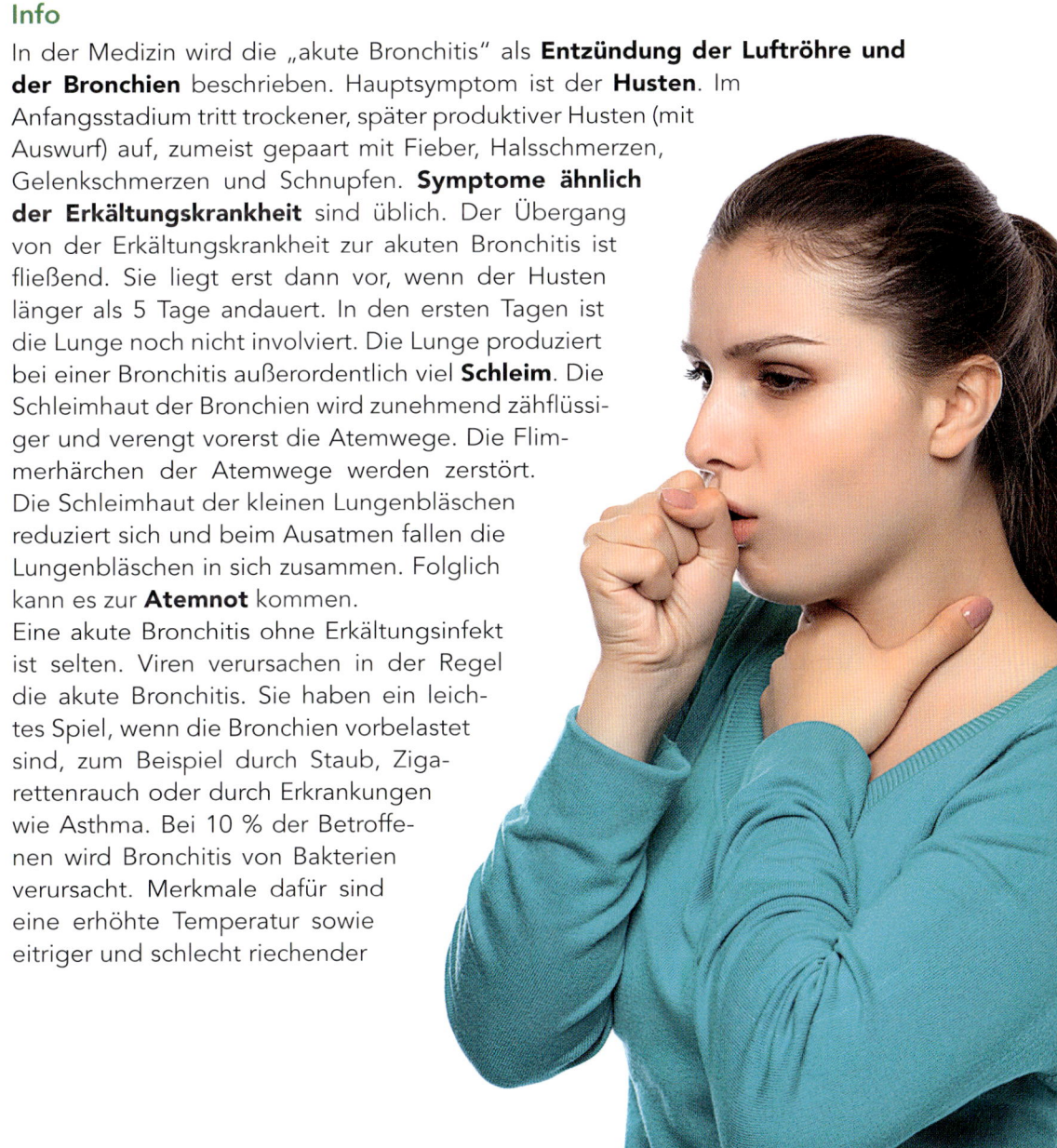

Auswurf. Die Krankheit dauert durchschnittlich 18 Tage, wobei auch eine Dauer von mehr als vier Wochen nicht untypisch ist.

Wer an einer chronischen Bronchitis leidet, kann mitunter bis zu drei Monate außer Gefecht sein. Auslöser können sein Allergien, eine eitrige Nasennebenhöhlenentzündung, Umweltverschmutzung wie Tabak, angeborene Schwächen im Bronchialbereich u.v.m.

Geschichte

In der mittelalterlichen Klosterheilkunde verstand man die Bronchitis als eine Behinderung durch zu viel Schleim, das sogenannte **Phlegma**. Die Lunge kann sich nicht mehr gebührend zusammenziehen bzw. dehnen. Man ging davon aus, dass jede Form von grippalem Infekt durch kalte Umgebung, Feuchtigkeit oder durch zu starke Trockenheit verursacht wird. Das dadurch bedingte Übermaß an Phlegma wurde folglich mit wärmenden und trocknenden, das heißt lösenden und ausleitenden, Lebensmitteln behandelt.

Pflanzenwelt

auswurffördernde Mittel (Expektorantien) verdünnen den dickflüssigen Auswurf und steigern die Sekretion:

Anis	Lungenkraut
Bibernelle	Primeln
Echter Alant	Seifenkraut
Efeu	Senf
Eukalyptus	Veilchen
Gemeine Pimpinelle	
Huflattich	

krampflösende Mittel (Spasmolytika):

Efeu	Thymian
Sonnentau	Ysop
außerdem:	
Bienenwachs	Schmalz
Salz	Schröpfen

Rezepte

Bibernellentee

1 TL Bibernellenwurzel
200 ml heißes Wasser

Tee für 15 Minuten zugedeckt ziehen lassen, abseihen und bei zähem Husten-schleim schluckweise täglich 3–4 Tassen trinken.
Bibernelle beschleunigt mittels ihrer ätherischen Öle, Saponine und Cumarine den Abtransport und Auswurf von Bronchialschleim.

Seit jeher wird die Wurzel für kraftlose, ermattete Menschen, die wenig Vitalität besitzen, genutzt sowie bei Nierensteinen und Entzündungen im Harnleiterbe-reich. Schwache Menschen neigen zu grippalen Erkrankungen mit Bronchitis, Husten, Halsentzündung etc. Bibernelle stärkt die körpereigene Abwehrkraft und somit das Wohlbefinden. Zudem lindert sie Entzündungen.
Zur Zeit der Pest wurde die Wurzel als prophylaktisches Heilmittel gehandelt. Das Kauen der Wurzel galt bis ins 20. Jh. als Schutz gegen Ansteckungskrankheiten.

Lungenkrauttee

1 TL Lungenkraut
250 ml heißes Wasser

Lungenkraut mit heißem Wasser überbrühen und ziehen lassen. Täglich 3 Tassen Tee trinken.
Der Tee schmeckt etwas herb, ist schleimig und dennoch zusammenziehend. Ver-antwortlich dafür sind Schleimstoffe, Gerbstoffe, Saponine sowie Kieselsäure.

> **TIPP:** Sebastian Kneipp rät bei verschleimten Bronchien zu einem Tee, der zu gleichen Teilen aus Lungenkraut und Spitzwegerich besteht.

Lungenkraut wird von der Volksheilkunde bei Katarrhen der Luftwege, Husten mit Schleimauswurf, Grippe, Lungenentzündung und chronischer Bronchitis verwendet. Außerdem wirkt es auch bei Halsentzündungen, Durchfall, Ruhr, Blasenentzündungen oder blutigem Urin.

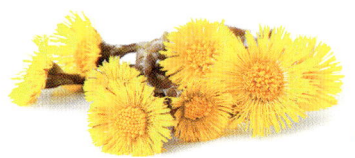

Huflattich

Huflattichtee
1–2 TL Huflattich
250 ml heißes Wasser

Huflattich mit heißem Wasser überbrühen und ziehen lassen. Huflattichtee schluckweise trinken.
Die enthaltenen Saponine verflüssigen zähen Schleim und fördern den Auswurf. Huflattich festigt und stärkt die Schleimhäute, wirkt entzündungs- und keimhemmend und senkt die Krampfbereitschaft der Bronchien. Huflattich ist eines der ältesten alternativtherapeutischen Mittel bei zähem Hustenschleim und lästigem Reizhusten.

> **TIPP:** *Mit Königskerze und Süßholz gemischt lässt sich ein auswurffördernder Tee zubereiten.*

Ysoptee
1–2 TL Ysop
250 ml heißes Wasser

Ysop mit heißem Wasser überbrühen und ziehen lassen. Tee schluckweise trinken.
Ysop wirkt schleimlösend, blutreinigend und erleichternd bei Husten und Bronchitis.

> **TIPP:** *Ysop eignet sich besonders gut als Küchenkraut für Fleischspeisen.*

Ysop wird schon in der Bibel als heilsame Pflanze erwähnt. Sie diente als Reinigungsmittel für Aussätzige und Menschen, die mit einem Leichnam in Berührung gekommen waren. Auch der mit Essig übergossene Schwamm, den Jesus am Kreuz gereicht bekam, soll auf einem Ysopstängel gesteckt sein.
Nach einer alten Überlieferung soll das Verbrennen eines Ysopzweiges nach einem Streit und unschönen Worten die Atmosphäre wiederherstellen.

Thymiantee
1–2 TL Thymian
250 ml heißes Wasser

Thymian mit heißem Wasser überbrühen und ziehen lassen. Den Tee bei Halsschmerzen, Husten und zähem Schleim über den Tag verteilt trinken.
Das ätherische Öl Thymol wirkt in den Bronchien schleimlösend, krampflösend und auswurffördernd, wodurch ein schmerzfreieres Abhusten möglich wird.

> **TIPP:** *Thymiantee eignet sich als Mundspülung gegen Entzündungen im Rachenraum. Thymian hemmt Gerüche und ist daher auch hilfreich gegen Mundgeruch.*

Thymian ist nicht nur eine hochwirksame, sondern auch eine offizielle Arzneipflanze des Bundesinstituts für Arzneimittel und Medizinprodukte.

Efeutee
1 EL Efeublätter, getrocknet
250 ml heißes Wasser

Efeu mit heißem Wasser überbrühen, ziehen lassen und schluckweise trinken.
Er wirkt schleimlösend, auswurffördernd und krampflösend. Wissenschaftlich betrachtet wirkt Efeu antiviral und antibiotisch. Auch eine pilztötende Wirkung wurde nachgewiesen.

TIPP: *Tee mit einer Mischung aus getrockneten Efeublättern und Thymian wirkt besonders gut gegen Husten und Bronchitis.*

Efeu wurde in alpinen Regionen als rankende Pflanze rund ums Haus gepflanzt. Man glaubte, dass die Hausbewohner seltener Kropferkrankungen bekamen, da Efeu jodhaltig ist. Zudem machte man die Beobachtung, dass Bauernkinder, die ihre Milch aus Efeuholz-Schüsseln tranken, seltener an Husten erkrankten.

Salzwasser
2 l heißes Wasser
20 g Salz

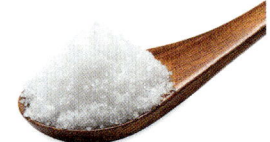

Wasser mit Salz aufkochen. Bedecken Sie Ihren Kopf samt Inhalier-Schüssel mit einem großen Handtuch. Langsam den Wasserdampf durch Nase und Mund tief ein- und ausatmen. Dabei die Augen geschlossen halten. Wenn der Dampf zu heiß ist, etwas auskühlen lassen.
Durch Salzwasser wird die Schleimbildung angeregt, wodurch das Abhusten er-leichtert wird.

TIPP: *Sollten Sie währenddessen Schwindelgefühle bekommen, machen Sie eine kurze Pause!*

Senfwickel

80 g schwarzes Senfmehl
Etwas Pflegeöl

Senfmehl mit warmem Wasser zu einem Brei verrühren und auf ein Stofftuch auftragen. Das Päckchen auf Brust oder Rücken auflegen und mit einem weiteren Tuch gut befestigen. Nach 2–3 Minuten wird der erste Wärmereiz, eventuell auch als Brennen, auf der Haut spürbar. Nach 5–7 Minuten die Auflage entfernen und die gerötete Haut mit Pflegeöl (Mandelöl) behandeln.
Der Senfmehlwickel darf nur einmal täglich durchgeführt werden. Bei starken Hautreizungen muss von einer Anwendung abgelassen werden. Es kann auch bei korrekter Anwendung der Auflage eine Hautrötung noch bis zu 48 Stunden sichtbar sein.
Senföl wirkt stark erwärmend und durchblutungsfördernd, sekretlösend, antibiotisch sowie hautreizend und wird bei Rheuma, degenerativen Gelenkbeschwerden und Kopfweh angewendet. Richtig angewendet kann eine Senfmehlauflage kleine Wunder bewirken!

VORSICHT: *Eine Senfmehlauflage soll nur unter strengster Beobachtung durchgeführt werden! Bei falscher oder zu langer Anwendung kann es zu heftigen und schmerzhaften Hautreizungen bis hin zur Blasenbildung kommen. Die flüchtigen Senföle reizen Augen, Nase und Bronchien und können sogar Asthmaanfälle auslösen!*

Schmalzwickel
10 EL Schmalz
Trockene Tücher

Die Brust mit erwärmtem (nicht heißem) Schweineschmalz einreiben, mit einem doppelt gelegten, alten Tuch abdecken und darauf ein warmes Tuch wickeln. Das Fixieren erledigt ein Pyjamaoberteil. Den Wickel über Nacht tragen.

Schröpfen
4–6 Schröpfgläser

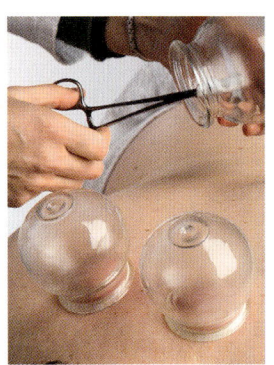

Beim Schröpfen wird ein starker Reiz auf das darunterliegende Gewebe ausgeübt. Es bildet sich durch die erhöhte Durchblutung ein begrenzter roter Fleck. Die Gläser werden am Rücken angesetzt. Lassen Sie sich also helfen!

Bienenwachskompressen
1 Platte Bienenwachs
Warme Tücher

Kompresse mit einem Föhn oder zwischen zwei Wärmflaschen anwärmen, danach auf die Brust oder die schmerzende Stelle am Rücken auflegen. Die Kompresse passt sich der Körperform an. Mit einem erwärmten Tuch abdecken und eventuell Kirschkernkissen oder Wärmflasche dazulegen.
Die Kompresse wirkt sanft durchblutungsfördernd, reizlindernd und erleichtert das Abhusten des Schleims. Sie ist schlaffördernd und erwärmend. Sie wird auch bei Verspannungen und Rückenschmerzen erfolgreich eingesetzt.

> **TIPP:** *Bienenwachskompressen können an einer Person mehrmals verwendet werden.*

Fieber

Brennt das Fieber heiß wie Feuer, ist das Heizen halb so teuer.

Info

Die durchschnittliche Körpertemperatur liegt zwischen 36 °C und 37 °C. Sie ist abhängig vom hormonellen Zustand, von Bewegung, Raumtemperatur und Medikamenteneinnahme.

Bei Werten zwischen 37 °C und 38 °C spricht man von einer erhöhten Temperatur. Es ist gang und gäbe geworden, diese mit fiebersenkenden Medikamenten herabzusetzen. Der Druck am Arbeitsplatz, ein voller Terminkalender, die Konzertkarten… es gibt unzählige Ausreden, um mithilfe von Tabletten die Temperatur zu senken. Empfehlenswert ist das jedoch nicht. Erhöhte Temperatur ist eine **normale Reaktion des Körpers**, die ihre Zeit braucht. Fieber ist notwendig, damit es zur Ausschüttung von Botenstoffen und Hormonen kommt, die das **natürliche Abwehrsystem** fördern. Erhöht sich die Körpertemperatur auf über 38 °C, spricht man von Fieber, ab 39 °C von hohem Fieber, lebensbedrohlich wird es bei 42 °C.

Auslöser für Fieber sind **Infektionen**. Grippeviren, Malaria-Erreger oder Denguefieber werden zunehmend von Fernreisen mitgebracht. Auch Hitzschlag und Sonnenstich sind altbekannte Reisesymptome. Fieberauslösende Stoffe können auch endogen entstehen, also vom Körper selber produziert werden (Interleukine).

Man geht davon aus, dass der Organismus versucht, durch das „Anheizen" Erreger in ihrem Wachstum zu hemmen. Wesentlich ist, dass das **Immunsystem bei höheren Temperaturen besser arbeitet**. Es wird die Herzfrequenz gesteigert und die Durchblutung verstärkt. Es ließ sich auch nachweisen, dass bei schweren Erkrankungen die Überlebenschance mit Fieber höher ist als ohne Fieber. Alte Menschen, die nicht fiebern können, haben schlechtere Prognosen. Hätte das Fieber eine überflüssige Funktion, hätte es sich evolutionsgenetisch nicht gehalten. Fieber sollte nicht zu schnell gesenkt werden, um den Kreislauf nicht zu belastet. Wesentlich ist eine ausreichende **Flüssigkeitszufuhr** durch Säfte, Tees und gesalzenes Wasser.

Geschichte

Plinius Valerianus (4. Jh. n. Chr.) schreibt, dass man viertägiges Fieber vertreiben könne, indem man Brot und Salz an einen Lindenbaum hängt und dabei den Spruch spricht: „Morgen krieg ich Gäste (Fieberdämonen) wolle du sie für mich empfangen."

Folgendes Fieberabwehrritual ist überliefert: Man nimmt den jungen Ast einer Weide und biegt ihn zu einem Knoten oder windet ihn zu einem Kranz. Dazu spricht man:

„Wiedl wiedl win,
zweiundsiebzig Fieber sin,
das was ich han,
das häng ich daneben an."
Beim Weggehen vom Baum darf man sich anschließend nicht umdrehen.

Pflanzenwelt

Apfel
Berberitze
Brunnenkresse
Ehrenpreis
Esche
Gänsefingerkraut
Gelber Enzian
Holunder
Kartoffel

Kohl/Kraut
Meerrettich
Linde
Mädesüß
Pfefferminze
Salbei
Thymian
Weide

außerdem:
Essig
Quark/Topfen

Rezepte
Fieber- und Grippetee
3 TL Lindenblüten
2 TL Holunderblüten
2 TL Weidenrinde
1 ½ TL Mädesüß
1 ½ TL Hagebutte
250 ml heißes Wasser

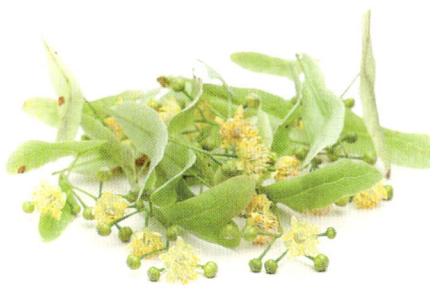

Lindenblüten

1–2 TL von der Teemischung mit heißem Wasser aufbrühen und ziehen lassen. Nach 10 Minuten abseihen und schluckweise trinken.
Sowohl Lindenblüten als auch Holunderblüten sind schweißtreibend. Weidenrinde und Mädesüß enthalten Salicylsäure, den Ausgangsstoff für Aspirin C. Dieser ist entzündungshemmend und blutverdünnend. Hagebutte ist reich an Vitamin C.

Die Weidenrinde wurde für medizinische Zwecke bereits von Hippokrates, Plinius, Dioskurides und Galen beschrieben. 1763 berichtete der englische Geistliche Edward Stone von der Wirksamkeit der Weidenrinde bei fiebrigen Erkrankungen. 1828 wurde der Reinstoff Salicin erstmalig aus Weidenrinde isoliert und sein erfolgreicher Einsatz bei Fieber bestätigt.

Kohlstutzen
150 g Weißkohl/-kraut
40 ml Essig
1 TL Salz

Gegen Fieber wurde früher der kleingeschnittene Kohl mit Essig und Salz zerstampft und zur Ableitung der Hitze auf die Fußsohlen gelegt. Darüber wurden Stutzen gezogen und über Nacht getragen.

Essigwickel
250 ml lauwarmes Wasser
60 ml Essig

Essig und Wasser vermischen. Tuch in Essigwasser tränken, auf beiden Füßen um den Vorfuß wickeln, ein weiteres Tuch darüberbreiten und Socken darüberziehen. Nur bei warmen Füßen anwenden. Wenn das Tuch trocken ist, die Anwendung bis zu 3-mal wiederholen.

Die Wickel entziehen dem Körper Wärme. Sie wirken so lange fiebersenkend, solange sie kühl sind.

Pfefferminzwaschung

5 TL Pfefferminzblätter
200 ml heißes Wasser
1 l kaltes Wasser

Pfefferminze

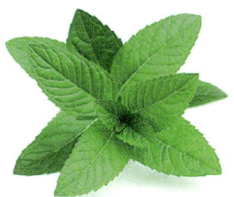

Die Pfefferminzblätter mit heißem Wasser übergießen und ziehen lassen. Den fertigen Tee mit 1 l kaltem Wasser mischen. Den Körper damit großflächig mithilfe eines Waschlappens reinigen.

Die Pfefferminzwaschung ist ein wirkungsvolles Hausmittel, da Pfefferminze die Kälterezeptoren der Haut anregt und dadurch ein kühlender Effekt erreicht wird.

> **TIPP:** *Dieses Verfahren kann stark verdünnt bei Kindern ab einem Jahr eingesetzt werden.*

> **TIPP:** *Alternativ kann Pfefferminzöl verwendet werden. 2 Tropfen ätherisches Pfefferminzöl mit 1 l Wasser vermischen.*

Wadenwickel

Feuchtes Handtuch

Bei Fieber werden Wadenwickel angelegt, wobei die Zehen nicht kalt sein dürfen. Von der Ferse weg bis zum Kniegelenk wird ein feuchtes Tuch mit 26–28 °C locker auf die Wade aufgelegt. Darüber wird noch ein Tuch gewickelt. Die Gelenke müssen frei bleiben. Der Wickel wird dann gewechselt, wenn er die Körpertemperatur erreicht hat und trocken wird. Der nasse Wickel reduziert langsam die Hitze.

TIPP: *1 TL Essig oder Zitronensaft oder 2 Tropfen ätherisches Salbei- oder Lavendelöl dem kühlen Wasser hinzufügen.*

Meerrettichkette
1 Meerrettichwurzel

Etwa 10–15 dünne Meerrettichscheiben auf einen Zwirn auffädeln und um den Hals binden. Bei empfindlicher Haut kann es zu Rötungen kommen, daher über dem Nachthemd tragen.
Ein alter Spruch lautet „Kren zieht das Fieber." Die scharfen Senfölglykoside wirken antibakteriell und haben schleimlösende, schweiß- und harntreibende sowie schmerzlindernde Wirkung.

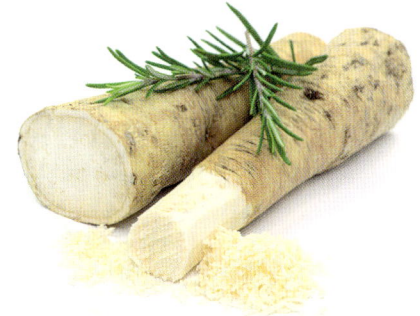

Meerrettich

TIPP: *Die ätherischen Öle verflüchtigen sich rasch, was die Wirkung beeinträchtigt. Daher frische Wurzeln verwenden.*

In alpinen Gegenden wurden als fieberminderndes Mittel Meerrettichblätter auf Stirn, Puls und Fußgelenke gelegt.

Warmer Quarkwickel

100 ml Milch
150 g Quark/Topfen

Milch erhitzen und Quark einrühren. Die warme Masse (nicht zu heiß) auf ein Tuch streichen und als Wickel um den Brustkorb anlegen. Ein enges T-Shirt überziehen und einige Stunden im Bett verbringen. Sobald er abkühlt oder als unangenehm empfunden wird, sollte der Wickel entfernt werden.

> **TIPP:** *Für Wickel eignen sich alte Windeln gut.*

Teigerl

150 g Roggenmehl
20 g Hefe
Ausreichend lauwarmes Wasser (ca. 70–100 ml)

Einen Sauerteig ansetzen. Auf die Fußsohlen auftragen, Socken darüberziehen und gut 20 Minuten wirken lassen. Dann abnehmen und sich Ruhe gönnen.

Kartoffelkur

2 Kartoffeln

Die Kartoffeln halbieren und jeweils für 20 Minuten in die Kniekehlen und/oder Achseln klemmen. Das Fieber wird dadurch „gezogen".
Bei der Kartoffelkur handelt es sich um ein altes Hausrezept aus Osteuropa.

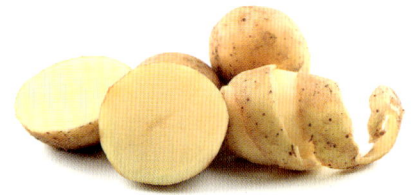

Weidenrindentee

1–2 TL Weidenrinde
300 ml heißes Wasser

Weidenrinde mit kochendem Wasser aufziehen. Nach 20 Minuten die Rinde entfernen. Mehrmals täglich eine Tasse heißen Tee trinken.
Salicin, das in Weidenrinde enthalten ist, wirkt fiebersenkend, schmerzstillend und entzündungshemmend.

Holundermilch

1 Handvoll Holunderblüten
200 ml Milch

Blüten in Milch gekocht helfen gegen Fieber, Halsschmerzen, Masern und grippalen Infekt.

> **TIPP:** *Es empfiehlt sich, Blüten eher in Milch als in Wasser aufzukochen, da ätherische Öle, die die Wirkstoffe enthalten, fettlöslich sind.*

„Vor dem Holunder soll man den Hut ziehen, weil von der Wurzel bis zur Blüte alles verwendet werden kann!" Dieser Ansicht war man bis ins späte 19. Jh.

Gänsefingerkrauttee

1 TL Gänsefingerkraut
250 ml heißes Wasser

Kraut mit Wasser überbrühen, 6–8 Minuten ziehen lassen und dann abseihen. Stündlich einen Löffel davon nehmen.

Hildegard von Bingen hat bemerkt, dass das Kraut bei Fieber in Wein gesotten warm oder kalt getrunken werden sollte.

Aberglaube:
Pulsauflage
1 Handvoll Hirtentäschelkraut

Im Tiroler Zillertal wird bis ins 21. Jh. frisches Hirtentäschelkraut auf die Pulse aufgelegt, um das Fieber zu senken.

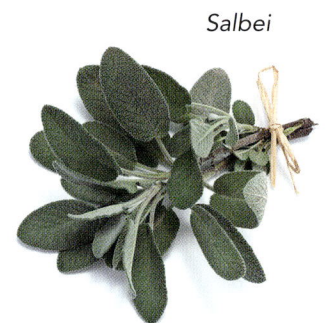

Salbei

Salbeiblätter
Salbeiblätter, frisch

Im Mittelalter sollte ein fiebriger Mensch an neun Tagen hintereinander Salbei kauen. Dabei wurde die Dosis jeden Tag reduziert. Man glaubte, dass das Fieber parallel zur Reduktion der Menge sinken würde.

„Den Salbei zerhackt, gesotten und getrunken, treibt den Harn, die Zeit der Frauen und die Frucht aus dem Mutterleib, stärkt das schwache Haupt und Hirn, kräftigt die Nerven, erwärmt den Magen, verzehrt die Feuchtigkeit, bringt den verlorenen Appetit wieder, vertreibt das Zittern in den Händen, das Seitenstechen, das Husten, stopft den Stuhlgang und erwärmt die Leber." (Abraham und Thinnes)

Spinnwebenbrot
Spinnweben
1 Butterbrot

Spinnweben auf ein Butterbrot gelegt und gegessen, soll das Fieber senken. Ob dieser Brauch aus dem Zillertal/Tirol wirkt, kann jeder selber probieren.

Fieberspruch

Gegen Fieber band der Kranke in der Nacht und bei zunehmendem Mond einen Bindfaden um den Ast einer Holunderstaude und sprach:

„Guten Morgen, Herr Flieder
ich bring dir mein Fieber,
nun geh ich im Namen Gottes davon!"
(Abraham und Thinnes)

Volksweisheit

„Wer nüchtern drei Palmkätzchen schluckt, hat das ganze Jahr kein Fieber."

Holunderspan

In der Volksheilkunde war es beliebt, Krankheiten „anderen umzuhängen". Man löste ein Stück von der Rinde des Holunders ab, schnitt einen Span daraus und ritzte damit das Zahnfleisch, bis es blutig war. Der Span kam zurück zu dem Strauch, wo man ihn wieder einfügte, um das Leid auf diesen zu übertragen. Auch Fieber und Rotlauf konnten angeblich durch die folgende Formel auf das geduldige Holz übertragen werden:

„Zweig, ich biege dich,
Fieber, nun lass mich;
Holunderast, hebe dich auf,
Rothlauf, setz' dich drauf,
Ich hab' dich einen Tag.
Hab's du nun Jahr und Tag."

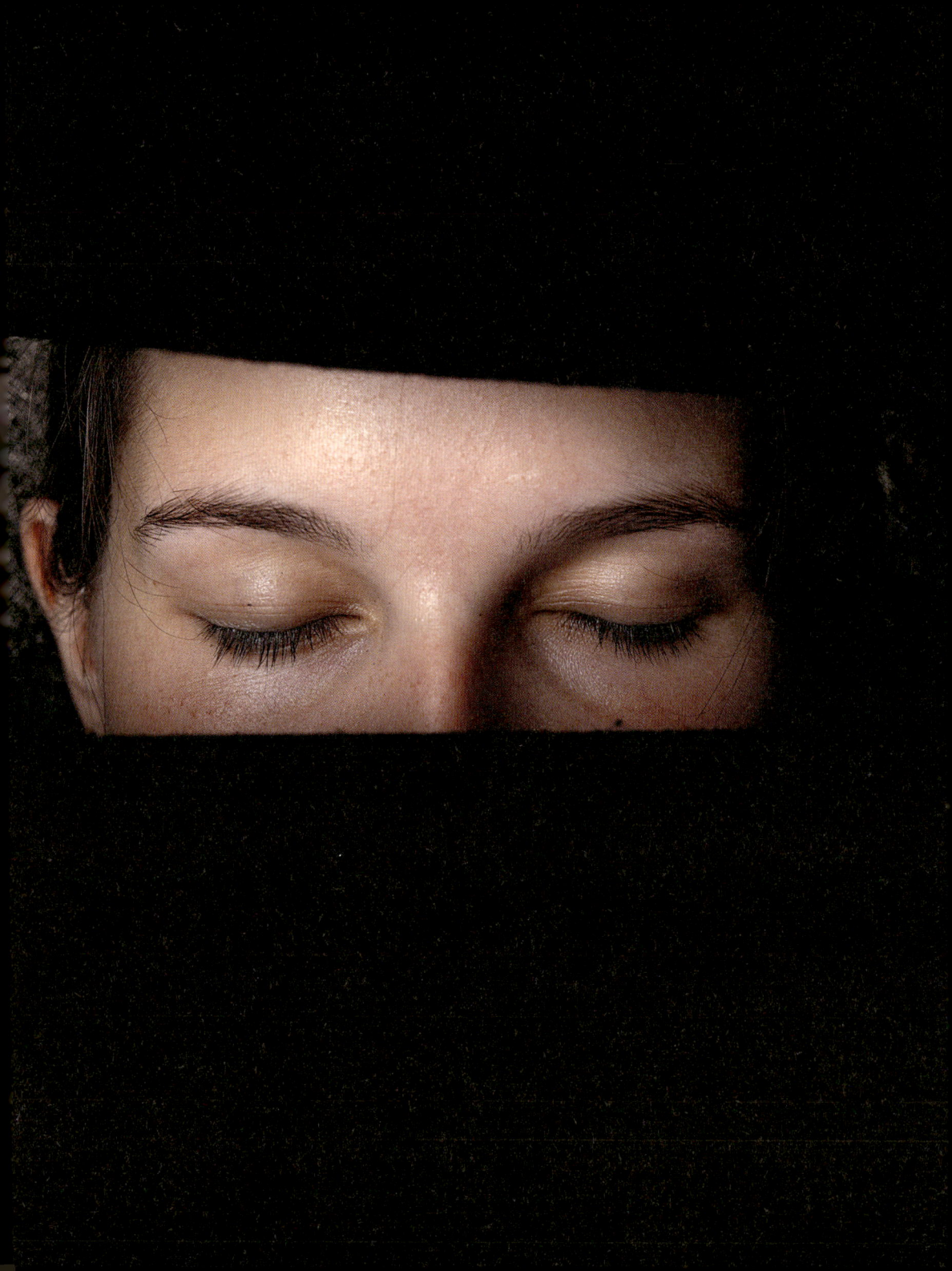

Augenleiden

Weil du die Augen offen hast, glaubst du, du siehst.
Johann Wolfgang von Goethe

Unter den Blinden ist der Einäugige König.

Schönheit liegt im Auge des Betrachters.
Thukydides (455–396 v. Chr.), griechischer Flottenkommandant im
Peloponnesischen Krieg und Historiker

Das Auge ist des Herzens Zeiger.

Info

Fehlsichtigkeit betrifft knapp 50 % der Bevölkerung. Typische Veränderungen
sind **Kurzsichtigkeit** und **Weitsichtigkeit**. **Grünen Star** (Glaukom), **Grauen Star**
(Katarakt), **Farbenblindheit** oder harmlosere Leiden wie trockene Augen und
Bindehautentzündung zählt man ebenso dazu.

Tränende Augen werden durch Pollen oder Fremdkörper wie Staub und Tierhaare verursacht. Der Tränenfluss versucht, möglichen Schaden am Auge zu verhindern. Die Flüssigkeit enthält Enzyme, die vor Infektionen und Bakterien schützen.

Trockene Augen sind typisch für Menschen, die zahlreiche Stunden am Com-
puter arbeiten oder mit ihren Kontaktlinsen Probleme haben. Ihre Augen haben
nicht ausreichend Tränenflüssigkeit. Sowohl trockene Augen als auch durch Viren
verursachte Beschwerden können zu einer **Bindehautentzündung** führen. Unsere Bindehaut schützt den Augapfel durch eine Schleimhaut, die sich auch über
den Innenrand der Augenlider zieht. Sie verteilt die Tränenflüssigkeit und wehrt
somit Erreger ab. Entzündet sich die Bindehaut, kommt es zum Jucken und Brennen. Es fühlt sich dann an, als ob ein Fremdkörper unter den Augenlidern wäre.
Die Augen sind geschwollen, verklebt und geben ein schleimiges Sekret ab.

Gräser- und Pollenallergiker leiden unter dem sogenannten Heuschnupfen. Es
läuft die Nase, es tränen die Augen. Die dabei austretende Flüssigkeit ist klar und
frei von Eiter.

Schmerzhaftes Augenleiden verursacht das Gerstenkorn. Ausgelöst durch den Bakterienstamm *Staphylokokken* kommt es zu Druckschmerzen sowie geröteten und geschwollenen Augen.

Geschichte und Mythologie

Fledermaussporn, Frauenzungensalz oder Eidechsenkot vermischt mit dem pulverisierten Schädel einer Taube mit Öl angerührt ist das Rezept für eine Augensalbe von Hammurabi (1792 v. Chr.).

Der Papyrus Ebers (1550 v. Chr.) aus dem alten **Ägypten** beschreibt den Umgang mit pulverisiertem **Malachit** als Lidschatten zum Zwecke der Schönheit und als Vorbeugung vor Augenkrankheiten. Der markante Lidstrich aus der Antike sollte aber nicht nur verführerisch aussehen. Trockener und heißer Sand in der Luft führte am Nilufer zu einem bekannten Leiden: dem Trachom. Dabei handelt es sich um eine chronische Bindehautentzündung (Konjunktivitis), die zu Erblindung führen kann. Malachitstaub vermengt mit Tierkot war die Lösung. Sowohl das pulverisierte Mineral als auch etwaige antibakterielle Bestandteile im Exkrement wirkten entzündungshemmend auf die Augenlider. Später wurde das Grün des Malachits mit Lapislazuli oder Zinnober und Wachs vermengt. Die erste heilende Naturkosmetik war geboren.

Pflanzenwelt

Augentrost	Petersilie
Ehrenpreis	Raute
Eibisch	Ringelblume
Fenchel	Rose
Kamille	Schöllkraut
Kartoffel	Spitzwegerich
Kurkuma	Tormentill
Leinsamen	Waldmeister
Löwenzahn	Zinnkraut

außerdem:
Judasohr (Pilz)

Rezepte

Augentrost-Pads
1 TL Augentrost
200 ml heißes Wasser

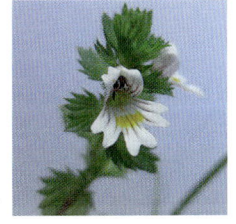

Augentrost

Augentrost mit Wasser überbrühen und nur 2 Minuten ziehen lassen. Auf Körpertemperatur abkühlen lassen, etwas Leinen, Mull oder Pads darin tränken und auf die entzündeten Augen legen oder sie außen reinigen.

Verwendet wird der Auszug nicht nur bei müden und gereizten Augen, sondern auch bei Gerstenkorn. Ebenso hilft er bei Augenlidentzündungen, bei Brennen und sogar bei Lichtscheue. Verantwortlich dafür ist Aucubin, das zusammenziehend, entzündungshemmend, schmerzlindernd und antibiotisch wirkt.

> **TIPP:** *Ehrenpreis sowie Spitzwegerich enthalten ebenso Aucubin und können ebenfalls bei „schweren Augen" aufgelegt werden.*

Der griechische Name von Augentrost bedeutet „Frohsinn". Augentrost wurde im Mittelalter rituell verräuchert, um Hellsichtigkeit zu erlangen.

Vorsicht Blitz: Sammelte man den Augentrost, war es im 18. Jh. unerlässlich, zuerst in den Himmel zu sehen, denn es hätte gerade ein Gewitter im Anzug sein können. Der Blitz, so der Volksglaube, würde gerade eben dort einschlagen, wo man die gepflückte Pflanze aus dem Boden zog.

Kamillentee
1 TL Kamille
200 ml heißes Wasser

Kamille mit Wasser überbrühen und ziehen lassen. Einen Wattebausch im Tee tränken und auf die Augen auflegen. Lindert Bindehaut- und Augenrandentzündungen.

Schöllkrautsaft

Einige Blätter Schöllkraut
200 g Schweineschmalz

Das Schöllkraut in warmem (nicht zu heißem) Fett über Nacht stehen lassen. Am kommenden Tag nochmals erwärmen, abseihen und bei Augenleiden die Lider eincremen.
Schöllkraut wird auch heute noch bei Bindehautentzündungen eingesetzt.

Griechisch übersetzt bedeutet Schöllkraut „Schwalbe". Der Sage nach beginnt das Kraut zu blühen, wenn die Schwalben über das Land ziehen. Man sagte ihnen nach, dass sie den gelben Milchsaft für ihren Nachwuchs mitbrachten, damit dieser besser sehen könne.

Kartoffelpackung

1 heiße Kartoffel, gekocht
1 Eigelb
60 ml Milch

Die Kartoffel schälen und in warmer Milch zerdrücken. Mit dem Eigelb zu einer Masse verrühren. Diese wird für 25 Minuten als Kompresse 2–3-mal täglich auf das geschlossene Auge aufgelegt.
Bei der Kartoffelpackung handelt es sich um ein altes Hausrezept, bei dem Entzündungen mithilfe von Wärme bekämpft werden.

Gelbwurzspülung

1 TL Gelbwurz (Kurkuma)
250 ml heißes Wasser

Kurkuma in Scheiben geschnitten im heißen Wasser für 15 Minuten zugedeckt aufbrühen. Gut und vorsichtig abseihen, denn die Wurzel färbt stark. Mit dem Tee 3-mal täglich das Auge spülen.
Besonders gut kann Bindehautentzündung mit der Gelbwurz in den Griff bekommen werden.

Pilz-Schwamm

1 Handvoll Judasohr (Auricularia), getrocknet

Der Pilz wächst auf Holundersträuchern. Er kann getrocknet aufbewahrt werden. Bei Augenleiden wird er in Wasser aufgeweicht und auf das entzündete Auge gelegt.

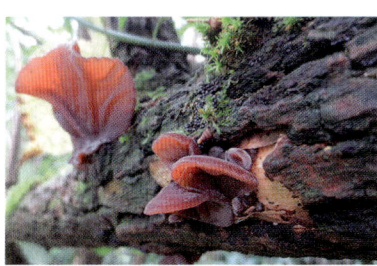

Judasohr

TIPP: *Judasohr kann auch in Milch gekocht verwendet werden.*

Aberglaube:
Augenwasser

Am Pfingstsonntag holte man vor Sonnenaufgang Wasser von einem Brunnen. Dieses sollte für die Augen „magische Kräfte" haben, weshalb man sich damit einrieb.

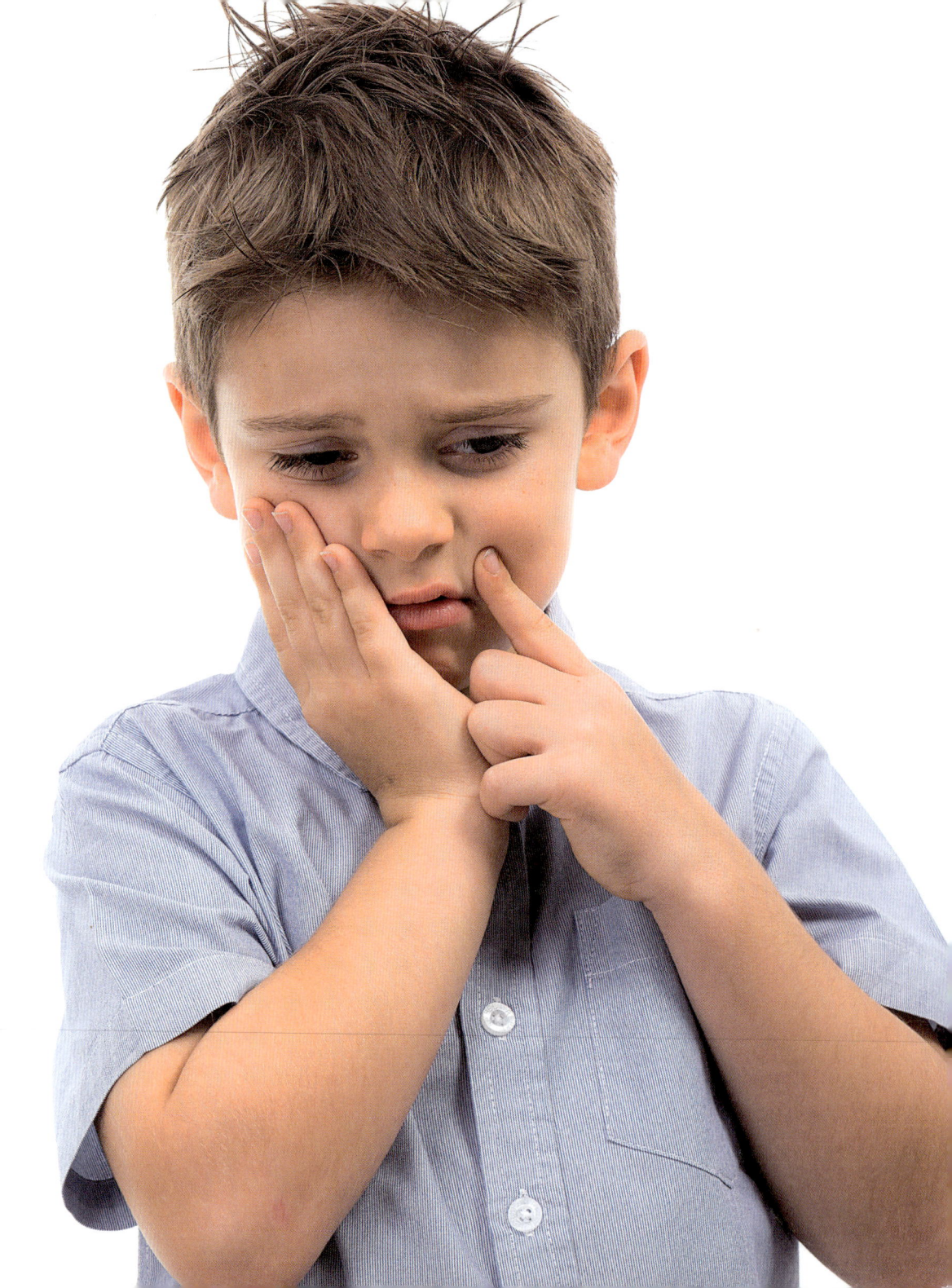

Zahnschmerzen

Ist die Mundhöhle von Zähnen leer,
hat man es mit dem Beißen schwer.

Der Zahnschmerz ist, außer dem Schmerz, der zum Tode führt,
der schlimmste und grausamste aller Schmerzen.
Celsus, römischer Arzt, 1. Jh. n. Chr.

Ja selbst die alte Liebe rostet,
man weiß nicht was die Butter kostet,
denn einzig in der engen Höhle
des Backenzahnes weilt die Seele.
Wilhelm Busch

Hast du einen faulen Zahn,
lasse ruhig den Bader ran.
Doch Vorsicht sei auch mit dabei,
sonst zieht er dir gleich deren zwei.

Info

Karies, Parodontose oder Zahnfleischbluten – der Weg zum Zahnarzt ist in jedem Fall unangenehm. Ist das Zahnmark entzündet, treten Schmerzen auf, die als klopfend und pulsierend beschrieben werden. Zudem besteht eine erhöhte Empfindlichkeit auf Wärme und Kälte.

Karies bedeutet Fäulnis. Bei mangelnder Mundhygiene kann es zu einem bakteriellen Infekt kommen, der akute Schmerzen mit sich bringt. Hoher Konsum von Süßwaren fördert Karies. Zucker wird im Mund durch spezielle Enzyme abgebaut, dabei entstehen Säuren. Diese greifen den Zahnschmelz an und lösen Calciumphosphat aus dem Zahn. Der Zahn wird infolgedessen „spröde" und brüchig.

Typische Merkmale beschädigter Zähne sind temperaturbedingte Schmerzen beim Konsumieren kalter Getränke oder beim Essen warmer Suppen.

Bei der **Parodontitis** wird der Schmerz größer, wenn zugebissen wird. Wie bei einer Entzündung des Zahnfleischs geht mit einer Parodontitis **Zahnfleischblu-**

ten einher. Kleine Mengen Blut werden beim Abbeißen abgegeben. Das ist z.B. beim Abbeißen von einem Apfel gut erkennbar. Mundgeruch, lokale Schmerzen und lockere Zähne sind die Folge von Parodontitis. Im schlimmsten Fall führt sie zu **Zahnverlust**.

Frauen haben ein höheres Risiko für Zahnerkrankungen, besonders im Wechsel und in der Pubertät. Der Grund liegt in einer veränderten hormonellen Situation. Aber auch Raucher, Diabetiker und Menschen mit erhöhtem Stress bauen ihr Zahnmaterial schneller ab.

Wenn **Abszesse** auftreten, bilden sich Schwellungen im Zahnbereich, die ungemein schmerzvoll sind. Um das gesamte Schmerzpaket zu vermeiden, gilt seit Jahrhunderten: Zahnpflege! Mundhygiene ist das wirksamste Mittel, um Karies und Entzündungen mit Zahnverlust zu vermeiden.

Geschichte

Johann Wolfgang von Goethe ist ein bekanntes Beispiel für Menschen mit quälenden Zahnschmerzen. Man sagt, er wäre im Alter nahezu zahnlos gewesen. Die Restbestände im Ober- und Unterkiefer bereiteten Goethe über Jahrzehnte grausame Schmerzen. Eiterungen, Schwellungen, Extraktionen und massiver Zahnverlust plagten sein Leben. In einem Vers beschreibt er seine persönliche Situation:
„Ich neide nichts, ich lass' es gehn,
Und kann mich immer manchem gleich erhalten,
Zahnreihen, aber, junge, neidlos anzusehn,
Das ist die Prüfung mein, des Alten."

Seine Not mit den Zähnen bezeugte er häufiger. Man zählte etwa 20 Notizen über seine Zahnschmerzen, geschwollenen Backen und Lippen, Zahnfleischentzündungen und den langwierigen Durchbruch seiner Weisheitszähne. Als ihm 1801 die linke Gesichtshälfte bis zum Auge geschwollen war, er fieberte und Krampfhusten ihn plagte, wurden ihm Senfwickel, Fußumschläge und Aderlässe angeraten, um Fieber und Schwellung zu verringern. Seine Behandlungen umfassten Mundspülungen, Kräuterpackungen und am Ende das „Aufdrücken von Geschwüren". Goethe verlor den Großteil seiner Vorderzähne und musste sich bei Lesungen ersetzen lassen, da ihm die Prothese im Weg war.

Pflanzenwelt

Bockshornklee
Gänsefingerkraut
Gewürznelke
Kamille
Knoblauch
Meisterwurz

Nelkenwurz
Ruprechtskraut (Storchenschnabel)
Salbei
Teebaumöl
Zwiebel

außerdem:
ätherische Öle wie Lavendel,
Johanniskraut und Kamille blau
Kreide
Pech

Propolis
Salz
Schwedenbitter

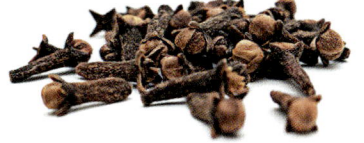

Gewürznelken

Rezepte

Gewürznelken

1–2 Gewürznelken

Die Gewürznelken werden gekaut. Eine ganze Nelke kommt direkt auf den schmerzenden Zahn. Fest zubeißen und aus der Nelke das ätherische Öl heraussaugen. Vorsicht, es schmeckt etwas bitter und scharf.

Gewürznelken sind anzuwenden bei akuten Zahnschmerzen. Sie wirken als Lokalanalgetikum, da ihr ätherisches Öl (Eugenol) eine leicht betäubende Wirkung hat.

> **TIPP:** *Für Schulkinder ätherisches Nelkenöl nehmen und damit das Zahnfleisch des schmerzenden Zahnes einreiben. 2 Tr ätherisches Öl mit ½ TL Olivenöl verdünnen und mithilfe eines Wattestäbchens auf die Stelle auftragen.*

Tee zur Mundspülung

4 TL Salbeiblätter
3 TL Kamillenblüten
3 TL Quendelkraut
250 ml heißes Wasser

Mit 1 TL der Mischung einen Tee aufbrühen und morgens wie abends zur Mundspülung verwenden. Dieses Mittel kann bis zu drei Monate angewendet werden. Die ätherischen Öle sind antibakteriell und zum Teil schmerzlindernd.

Laut Paracelsus verrät uns die Signatur von Salbei Folgendes: „Salbey haben die Signatur der Zungen, daher vertreiben sie den Frosch unter den Zungen und bringen die verlorne Sprach wieder."

Meisterwurz

1 Stück Meisterwurz, frisch

Mit dem schmerzenden Zahn an der Meisterwurz kauen.

> **TIPP:** *Man kann die getrocknete Meisterwurz auch gegen Zahnschmerzen rauchen.*

> **TIPP:** *Statt auf die Meisterwurz kann auch auf eine Knoblauchzehe gebissen werden.*

Es handelt sich hierbei um eine sehr alte Methode aus den Alpen. Man glaubte, damit den „kalten Fluss" herausziehen zu können. Gemeint war der Eiter, den Meisterwurz ziehen sollte. Zahnenden Kindern wurden Wurzelscheiben an einem Faden um den Hals gehängt.

In Graubünden/CH wurde die Meisterwurz gegen Zauber und Hexerei verwendet. Man musste die Wurzel in der Johannisnacht (24. Juni) ausgraben und oberhalb der Stalltüre aufhängen, um die Tiere vor Hexenschaden zu schützen. Meisterwurz ist in der europäischen Heilkunde eine wesentliche Heilpflanze mit mythologischen Aspekten. Auch heute räuchert man noch in Tirol um die Weihnachtszeit mit Meisterwurz die Stuben aus.

Gurgelwasser mit Gänsefingerkraut
1 TL Gänsefingerkraut
150 ml heißes Wasser

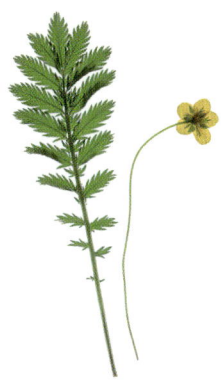

Das Kraut mit dem heißen Wasser überbrühen und ziehen lassen. Den Tee bei Zahnfleischentzündungen und bei lockeren Zähnen gurgeln.
Pulver aus Gänsefingerkraut eignet sich bei Entzündungen der Mund- und Rachenschleimhaut und bei unspezifischen, akuten Durchfällen sowie bei Darmkoliken und Blähungen.

Gänsefingerkraut

> **TIPP:** *Das junge Kraut eignet sich in der Küche hervorragend für Salate, Suppen und Eintöpfe. Werten Sie Ihre Speisen mit Wildkräutern auf!*

Dem Gänsefingerkraut wurde nachgesagt, dass sich Elfen und Geister zum fröhlichen Tratsch auf seinen silbrigen Blättern treffen würden. Weil die Pflanze bei Regen schützend ihre Blätter über die Blüten zieht, ist sie ein Symbol der Hl. Maria. Trägt die Braut Gänsefingerkraut zur Hochzeit im Schuh, wird sie den Takt in der Ehe angeben.

Ruprechtskraut

1 TL Ruprechtskraut, getrocknet
200 ml heißes Wasser

Das Kraut mit dem heißen Wasser überbrühen und ziehen lassen. Den Tee bei Zahnschmerzen und Entzündungen im Rachenraum zum Gurgeln und Trinken verwenden.
Die in der Pflanze enthaltenen Gerbstoffe wirken zusammenziehend und entzündungshemmend auf die Schleimhäute.

Bockshornkleeumschlag

1 EL Bockshornkleesamen, pulverisiert
80 ml lauwarmes Wasser
1 EL Essig

Die Kleesamen mit Wasser aufkochen. Den Brei mit Essig vermischen, auf ein Leinentuch streichen und um den schmerzenden Zahn/die Backe wickeln.
Bockshornklee gilt als altes Heilmittel gegen Geschwüre und als Mittel zum Eiterziehen.

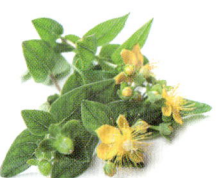

Johanniskraut

Zahnungsöl

10 ml Johanniskrautöl
2 Tr ätherisches Lavendelöl
2 Tr ätherisches Kamillenöl römisch
1 Tr ätherisches Nelkenöl

Alle Zutaten vermischen und nur außen auf die Wangen auftragen.
Dieses Rezept hilft auch bei Kleinkindern. Bei Verletzungen der Nerven, bei Zahnwurzelbehandlungen oder nach dem Ziehen eines Weisheitszahns kann Johanniskrautöl gut als Schmerzmittel eingesetzt werden. Die ätherischen Öle fördern die Wundheilung, töten Erreger ab und beruhigen lokal.

Kreide

1 TL Kreide

Kreide wird gerieben und in jenes Nasenloch aufgezogen, das sich auf der Seite des schmerzenden Zahnes befindet. Wichtig ist, dass die Kreide im Nasenloch bleibt und durch das Atmen nicht herausgeblasen wird.
Dieses alte Hausrezept ist beinahe vergessen, aber wirksam.

Funde weisen nach, dass schon in der Steinzeit Zähne gepflegt wurden. Damals verwendete man noch Weidenstöcke, um Reste zu entfernen. Eine Basis aus Weinessig und Bims rührten die alten Ägypter an und entwickelten damit die erste Zahnpasta. Später wurden Pflegemittel für die Zähne durch Kreide optimiert, die man auf kleine Holzspäne auftrug, um sich damit das Gebiss zu reinigen. Bis in die Neuzeit wurde Kreide zur Politur der Zähne eingesetzt.

Fichtenpech

1 TL Fichtenpech

Gegen Mundfäule hilft es, das entzündete Zahnfleisch mit Fichtenpech einzureiben.
Die Pechsalbe wirkt antibakteriell, antiviral, entzündungshemmend und zusammenziehend.

TIPP: *Frisches Pech in einem alten Topf erwärmen und abseihen, um Nadeln, Rinde oder sonstige Verschmutzungen zu entfernen.*

Pech wird das Harz genannt, das an der Rinde von Fichten heraustritt. Die klebrige Substanz wurde abgeschabt und als altes Hausmittel in Gläsern aufbewahrt. Das Pech wurde früher mit Schweineschmalz zu einer Wundsalbe angerührt. Besonders gut wirkte sie bei Schnittverletzungen.

Salzlösung
1 TL Kochsalz
100 ml lauwarmes Wasser

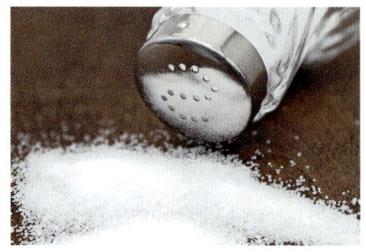

Salz in lauwarmem Wasser lösen. Bei Zahnfleischbluten diese Sole lange gurgeln. Die Lösung wird ausgespuckt und nicht getrunken.
Salz hemmt das Bakterienwachstum, wirkt entzündungshemmend, abschwellend und schmerzlindernd.

Aberglaube:
Holunderspan
1 Holunder

Bei Zahnschmerzen wurde aus dem Stamm vom Holunder ein Holzspan entnommen und Folgendes gesprochen:

„Liebe Frau Hölter,
Leih mir ein Spälter,
Den bring ich euch wieder."

Nachdem man den Span am Zahnfleisch blutig geritzt hatte, wurde er wieder
am Holunder befestigt und die Schmerzen wurden damit auf ihn übertragen. Die
Zahnbeschwerden waren daraufhin angeblich gelindert.

Zwiebel-Socken
½ Zwiebel
1 Paar Socken

Zwiebel in Scheiben schneiden, auf die Fußsohlen legen und mit Pflaster fixieren.
Socken darüberziehen und über Nacht wirken lassen. Die Zwiebel-Socken sind
ein altes Hausmittel bei zahnenden Kindern.

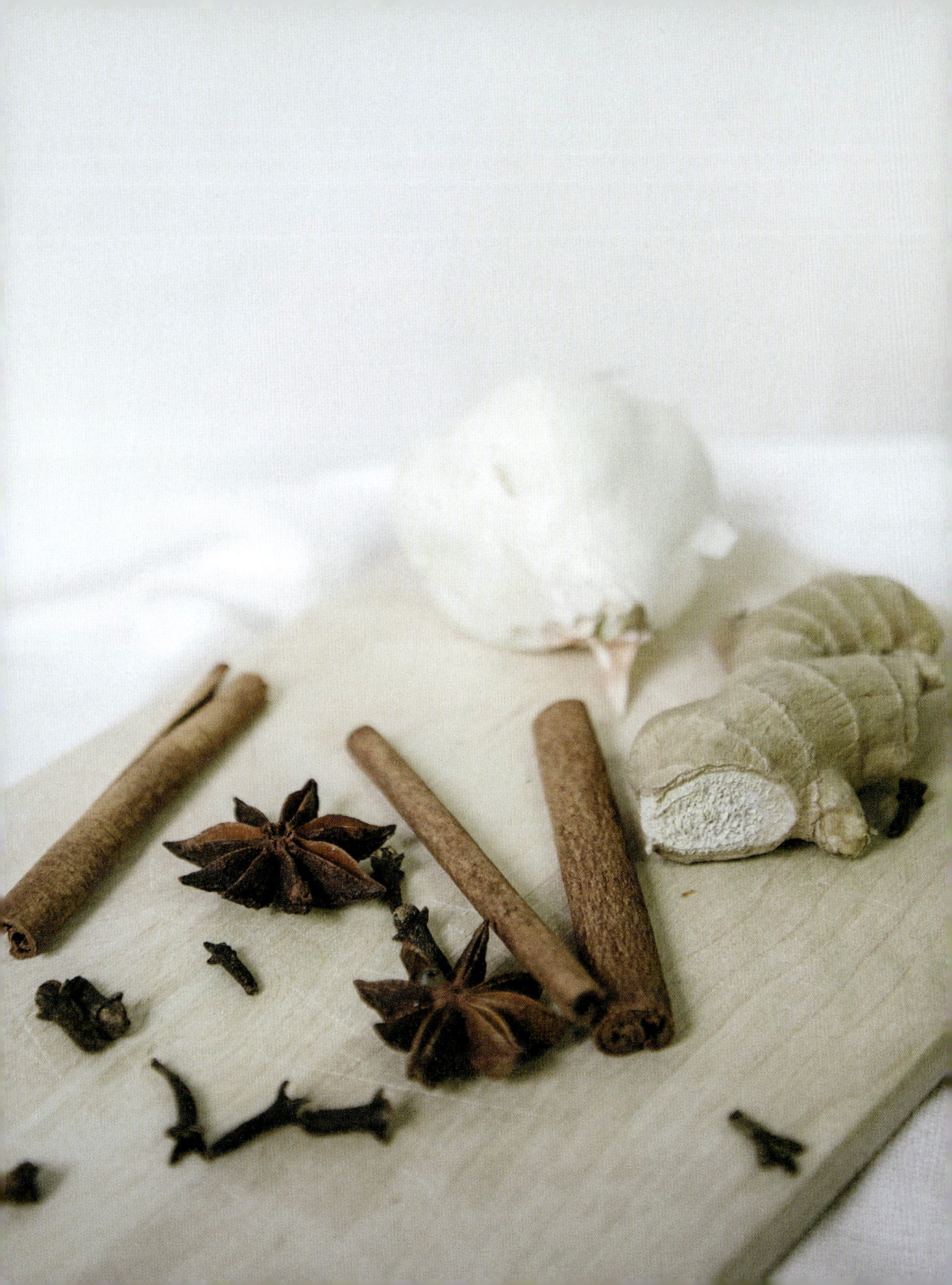

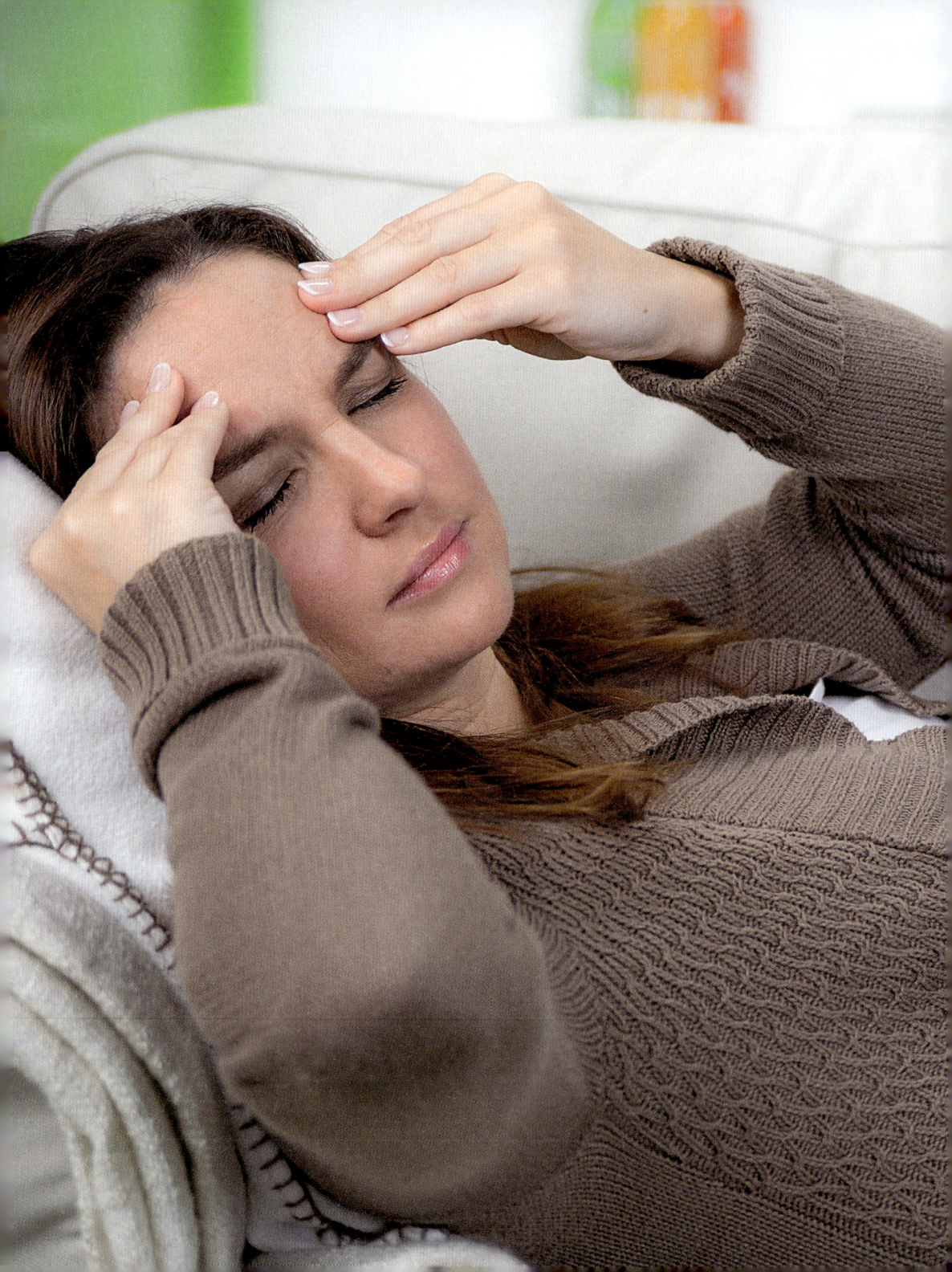

Kopfschmerzen

Melissentee ist zu empfehlen,
wenn Kopfweh dich und Migräne quälen.

Info

Man kennt etwa 250 Kopfschmerzformen. Primäre Schmerzen stellen die eigentliche Erkrankung dar, haben also keine andere Ursache als die Kopfschmerzen selber. Sie machen 92 % aller Kopfschmerzen aus. Die sekundären Schmerzen sind Ausdruck einer anderen zugrunde liegenden Erkrankung wie Kopfverletzungen, Blutgefäßerweiterungen, Infektionen, Stoffwechselerkrankungen etc.

Die häufigsten **primären Kopfschmerzarten** sind **Migräne** und **Spannungskopfschmerzen**. Die Erkrankung ist komplex und ihre Ursachen sind oft vielfältig. Besonders betroffen sind junge Mädchen während ihrer **Menstruation**. Spannungsschmerzen im Bauchraum und Kopfschmerzen sind typische Beschwerden angehender Damen. Auch im Wechsel erwartet die Frauenwelt häufig Kopfschmerzen.

Menschen, die **wetterfühlig** sind, spüren den Wetterwechsel häufig mit leichtem Pochen, Klopfen oder Ziehen im Kopf, Druck in den Augen und Müdigkeit. Andere spüren ihn mit alten Narben oder Verletzungen.

Stressbedingte Kopfschmerzen werden immer häufiger. Lässt der Druck nicht nach, kann der Spannungsschmerz chronisch werden. Unterschätzt sollte auch die Ernährung nicht werden. **Intoleranzen oder Allergien**, die sich nur unterschwellig bemerkbar machen, können zu Kopfschmerzen führen. Raucher und Nichtraucher aufgepasst – Kopfschmerzen können sowohl beim Inhalieren als auch beim Entzug entstehen. Auch nur eine schlechte Körperhaltung am Bürotisch kann Verspannungsschmerzen aller Art auslösen, darunter auch Kopfweh.

Unter einem Migräneanfall leidet die Lebensqualität gewaltig. Der Leidtragende kann sich kaum aus dem Haus bewegen. Übelkeit, Erbrechen, Lichtsensibilität, Heißhungerattacken und Gelenkschmerzen bremsen jede Form von Lebensfreude. Pochender Schmerz mit begleitender Übelkeit kann zu tagelanger Unfähigkeit führen, den Alltag zu meistern. Chronische Migräneattacken können langfristig das zentrale Nervensystem so belasten, dass Begleiterscheinungen wie Epilepsie, Schlaganfall, Depressionen und Herzerkrankungen möglich sind.

Geschichte

Richard Wagner, Friedrich Nietzsche, Sigmund Freud und Salvador Dalí hatten eines gemeinsam: Sie litten alle unter Kopfschmerzen.

Es mag unglaublich klingen, aber es gibt Hinweise dafür, dass schon in der Steinzeit **Löcher in die Schädeldecke gebohrt** wurden, um gegen die pochenden Schmerzen vorzugehen. Man dachte, man könne so die im Kopf sitzenden Geister, Ahnen oder Dämonen entlassen.

Etwas humaner waren die alten Ägypter, die Kopfschmerzen mit Fischköpfen behandelten. Sie dienten zum Einreiben der schmerzenden Schläfen.

Ein Trend im Mittelalter war das **Ausleiten**. Vom Schmerz Geplagte wurden so oft zur Ader gelassen, dass sie jeden Schmerz vergaßen. In geringeren Mengen wurde das Blut durch den Egel entzogen, der an die Schläfen gesetzt wurde. Er sog sich mit Blut voll und fiel von sich aus wieder ab.

Erst vor 150 Jahren wurde ein Extrakt aus dem **Pilz des Mutterkorns** gewonnen und erfolgreich bei Migräne verwendet. Seit damals sind es chemische Verbindungen, aus denen man **Triptane** herstellt, die den Migränepatienten die Blutgefäße erweitern und entzündungshemmende Wirkung haben.

Pflanzenwelt

Anis
Augentrost
Baldrian
Brennnessel
Gänseblümchen
Kümmel
Lavendel
Mädesüß
Melisse

Mutterkraut
Pestwurz
Pfefferminze
Schafgarbe
Schlüsselblume
Spitzwegerich
Weidenrinde
Zitrone

außerdem:
Kaffee
Essig
Teigling

Rezepte

Weidenrindentee
1 TL Weidenrinde
250 ml heißes Wasser

Die Weidenrinde mit heißem Wasser überbrühen und 20 Minuten ziehen lassen, dann abseihen. Morgens und abends eine Tasse trinken.

Weidenrindenauszug
1 Handvoll Weidenrinde
200 ml Korn, 38 %

Weidenrinde in Korn für 3 Wochen verschlossen in einem Glas stehen lassen. 20–30 Tropfen eingenommen können bei Kopfschmerzen helfen. Die Tinktur kann auch auf einen Umschlag getropft werden und als Wickel um den Nacken gelegt werden.
Weidenrinde gilt seit Jahrhunderten als *das* Therapeutikum bei Kopfschmerzen. Das darin enthaltene Salicin ist die Urform des heutigen Aspirins. Die Rinde zahlreicher Weidenarten enthält Salicin, das in der Leber zu Salicylsäure umgebildet wird. Dieser und auch noch andere bedeutende Wirkstoffe in der Weide sind entzündungshemmend, fiebersenkend und lindern Schmerzen bei rheumatischen Beschwerden.

Kräuterfrauen kochten im Mittelalter Weidenrinden aus und gaben den Sud an Schmerzgeplagte aus.

Pestwurztee
1 TL Pestwurz
200 ml heißes Wasser

Pestwurz mit heißem Wasser überbrühen und ziehen lassen. Den Tee bei beginnenden Kopfschmerzen schluckweise trinken.

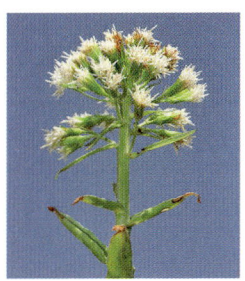

Pestwurz

Die Pestwurz wirkt krampflösend, ist schmerzstillend und der Wurzelextrakt hat eine entzündungshemmende Wirkung. Die Gerbstoffe wirken beruhigend und entspannend.

> **TIPP:** *Pestwurzblätter für 3 Wochen in ein Glas Speiseöl einlegen und gut verschließen. Bei Kopfschmerzen 3–4 EL in einem Vollbad auflösen.*

Zitrone
½ Zitrone

Bei Kopfschmerzen bestreiche man die Stirn mit einer halben Zitrone.

Nackenauflagen
wahlweise:
Holunderblüten
Äpfel, verfault
Kohlblätter
Meerrettich

In der Geschichte findet man zahlreiche Auflagen für den Nacken gegen Kopfschmerzen: Holunderblüten, faule Äpfel und Kohlblätter. Auch ein paar Scheiben vom Meerrettich ins Genick gelegt, können gut den Kopfschmerz lindern.

> **TIPP:** *Besonders wirksam sollen Wickel mit roher Kartoffel sein. Eine rohe Kartoffel reiben und in einem essiggetränkten Tuch um den Hals wickeln.*

Zitronen-Kaffee

1 kl Tasse Kaffee, schwarz
½ Zitrone

Bei einem aufkommenden Kopfschmerzanfall kann eine Tasse Kaffee mit Zitronensaft getrunken Schlimmeres verhindern.
Die Kombination aus Koffein und Vitamin C ist in vielen Schmerzmitteln enthalten. Koffein hemmt die Bildung eines Enzyms, das für die Weiterleitung von Schmerzen zuständig ist.

Spitzwegerichumschlag

1 Handvoll Spitzwegerich, frisch
Etwas Wasser

Spitzwegerich mit etwas Wasser pürieren. Die Masse auf einem Geschirrtuch verteilen und als Umschlag auf die Stirn binden.

> **TIPP:** *Man kann den Spitzwegerich auch als Tee aufbrühen und diesen bei beginnenden Kopfschmerzen schluckweise trinken.*

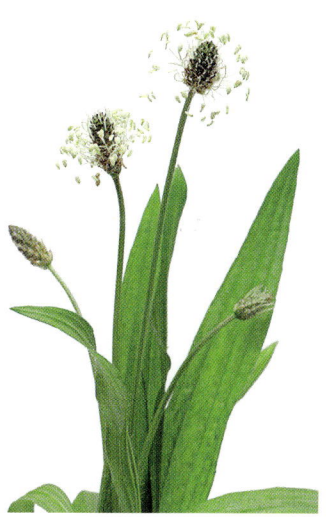

Alexander der Große soll mit Spitzwegerich seine oft rasenden Kopfschmerzen gelindert haben.

Spitzwegerich

Stirnumschlag mit Minze

1 TL Pfefferminze
250 ml heißes Wasser

Den Tee zubereiten, ein Tuch damit tränken und für 20 Minuten auf die Stirn legen.
Die wesentlichen Wirkstoffe findet man in den ätherischen Ölen. Menthol in hoher Konzentration entfaltet eine lokal schmerzstillende Wirkung.

TIPP: *Auch Melissengeist oder Kümmelgeist lindern Kopfschmerzen.*

Pfefferminze ist seit dem Altertum als Heilpflanze bekannt. Bereits Plinius der Ältere (80 n. Chr.) hat empfohlen, frische Pfefferminzblätter bei Kopfschmerzen auf die Schläfen aufzulegen.

Kopfschmerztee

1 TL Baldrianwurzeln
1 TL Lavendelblüten
1 TL Melissenblätter
1 TL Pfefferminzblätter
250 ml heißes Wasser

2 TL von der Mischung mit kochendem Wasser übergießen, 5 Minuten ziehen lassen, abseihen und schluckweise trinken.

Anis-Rauch

1 Handvoll Anis

Man streut Anis auf glühende Kohlen und atmet den dabei aufsteigenden Rauch durch die Nase ein.
Dieses gebräuchliche volkstümliche Rezept kann bei Kopfweh helfen.

Gänseblümchentee

1 TL Gänseblümchen
200 ml heißes Wasser

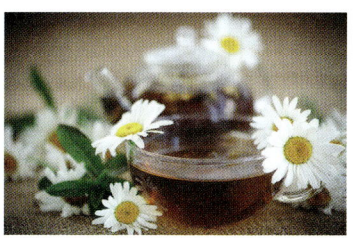

Gänseblümchen mit Wasser überbrühen und ziehen lassen. Tee schluckweise trinken.
Der Tee gilt als altes Hausrezept bei Kopfschmerzen.

> **TIPP:** *Gänseblümchen lassen sich gut in Blumentöpfen über den Winter bringen.*

Die ersten drei Gänseblümchen im Frühjahr mit den Zähnen zu ernten und zu verspeisen, schützt einem alten Volksglauben nach ein Jahr vor Grippe, Erkältung, Husten, Schnupfen und Heiserkeit.

Essig-Inhalation

50 ml Essig, 5 % Säure
100 ml heißes Wasser

Essig mit heißem Wasser mischen, ein großes Handtuch über den Kopf samt Inhalier-Schüssel legen und den Dampf über dem Essigtopf inhalieren.
Essig gegen Kopfweh gilt als altes Rezept aus der Hausmedizin. Es soll auch Kohl im Wasserdampf bei Verspannungsschmerzen helfen.

> **TIPP:** *Wem die Dämpfe vom Essig nicht unter die Nase gehen, der kann ein Handtuch in Essig tränken und damit den pochenden Kopf umwickeln.*

Teiglinge (roher Teig)
Zitat aus einem Tiroler Brauchtumsbuch bei Kopfschmerzen:
„Nehmt jeweils ein Lot* Weihrauch, Kraftmehl, Galgant, Wacholderbeeren, Walnüsse und stoßt jedes für sich und vermischt alles untereinander. Macht einen Teigling mit dem Weißen eines Eies. Streicht es auf ein Stück Papier und legt es auf beide Seiten der Schläfen auf."

Es wurden noch andere Ingredienzien in den Teigling gearbeitet, in der Hoffnung, dem Kopfweh die Stirn zu bieten: „Gegen das Hauptweh an einer Seite nehme man rote Rosenblätter und ein wenig Weizenmehl, mit Essig untereinander vermischt und erwärme es, bis es pflasterdick wird. Danach ein Pflaster aus Leinentücher davon gemacht und über die Schläfe gelegt."

* 1 Lot entspricht 16,666 g

Aberglaube:
Brennnessel-Lauf
Bei heftigen Kopfschmerzen wurde man zu Brennnesselfeldern geschickt, suchte sich eine Pflanze aus und sprach zu dieser:

„Brennnessel ich sage dir,
Hitz und Frost plaget mir,
nimm's von mir,
behalt's bei dir!"

Nach zweimaligem Wiederholen der Zeremonie war der Schmerz laut Sage verschwunden.

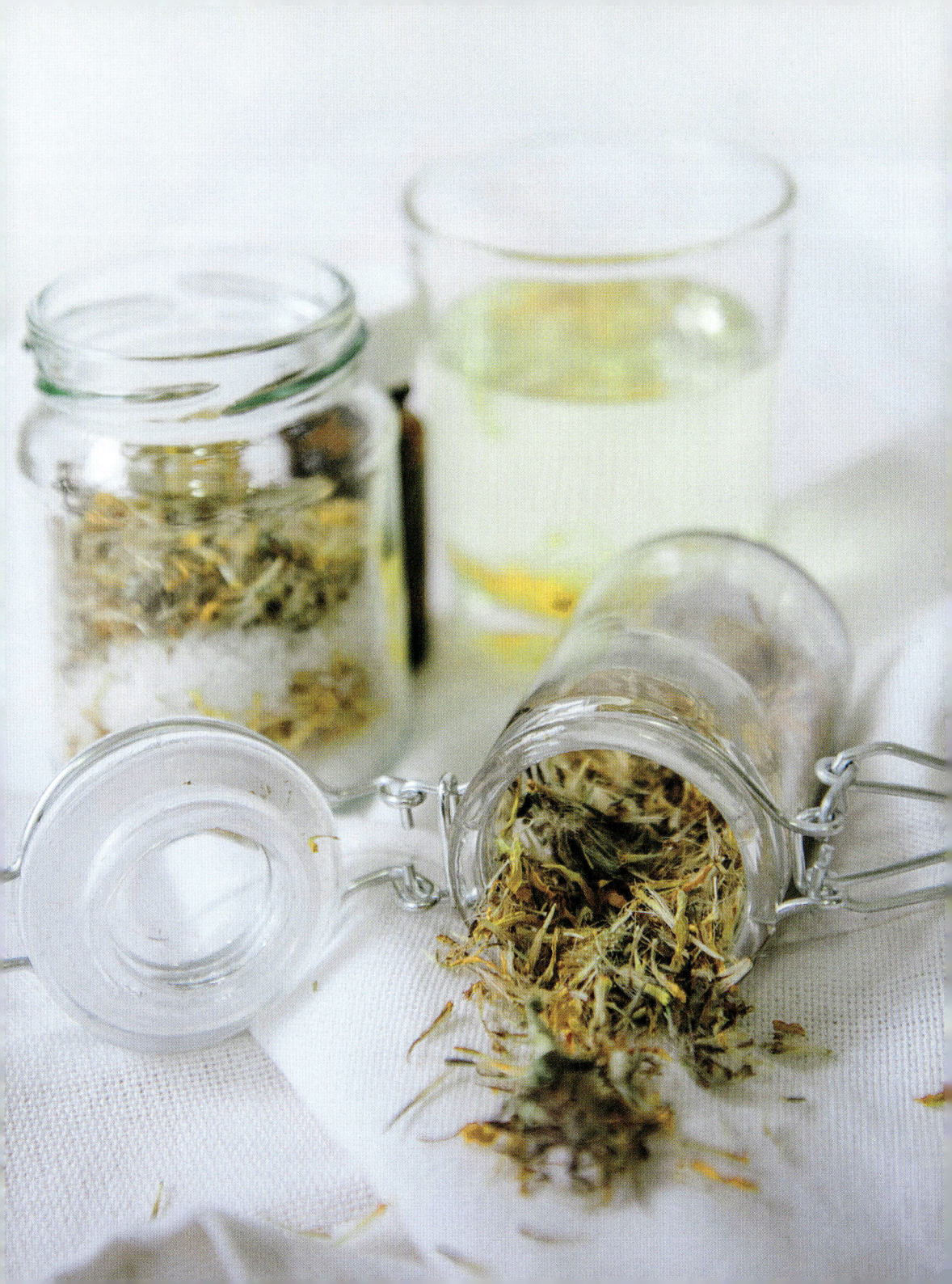

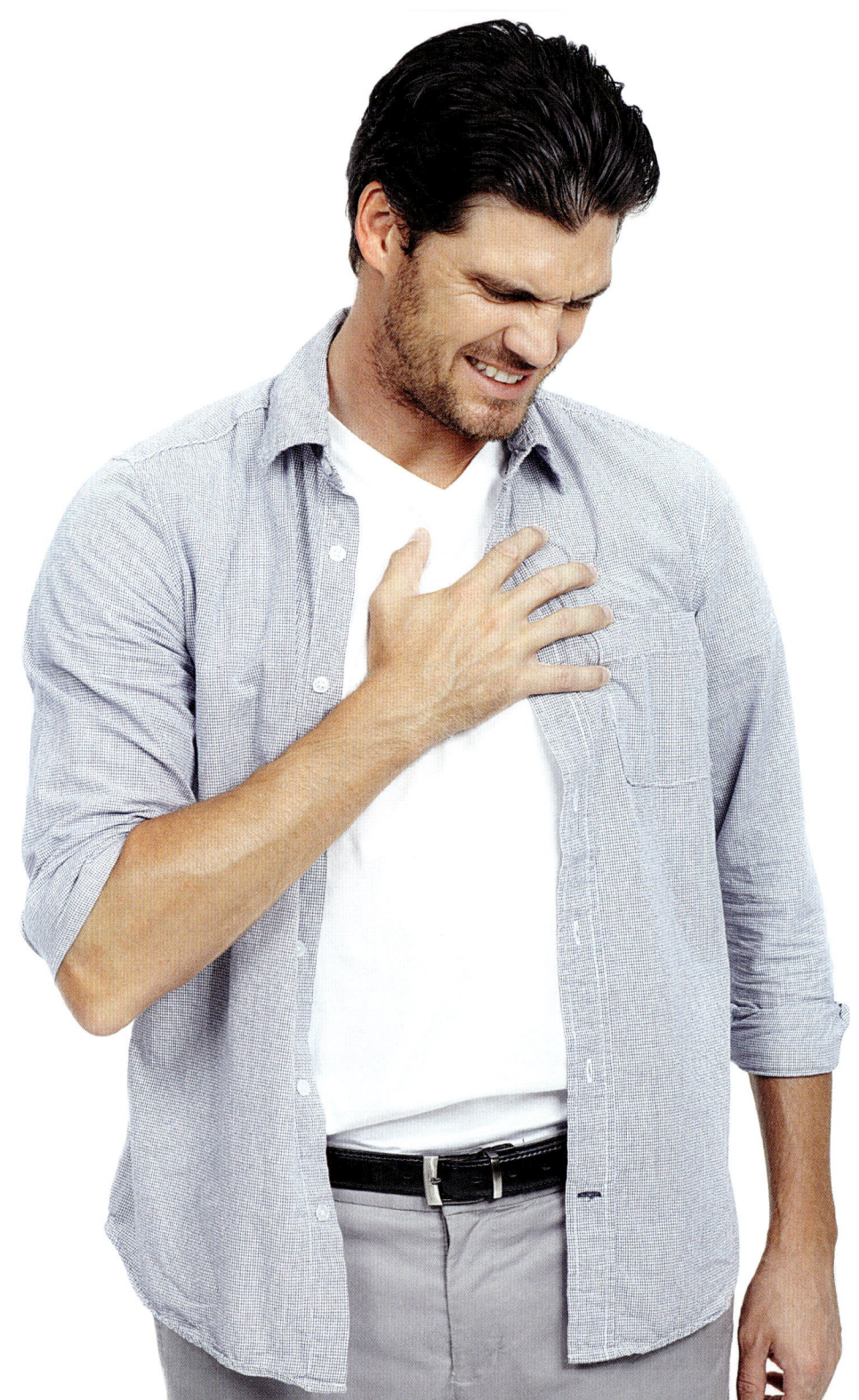

Herz & Kreislauf

Blutdruck

*A Schluck Wein vor der Supp'n
ist dem Doktor a Thaler Schaden.*

Info

Bluthochdruck schmerzt nicht, deshalb wird er unterschätzt. Er gilt als **Risiko-faktor** Nr. 1 für Herzinfarkt, Herzschwäche, Schlaganfall, Nierenversagen und zahlreiche weitere Beschwerden. Zusätzliche Faktoren wie Tabakkonsum, Me-dikamenteneinnahme, Übergewicht, Diabetes, Bewegungsmangel und erhöhte Blutfettwerte lassen das Risiko exponentiell ansteigen.

Bei Dauerbelastung der Gefäße aufgrund eines durchgehend erhöhten Blut-drucks werden die Gefäßwände kontinuierlich verstärkt, damit sie dem Druck standhalten. Chronische Belastung kann zu Arteriosklerose und einer verdickten Herzwand führen, die schlussendlich Schlaganfall und **Gefäßverschlüsse** auslö-sen können.

Beim Druck in den Arterien wird der systolische vom diastolischen Blutdruckwert unterschieden. Der systolische ist der höhere Wert und jener Druck, den das Herz benötigt, um das Blut in den Körper zu pumpen bzw. sich zusammenzuziehen. Der diastolische und somit niedrigere Wert wird während der Erschlaffungspha-se der Herzkammern gemessen. Die Differenz ergibt die Pulswelle. Der **durch-schnittliche Blutdruckwert** liegt bei **120/80 mmHg**. Je älter man wird, desto eher kann er etwas ansteigen. Werte über 160/90 gehören medizinisch abgeklärt und behandelt. Werte unter 140/90 können möglicherweise durch Gewichtsre-duktion (1 mmHg pro Kilogramm Körpergewicht), Ernährungsumstellung und Be-wegung gesenkt werden.

Jeder vierte Mitbürger leidet an Bluthochdruck. In Österreich haben ca. 28 % der männlichen und 26 % der weiblichen Einwohner Werte über 140/90 mmHg. Ne-ben dem Bluthochdruck (Hypertonie) leiden aber besonders ältere Herrschaften auch unter niedrigem Blutdruck (Hypotonie) mit Werten unter 100/60 mmHg.

Geschichte

Früher wurde man bei Bluthochdruck zur Ader gelassen. Hippokrates lehrte die **Säftelehre** (Humoralpathologie). Nach ihr ging man davon aus, dass unsere Gesundheit nur dann im Lot ist, wenn alle vier Säfte (schwarze und gelbe Galle, Blut und Schleim) im Gleichgewicht sind. Bei Schlaganfall und Herzleiden, rotem Kopf und unrhythmischem Puls war in der damaligen Zeit **Aderlassen** üblich. Es wurde diese Technik häufig so intensiv betrieben, dass es nicht immer zugunsten der Betroffenen war. Über 2000 Jahre hielt sich diese Vorstellung, mittels Ausleitung (Blut, Urin, Stuhl, Schleim) die Säfte wieder ins Gleichgewicht zu bringen. Erst durch die Entdeckung des Blutkreislaufs vor 250 Jahren erkannte man den Zusammenhang von Herzschlag, Puls, Blutdruck und Herzbeschwerden.

Pflanzenwelt

hoher Blutdruck (Hypertonie):

Bärlauch

Berberitze

Brennnessel

Hafer

Herzgespann

Mauerpfeffer

Mistel

Petersilie

Pfefferminze

Rote Rübe

Weißdorn

niedriger Blutdruck (Hypotonie):

Hagebutte

Mistel

Rosmarin

Schlehe

Süßholz

Weißdorn

Rezepte bei erhöhtem Blutdruck

Herztee mit Mistel

6 g Mistelblätter

6 g Zinnkraut

6 g Weißdorn

6 g Hopfen

1 l heißes Wasser

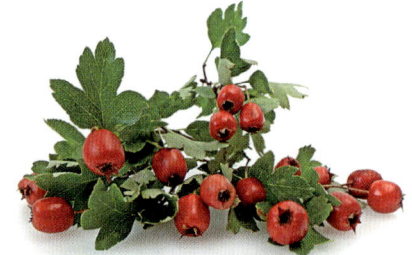

Weißdorn

Die Mistel über Nacht in kaltem Wasser ansetzen. Die übrigen Kräuter mischen, mit 1 l heißem Wasser überbrühen und 5 Minuten ziehen lassen. Zuletzt kommt der kalte Mistelauszug zum Tee. Abseihen und täglich 4 Tassen des warmen Tees trinken, eventuell mit Honig oder Zucker süßen.

TIPP: *Misteltee ist auch ohne weitere Zutaten geeignet. Dieser wird immer kalt angesetzt und bei Beschwerden, die auf den leicht erhöhten Blutdruck zurückzuführen sind, wie Kopfschmerzen, Kreislaufbeschwerden, Schwindel-anfälle, Reizbarkeit und nervöse Herzbeschwerden, getrunken.*

TIPP: *Mistel, Baldrian und Melisse als Tee kalt ansetzen, nur erwärmen. Auch dieser Tee wirkt leicht blutdrucksenkend.*

Herzwein
10 Petersilienstängel
1 EL Weinessig
1 l Weißwein
300 g Honig

Petersilie mit Wein und Essig aufkochen und 10 Minuten ziehen lassen. Honig einrühren, sobald der Wein etwas abgekühlt ist. In Flaschen füllen und kühl lagern. Bei auftretenden Herzbeschwerden 3–4 EL zuführen. Bei einer Kur, die zwischen 14 Tagen und mehreren Monaten dauert, soll man 3-mal täglich 40 ml davon trinken.
Die positive Wirkung auf den Herzmuskel wird auf die ätherischen Öle der Petersilie zurückgeführt. Diese liegen im Herzwein in gelöster Form vor und sind dadurch schneller bioverfügbar. Auch die Anthocyane vom Wein entspannen das Gefäßsystem.

Das Rezept des Herzweins stammt von Hildegard von Bingen: „Wer im Herzen oder in der Milz oder in der Seite Schmerzen leidet, der koche Petersilie in Wein, unter Zugabe von etwas Weinessig und reichlich Honig und seihe durch ein Tuch ab. Den so zubereiteten Herzwein trinke er oft, und es heilt ihn." (www.zauber-pflanzen.de/petrosel.htm) So urteilte die wohl bekannteste Äbtissin aller Zeiten über die Heilkraft des Herzweins.

Herzgespanntee
1 TL Herzgespann
250 ml heißes Wasser

Herzgespann mit heißem Wasser überbrühen und ziehen lassen. Bei leichtem Bluthochdruck schluckweise 3–4 Tassen pro Tag über 8–10 Wochen trinken.
Schlägt das Herz zu schnell, so können die Iridoidglykoside des Herzgespanns die Herzfrequenz senken, besonders, wenn sie durch Ängste und Verspannungen erhöht wurde. Die Durchblutung wird verbessert und der Blutdruck leicht gesenkt.

„Es gibt kein besseres Kraut, wenn es gilt, die Schleier der Melancholie vom Herzen zu heben, es zu stärken und das Gemüt fröhlich und munter zu stimmen." (Nicholas Culpeper, *1653, vgl. www.kraeuter-verzeichnis.de/kraeuter/Herzges-pann-neu.htm)

Weißdorntee
1 TL Weißdorn
200 ml heißes Wasser

Weißdorn mit heißem Wasser überbrühen und ziehen lassen.
Weißdorntee ist ein altbewährtes Hilfsmittel bei Blutdruckproblemen. Weißdorn erweitert die Herzkranzgefäße und steigert die Kontraktionskraft des Herzens. Wesentlich trägt er auch zu einer verbesserten Sauerstoffversorgung des Herzmuskels bei. Er wird seit Jahrhunderten zudem als Tonikum angewendet. Er unterstützt die Herzdurchblutung von älteren Menschen. Seine Wirkung setzt jedoch erst nach 3–6-wöchiger Einnahme ein.

Mostkur

1 Tasse Knoblauch, geschält
1 Tasse Bio-Zitronen, mit Schale
500 ml Apfelmost
Honig nach Wahl

Knoblauch und Zitrone werden im Fleischwolf faschiert, mit Apfelmost verrührt und eventuell mit Honig gesüßt. Der Ansatz wird 2–3 Tage stehen gelassen und dann abgeseiht. Bei Blutdruckschwankungen täglich ein Likörglas davon trinken. Ein altes Hausrezept, das stets zur Hand war.

Gegen Schwindsucht und Verwirrtheit wurde im 10. Jh. n. Chr. ein Gebräu angerührt, das Knoblauch und Weihwasser enthielt. Besonders wirksam war es angeblich, wenn man den Trank aus einer Kirchenglocke genoss.

Rote-Rüben-Saft

500 ml Saft der Roten Rübe

Der tägliche Verzehr von einem halben Liter Rote-Rüben-Saft soll den systolischen Blutdruckwert nach 24 Stunden um 3–8 mmHg senken. Das in der Rübe enthaltene Nitrat wird in Nitrit umgewandelt, das wiederum die Gefäße erweitert. Folglich sinkt der Blutdruck ein wenig.

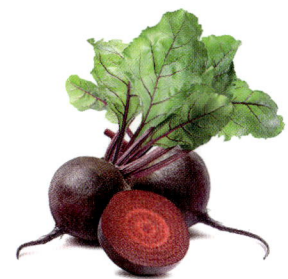

Rote Rüben

Rezepte bei zu niedrigem Blutdruck

Lakritze

5–15 g Lakritze

Schon kleine Mengen Lakritze pro Tag erhöhen den Blutdruck. Nach 14 Tagen kann der systolische Wert um bis zu 14 mmHg steigen.

Lakritze, also Süßholz, enthält Saponine wie Glycyrrhizin, die die Cortisonproduktion im Körper beeinflussen und damit den Blutdruck erhöhen.

> **TIPP:** *Lakritze ist nicht nur in Süßigkeiten gebunden, sondern kann in der Apotheke lose gekauft werden. Diese schmeckt nicht so intensiv wie die Bonbons.*

Die Pflanze wurde mit ihren über 400 Inhaltsstoffen nicht umsonst zur Arzneipflanze des Jahres 2012 gewählt. Als Heilpflanze ist das Süßholz schon seit über 3000 Jahren bekannt. Die alten Ägypter nutzen das Kraut für Tees bei Husten und Magenbeschwerden sowie zur Linderung von Krämpfen.

Morgenbad

10 Tr ätherisches Rosmarinöl
500 ml Sahne

Sahne lauwarm erwärmen, das Öl darin verrühren und für die morgendliche Körperwäsche verwenden.

Rosmarin wirkt stärkend auf Kreislauf und Nervensystem. Er ist beliebt bei Schwächezuständen wie bei zu niederem Blutdruck (Hypotonie). Er wirkt sehr gut bei älteren Menschen in der Rekonvaleszenz, besonders, wenn sie einen Infekt hinter sich haben.

> **TIPP:** *Von 2 EL Rosmarinnadeln und 1 l Wasser einen Tee bereiten und 30 Minuten ziehen lassen. Diesen für ein Entspannungsbad abseihen und in das nicht zu warme Badewasser geben.*

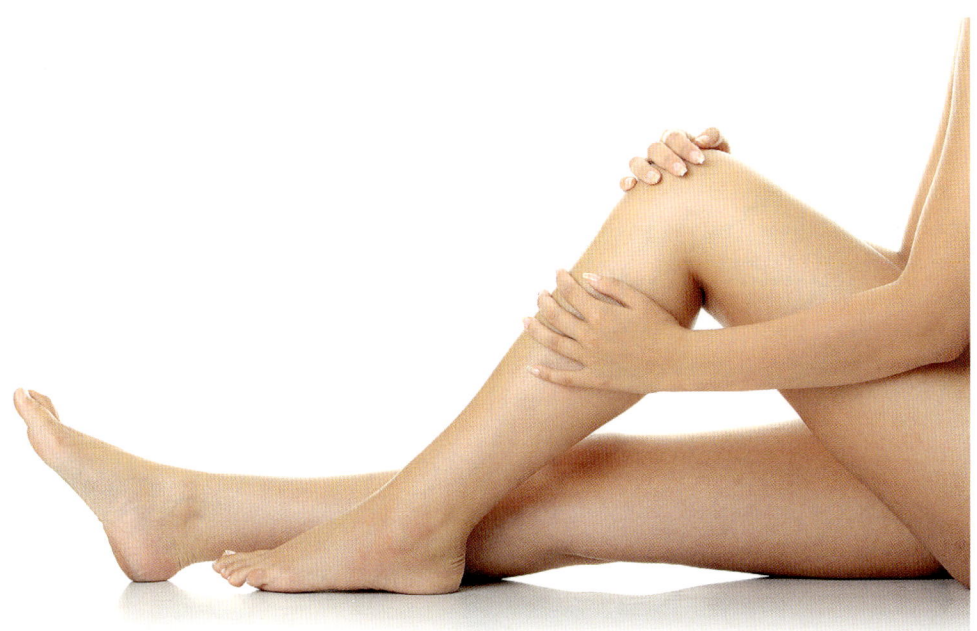

Venöse Beschwerden: Krampfadern & Thrombosen

Info

Der Begriff „Krampfadern" leitet sich von krummen Adern und der der „Varize" vom Knoten ab. Es bilden sich dabei oberflächliche Venen-Knäuel, die sich schlängeln und erweitern. Sie treten am gesamten Körper auf, häufig an den Beinen. ⅔ der Bevölkerung leidet unter **Venenerweiterung**. Die Klappen in den Gefäßen, die dafür sorgen, dass der Blutstrom nicht wieder Richtung Boden absinkt, werden mit dem Alter durchlässiger und schließen nicht mehr einwandfrei. Es erweitern sich die Venen, der Blutfluss kommt ins Stocken und die Gefäße werden als blaue Schlangen an den Waden sichtbar.

Klappeninsuffizienz tritt häufig bei Schwangeren auf sowie bei Personen, die lange stehen oder sitzen müssen. Dabei kommt es zu einem Druckanstieg mit Blutstauungen in den Venen. Risikofaktoren sind neben einer Schwangerschaft und dem Lebensalter die genetische Vorbelastung, wenig Bewegung und hohes Körpergewicht.

Anzeichen für **Krampfadern (Varizen)** treten nach langem Stehen auf in Form von schweren Beinen, Spannungsgefühlen mit nächtlichen Schwellungen und Schmerzen. Auch nach dem Sport sind Anzeichen als Krämpfe erkennbar.

Die **Thrombose** ist auch unter dem Begriff „Blutgerinnsel" bekannt und bezeichnet eine intra-vasale Blutgerinnung. Verstopft durch Gerinnung verklumptes Blut das Gefäß, kann es zu einem Thrombus, dem Gerinnsel, kommen. Anzeichen eines venösen Extremitäten-Thrombus sind Schwellungen an einem Glied, Blaufärbung der Haut und ein Ziehen an der betroffenen Vene sowie schwere Beine und Spannungsgefühle an der Wade. Arterielle Thrombosen treten in der Hirnarterie, der Koronararterie und den Beinarterien auf. Dort kann lokal ein Gefäßverschluss (Embolie) auftreten. Dieser verschließt die Blutversorgung des betroffenen Areals. Zu den bekanntesten Thrombosen gehören die Lungenembolie, der Schlaganfall, der Herzinfarkt und die Venenthrombose.

Geschichte

Schon im Papyrus Ebers (ca. 1550 v. Chr.) finden sich Hinweise auf Krampfadern. Die betroffenen Gefäße wurden von ägyptischen Gelehrten unterbunden und der Blutfluss damit gestoppt.

Hippokrates empfahl Kompressionen bei sogenannter Beinschwere, die durch zu langes Stehen verursacht ist und auch Krampfadern bilden kann.

Galen sprach sich schon im 2. Jh. n. Chr. dafür aus, Varizen mit Häckchen und Seidenfäden zu entfernen.

Pflanzenwelt

Arnika
Buchweizenkraut
Gänsefingerkraut
Holunder
Kampfer
Nussbaum

Rosskastanien
Rotes Weinlaub
Stechender Mäusedorn
Weinblätter
Zinnkraut

außerdem:
Blutegel

Rezepte

Arnikatinktur
1 Handvoll Arnika
400 ml Korn, 38 %

Arnika in Korn für 3–8 Wochen einlegen, dann abseihen. Unverdünnt kleine Beschwerdestellen einreiben. Für großflächige Beschwerden: 1 EL Tinktur mit
200 ml Wasser verdünnen, ein Tuch für einen Wickel
darin tränken und max. 30 Minuten einwirken lassen.
Arnika wird eine ödemvermindernde Wirkung nachgesagt. Sie wird erfolgreich bei venösen Beschwerden eingesetzt.

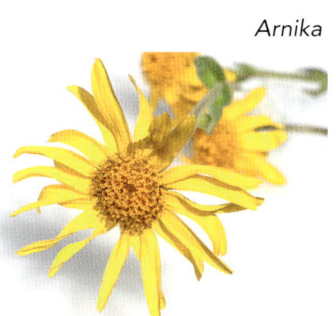

Arnika

Arnika gehört zu den Pflanzen, die als Marienpflanzen zu Maria Himmelfahrt in
den zu segnenden Kräuterbuschen gebunden werden. In der Frühzeit wurde sie
der Freyja, der Muttergöttin, zugesprochen.

Nussbaumblättertee
1 TL Nussbaumblätter
200 ml heißes Wasser

Blätter mit heißem Wasser überbrühen und ziehen lassen. Den Tee trinken oder
ein Tuch für einen Wickel darin tränken.
Nussbaumblätter haben eine zusammenziehende und entzündungshemmende
Wirkung.

Weinblätterextrakt
1 Handvoll Weinblätter, rot
250 ml Korn, 38 %

Blätter für 3–8 Wochen in Korn einlegen, dann abseihen. Die Beine mit dem Extrakt einmassieren.

Er hilft bei venöser Insuffizienz. Auch Ödeme und Schmerzen können im Anfangsstadium reduziert werden. Früher wurde ein Tee von roter Weinrebe gegen Venenleiden getrunken.

Kampferöl

1 EL Ringelblumenblüten
100 ml Olivenöl
1 Msp Kampfer

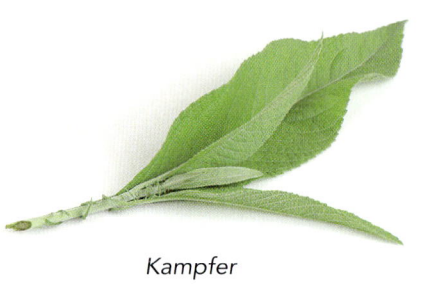

Die Ringelblumen in Öl für 3–5 Wochen verschlossen ansetzen. Abseihen und mit Kampfer vermischen. Bei Varizen die betroffenen Stellen einreiben.

Kampfer

Ringelblume regeneriert die Haut. Kampfer fördert die Durchblutung.

Anti-Krampfader-Tinktur

1 Handvoll Zinnkraut
1 Handvoll Rosskastanie
500 ml Korn, 38 %

Die Bestandteile für 2 Monate kalt ansetzen. Bei venösen Schmerzen in den Beinen mit der Tinktur einreiben.
Zinnkraut hat einen hohen Kieselsäureanteil, der das Gewebe stützt. Rosskastanie wirkt entzündungshemmend und zusammenziehend. Ihre Gerbstoffe regen die lokale Durchblutung an.

Zinnkrautwickel

1 Handvoll Zinnkraut
250 ml kaltes Wasser

Das Kraut in kaltem Wasser ansetzen, am nächsten Tag einen kalten Wickel für 2 Stunden um die schmerzende Wade anlegen.

Zinnkrautwickel wurden in der Volksheilkunde gegen lokale Entzündungen verwendet. Sie wirken auch gewebefestigend.

> **TIPP:** *Die vierfache Menge für ein Bad ansetzen und darin baden.*

Waschungen mit Zinnkraut werden seit der Antike praktiziert, sowohl bei Nagelbettentzündungen, alten Wunden, Fisteln, Hämorrhoiden, krebsartigen Geschwüren als auch bei offenen Füßen und Fersensporn.

Blutverdünnungstee
2 TL Hirtentäschel
½ TL Salbei
1 TL Distel
1 TL Arnika
½ TL Beerentraubenblätter
1 TL Gänsefingerkraut

Mit 1–2 TL von der Kräutermischung einen Tee ansetzen. 2–3 Tassen am Tag trinken.
Der Tee soll das Blut verdünnen und somit Varizen und Thromben entgegenwirken.

Farnwickel
Farn, frisch

Das Farnblatt wird mit der Samenseite nach außen an das schwere Bein gewickelt.
Dieses alte Rezept wird heute abgewandelt und mit Gänsefingerkraut umgesetzt, da man hier eine krampflösende und entspannende Wirkung auf die Gefäße nachweisen konnte.

Dem Farnsamen wurden in der Frühzeit Zauberkräfte nachgesagt. Er schützte angeblich vor Hexerei und hielt Blitz und Donner ab. Wer den Samen in den Taschen trug, konnte, so die Sage, unsichtbar werden. Farnsamen zu finden, galt in ganz Europa als Glücksbringer.

Buchweizentee

1–2 TL Buchweizenblätter
250 ml heißes Wasser

Buchweizenblätter mit heißem Wasser überbrühen und ziehen lassen. Über 2–3 Monate täglich 1–2 Tassen trinken.
Die Inhaltsstoffe der Buchweizenblätter wie etwa Rutin, ein Flavonoid, wirken positiv bei Venenschwäche, Krampfadern, Ödemen und Durchblutungsstörungen.

Stechender Mäusedorn

1 TL Wurzel des Stechenden Mäusedorns
250 ml kaltes Wasser

Die Wurzel in kaltes Wasser legen, aufkochen und zugedeckt ca. 10 Minuten ziehen lassen. Über einige Wochen täglich 2 Tassen trinken, um die Venen zu stärken.
Die Wurzel festigt das venöse Stützgewebe, indem der Abbau von Elastin reduziert wird. Mäusedornwurzel enthält Steroidsaponine, deren Wirkung wissenschaftlich nachgewiesen worden ist. Die Wurzel kommt zum Einsatz bei Wadenkrämpfen und geschwollenen Beinen, die mit Juckreiz und Schweregefühl einhergehen.

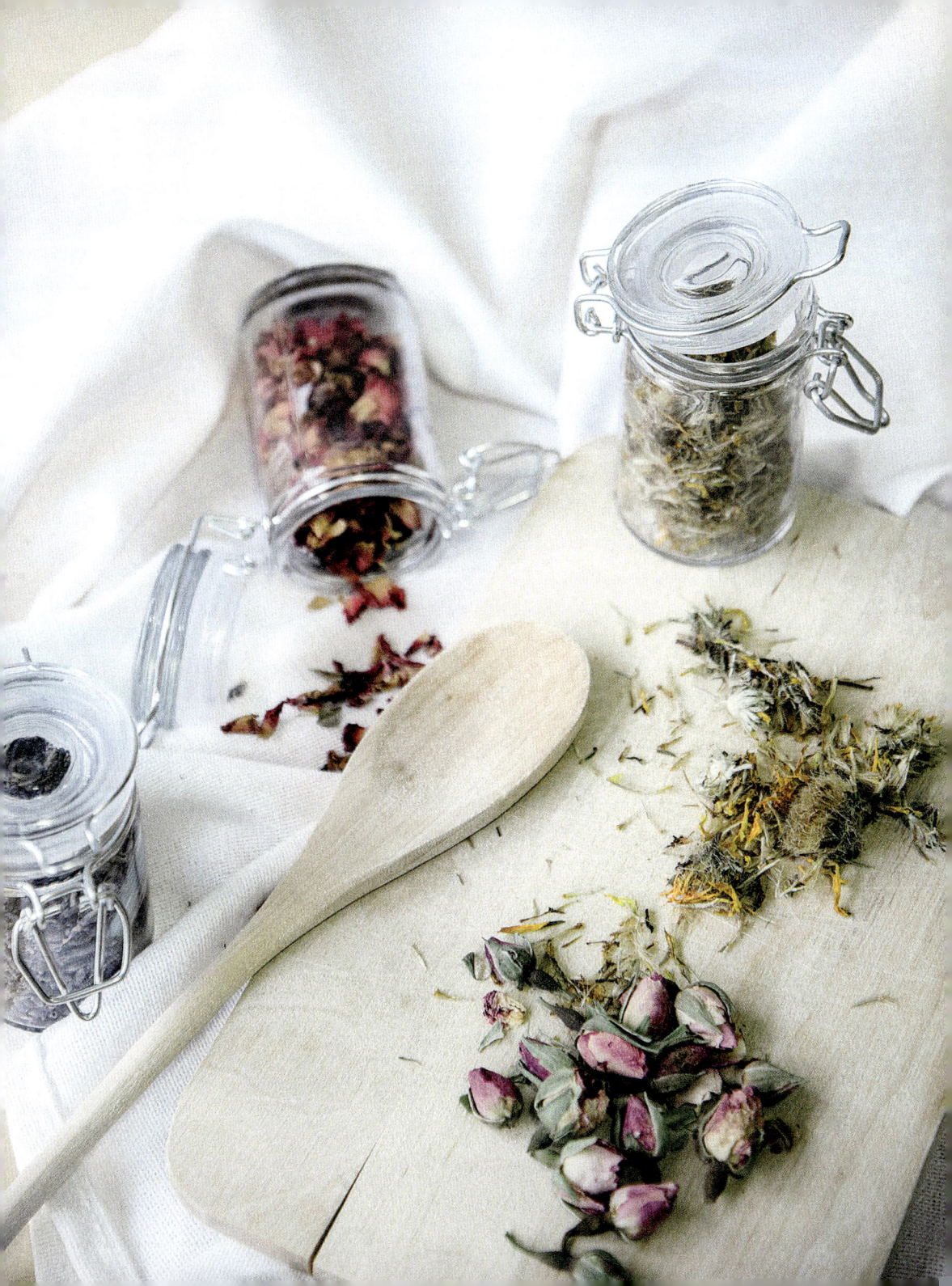

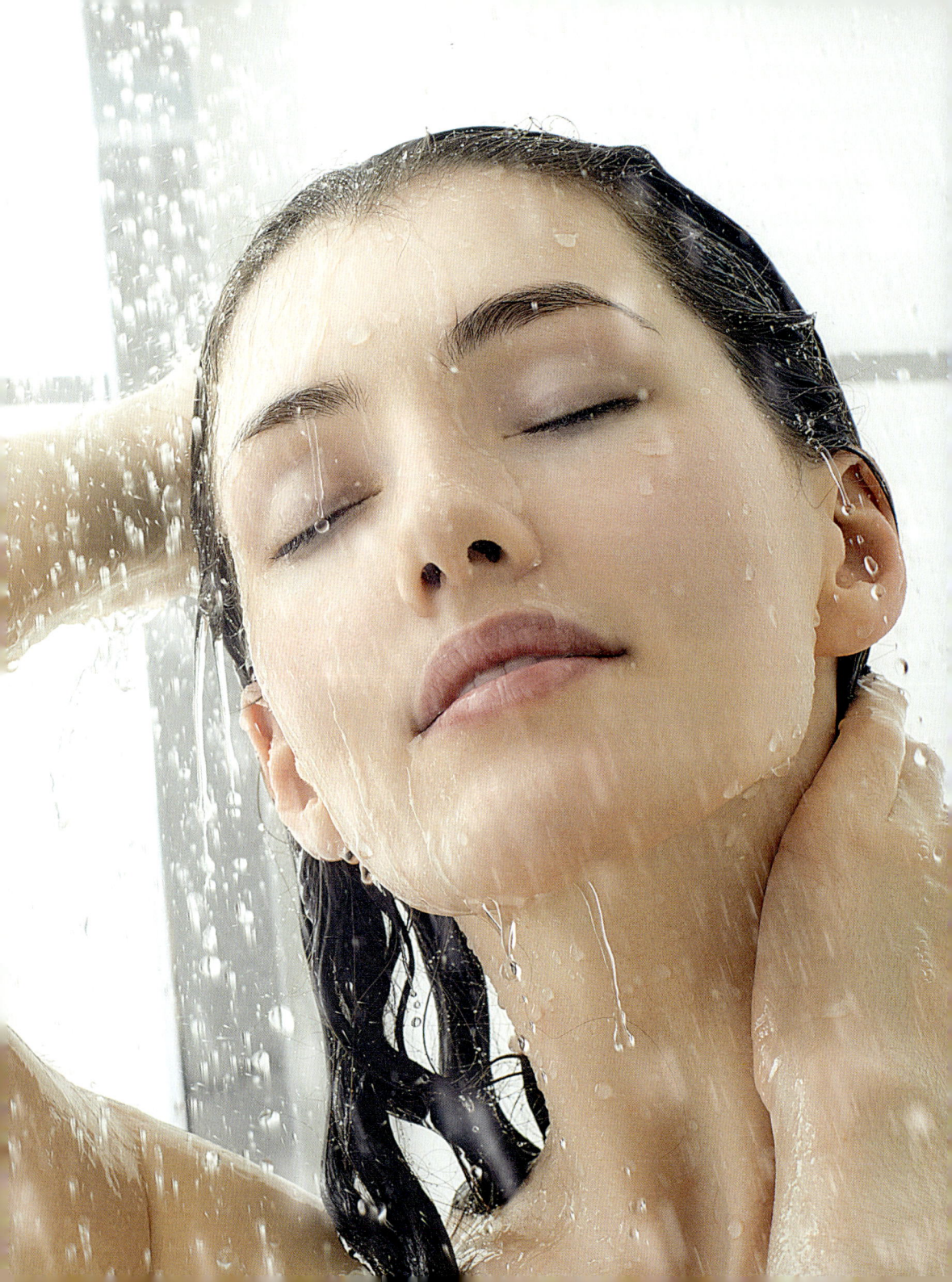

Haut & Haare

Brandwunden & Sonnenbrand

Die größte Urlaubsgefahr wird oft verkannt,
und zwar ist das der Sonnenbrand.
Denn liegst Du ungeschmiert in der prallen Sonne,
verdirbst Du Dir so manche Urlaubswonne.

Auch ein Sonnenbrand hat seine Schattenseiten.

Info

Als Verbrennungen werden **geschädigte Hautpartien** bezeichnet, die durch Hitzeeinwirkung entstanden sind. Auslöser sind häufig intensives Sonnenbaden zur Mittagszeit, das Berühren einer Herdplatte, heißer Wasserdampf bzw. heißes Öl, Elektroverbrennungen oder das direkte Feuer. Abhängig von der Dauer und Intensität der Hitzeeinwirkung entstehen Schäden unterschiedlichen Grades. Sie werden nach der Tiefe des zerstörten Gewebes eingeteilt.

Bei Verbrennungen ersten Grades ist nur die oberste Hautschicht betroffen. Die wunde Stelle schwillt an, wird rötlich, es treten lokale Schmerzen auf sowie Juckreiz bei der Heilung. Verbrennungen diesen Grades vernarben rasch, ohne sichtbare Schäden zu hinterlassen.

Bei der Verbrennung zweiten Grades bilden sich Bläschen und die Schmerzen sind sehr stark. Die Wunde verheilt beinahe nahtlos. Typische Verbrennungen zweiten Grades entstehen durch das Berühren von heißen Gegenständen (Bratpfanne). Aber auch ein schwerer Sonnenbrand wird als Verbrennung zweiten Grades klassifiziert. Beim Sonnenbrand ist die Haut einer zu hohen UV-Belastung ausgesetzt. **Entzündungsreaktionen** treten auf, wobei Histamine, Prostaglandine und weitere Botenstoffe Gefäße erweitern und die Haut anschwillt und rot wird. Die folgenden Tage sind von Juckreiz und Brennen der Haut geprägt. Bei einem schweren Sonnenbrand treten zusätzlich mit glasiger Flüssigkeit gefüllte Bläschen auf.

Bei **kleinflächigen Verletzungen ersten und zweiten Grades** greift die Naturheilkunde ganz gut. Vorsicht ist jedoch geboten bei Verbrennungen zweiten

Grades, wenn mehr als 20 % der Körperfläche betroffen sind. Sie können zu lebensbedrohlichen Situationen mit Kreislaufkollaps und Nierenversagen führen. Bei den Verbrennungsgraden drei und vier ist der Weg zur medizinischen Betreuung unumgänglich. Bei einer Verbrennung dritten Grades sind die sogenannte Lederhaut und das darunterliegende Bindegewebe verletzt. Die Hautschäden sind irreversibel, zum Teil aber schmerzfrei, da die Nervenenden verbrannt sind. Bei Verbrennungen vierten Grades verkohlt nicht nur die Haut, sondern auch das darunterliegende Muskelgewebe und die Knochenstrukturen. Diese Verletzungen sind nicht reversibel.

Geschichte

Bis ins letzte Jahrhundert galt **blasse Haut** als Merkmal vornehmer Menschen. Sowohl in der griechischen Antike, bei den Ägyptern und den Römern als auch zur Zeit Kaiserin Elisabeths zeichnete der helle Teint den Adel aus. Wer sonnengebräunt war, der gehörte stets zur arbeitenden Bevölkerung. Von dieser musste man sich abheben, weshalb man das Bad in der Sonne mied und man sich das Gesicht mit Kreide puderte.

In der Renaissance nannte man Königin Elisabeth I von England (Regierungszeit: 1558 bis 1603) die Elfenbein-Regentin. Zu dieser Zeit wurden Bleikarbonatverbindungen mit Essig und Eiweiß zu einer Gesichtscreme verrührt sowie große Hüte und Sonnenschirme getragen, um die Sonne zu meiden.

Das **Bleichen** der Haut kann seit 400 v. Chr. nachgewiesen werden. Der Einsatz von Bleikarbonat zum Bleichen ist heute unvorstellbar, da es toxisch ist. In afrikanischen Ländern wird auch noch im 21. Jh. die Haut gebleicht. Wer zu „schwarz" ist, hat sozial betrachtet einen schlechteren Status. Deshalb werden in diesen Ländern bis heute allerlei Arten von Bleichmittel unter der Hand verkauft. Gesund für die Haut ist keines davon.

Seit dem Altertum werden allerlei Methoden zur Wundbehandlung angewendet. Mittel wie Tierfette, Honig, Milch, Butter und Eier fanden breite Anwendung. Als Basis von **Wundsalben** finden wir die Bestandteile auch heute noch. Speiseöle, Kartoffeln, Brot, Milch, Äpfel, Zwiebeln, Essig und Terpentin wurden bei Verbrennungen als hilfreich angesehen. Eine Paste aus Leinöl und Kalkwasser wurde bis ins 19 Jh. angerührt und auf die Wunden aufgetragen. Der basische pH-Wert und die schmerzlindernden Eigenschaften gaben der Paste Recht.

Pflanzenwelt

Aloe Vera	Rose
Beinwell	Salbei
Gundelrebe	Sauerkohl-/Sauerkrautsaft
Johanniskrautöl	Teebaum
Kamille	Wegerich
Kartoffel	Zitrone
Lavendel	Zwiebel
Leinöl	

außerdem:

Essig	Joghurt
Heilerde	Murmeltierfett
Honig	Wasser
Hühnerei	

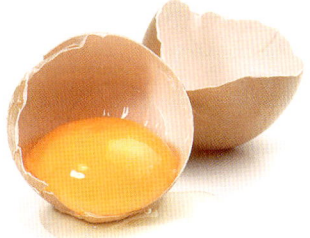

Rezepte

Kaltes Wasser
Kaltes, fließendes Wasser

Bei Sonnenbrand oder Verbrennungen leichten Grades sofort kaltes Wasser über die verletzte Stelle laufen lassen. Die Schwellung wird dadurch reduziert und der Schmerz gelindert.

> **TIPP:** *Ideal ist ein Umschlag mit Eiswürfeln. Dazu immer ein Tuch zwischen Wunde und Eis legen. Die Kompresse gut 15 Minuten anwenden.*

> **TIPP:** *Unterwegs ist es auch hilfreich, eine kalte Getränkeflasche auf die verbrannte Stelle zu halten.*

Rohe Kartoffel
1–2 Kartoffeln, roh

Die Kartoffel raspeln und direkt auf die Verbrennung auflegen. Einwirken lassen, bis die Kartoffel eingetrocknet ist. Danach kühl abwaschen und reinigen.

Sauerkohlverband
100 ml Sauerkohl-/Sauerkrautsaft

Ein sauberes Tuch in Sauerkohlsaft tränken und direkt auf die Verbrennung binden. Den Verband 4-mal täglich frisch wickeln.

TIPP: *Es ist auch wirkungsvoll, den Saft mit etwas Wasser zu verdünnen und mit Honig zu verrühren.*

Honigverband
Honig

Bei leichten Brandverletzungen Honig direkt auftragen und mit einem sauberen Tuch umwickeln. Den Verband täglich wechseln.
Studien belegen jahrhundertealtes Wissen: Honig beschleunigt die Heilung von leichten Brandwunden. Er wirkt antibakteriell und entzieht Keimen das Wasser, sodass diese sich nicht vermehren können und man damit vor einer Entzündung bewahrt wird. Außerdem wird die Narbenbildung verringert und die Wundheilung verbessert. Die Handhabung ist einfach, praktisch und schnell.

TIPP: *Verwenden Sie Bio-Honig. Er sollte in jedem Haushalt vorhanden sein. Wenn nur geringe Mengen benötigt werden, den restlichen Honig kühl und dunkel lagern.*

Der Prophet Mohammed empfahl seinen Anhängern zwei Heilmittel: Honig und den Koran.

Erste-Hilfe-Öl

1 ml ätherisches Rosenöl
1 ml ätherisches Lavendelöl
1 ml ätherisches Teebaumöl
1 ml Biohonig

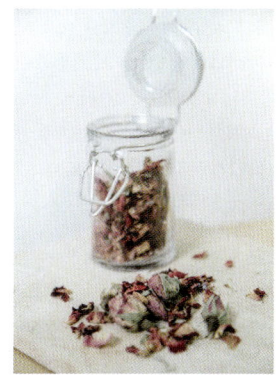

Bei Verbrennungen die angerührte Mischung auftragen und mit einer Gaze/einem sauberen Tuch verbinden. Die Öle können auch mit etwas Speiseöl verdünnt werden. Lavendelöl wirkt besonders regenerationsfördernd und schmerzlindernd.

Rosenblüten

> **TIPP:** *Ätherisches Salbeiöl einrühren.*

Bereits seit 4000 Jahren wird Lavendel genutzt. Die ältesten Aufzeichnungen stammen aus Persien. Das ätherische Öl wurde extra für Heilzwecke destilliert. Es ist eines der wenigen Öle, die direkt auf Wunden aufgetragen werden können.

Eiweiß

1 Eiweiß

Bei Verbrennungen z.B. mit heißem Fett ein Eiweiß zu Schnee aufschlagen, auf der wunden Stelle verteilen und eintrocknen lassen. Es muss nicht abgewaschen werden, da das Eiweiß abblättert.
Der Eischnee unterstützt die Narbenbildung als natürliches Pflaster.

Johanniskrautöl

1 EL Johanniskrautöl

Johanniskrautöl direkt auf die Brandwunde tupfen. Dazu ein sauberes Tuch verwenden.
Es lindert Schmerzen und trägt zu einer narbenfreien Abheilung bei. Es wirkt entzündungshemmend und antibakteriell.

> **TIPP:** *Mit frischen Wattestäbchen lassen sich kleine Brandwunden gut betupfen.*

Apfelessig

200 ml Apfelessig

Ein sauberes Tuch mit Apfelessig tränken und über die Brandwunde wickeln.
Essig wirkt desinfizierend, ist schmerzlindernd und beruhigt die Haut. Bei sofortiger Anwendung bleiben Schwellungen und Bläschen aus.

Joghurt

1 Becher Naturjoghurt

Bei Sonnenbrand die gerötete Stelle mehrmals mit Joghurt abtupfen. Eventuell ein feuchtes Tuch darüberschlagen und eintrocknen lassen. Danach nicht abwischen, sondern nur mit kühlem Wasser reinigen.

> **TIPP:** *Es kann auch saure Sahne/Rahm, Sahne oder saure Milch verwendet werden.*

Beinwellwasser
Einige Blätter Beinwell, frisch
150 ml heißes Wasser

Einen Tee aufsetzen, abseihen und auskühlen lassen. Ein Tuch damit tränken und den Sonnenbrand damit umwickeln.

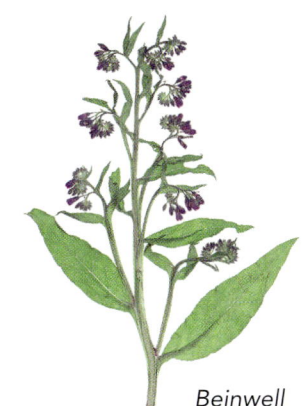

Beinwell

Aloe
2–3 Blätter Aloe Vera, frisch

Die Blätter durchschneiden und den gelartigen Pflanzensaft auf die Brandwunde verteilen.
Er kühlt und beruhigt.

> **TIPP:** *Aloe oder Fette Henne sind hübsche und unkomplizierte Pflanzen für den Innen- oder Außenbereich. Es lohnt sich, sie in Töpfen anzusetzen.*

Kamillenbad
8–10 EL Kamillenblüten
1 l heißes Wasser

Kamille mit heißem Wasser überbrühen und ziehen lassen. Den Tee in das Badewasser geben. Dieses sollte nicht zu heiß sein. Bei großflächigem Sonnenbrand ein Bad in Kamille nehmen, denn sie beruhigt die gereizte Haut, ist leicht schmerzstillend und fördert die Wundheilung.

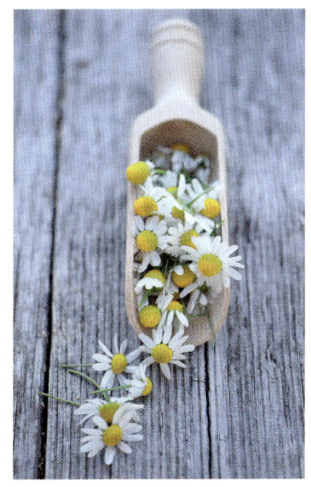

Kamillenblüten

Insektenstiche

Die Flöhe und die Wanzen
Gehören auch zum Ganzen.
Johann Wolfgang von Goethe

Info

Stechmücken sind in erster Linie in der Dämmerung aktiv. Sie stechen bevorzugt in dünne, gut durchblutete Hautareale ohne Haarwuchs. Die winzigen Blutsauger sondern mit ihrem Sekret lokal betäubende und gerinnungshemmende Stoffe in die Haut ab. **Spontanreaktionen** wie Rötungen und Juckreiz treten nach kurzer Zeit auf. Die sogenannte immunologische **Spätreaktion** erfolgt erst nach einigen Stunden. Die Haut schwillt dabei um die Einstichstelle an, juckt, ist gerötet und schmerzt. Die darauf folgende Histaminausschüttung, die entzündungshemmend wirkt, führt zur Bildung von Quaddeln.

> **VORSICHT:** *Der Juckreiz wird durch Kratzen verstärkt und Schwellungen werden verschlimmert. Zusätzlich können dadurch Schmutz und Keime in die Wunde gelangen, wodurch eine bakterielle Infektion ausgelöst werden kann.*

Insekten können zum Leidwesen der Menschen **Krankheiten** wie FSME und Borreliose **übertragen**. Nicht nur Zecken, sondern auch Stechfliegen und Stechmücken, Bremsen, Sandfliegen und Flöhe übertragen Borrelien. Hier ist Vorsicht geboten. Bei einer sogenannten Wanderröte um den Einstich/Biss muss sofort ein Arzt aufgesucht werden.
Typische Einstiche oder Bisse von Ameisen, Spinnen, Zecken, Flöhen und Käfern können hingegen mit Mutter Natur beruhigt werden. Wesentlich ist das rasche Handeln. Erfolgt ein Stich, sollte sofort im Freien nach einer Lösung gesucht werden. Als bestes Mittel gilt der **Spitzwegerich**. Sofern der Blutsauger sich daheim an einem vergreift, finden sich im Küchenkasten nützliche Therapeutika: Essig, Zitronensaft, Kartoffel u.v.m. Es gilt: Je eher die Schwellung unterbunden wird, desto geringer fällt der Juckreiz aus.

Geschichte

Schon die Gletschermumie **Ötzi** beherbergte zwei **Menschenflöhe** in ihrer Kleidung. Parasiten begleiten die Menschen also bereits seit über 5000 Jahren. Während der Renaissance schickte es sich, Mäntel und Jacken mit Mader-, Nerz- oder Iltisfell zu tragen, das außen angebracht war. Es sollte verhindern, dass Flöhe und Co unter den Mantel gelangen und beißen.

Bienenstiche sind zwar schmerzvoll, waren aber nicht immer unerwünscht. Den Stich setzten Ärzte von der Antike bis zum Mittelalter erfolgreich bei **Gelenkschmerzen** ein. Das Bienengift galt als Heilmittel bei Gicht und Arthrose. Dazu wurden unterschiedliche Techniken angewandt. Der Betroffene beschmierte sich mit Honig und wartete auf Bienen. Kamen diese angeflogen, wurde ein Tuch darübergeworfen in der Hoffnung, sie würden rund um das Gelenk stechen. Auch das Entnehmen einer einzelnen Biene aus dem Stock mithilfe einer Pinzette war üblich. Die Biene wurde an das wunde Gelenk gehalten und zum Stechen gereizt. Man mag es kaum glauben, aber rheumatische Beschwerden bessern sich nach mehrmaligen Wiederholungen tatsächlich. Der Stich führt nämlich zu einer erhöhten Durchblutung im Gelenk und über etliche Stoffwechselschritte zu einer körpereigenen Cortison-Ausschüttung.

Pflanzenwelt

Basilikum
Braunelle
Gänseblümchen
Gewürznelke
Kartoffel
Knoblauch
Kohl
Lavendel

Lorbeer
Majoran
Petersilie
Spitzwegerich
Zitrone
Zitronenmelisse
Zwiebel

außerdem:
Eiswürfel
Erde
Essig
Lehm

Papiersack
Spucke
Wasser
Zucker

Rezepte

Spitzwegerichkompresse

3–5 Blätter Spitzwegerich

In der freien Natur ist Spitzwegerich stets zu Diensten. Einige junge Blätter etwas „ankauen" oder zerdrücken, sodass der Presssaft frei wird und Enzyme aktiviert werden, dann wie ein Pflaster auf den Insektenstich legen.
Hemmt Juckreiz und Schwellung. Zudem wirkt der Inhaltsstoff Aucubin antibiotisch.

Spitzwegerichtinktur

20 Blätter Spitzwegerich
100 ml Korn, 38 %

Die Blätter grob schneiden, in ein verschraubbares Glas geben und mit Korn aufgießen. Verschlossen 2–4 Wochen im Sonnenlicht ziehen lassen. Filtern und in einer dunklen Flasche aufbewahren. Bei Bedarf mit einigen Tropfen den Insektenstich säubern. Der Juckreiz ist sofort bekämpft.

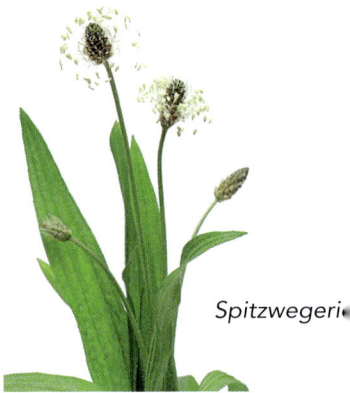

Spitzwegeri

> **TIPP:** *Korn gilt als neutraler Standardalkohol. Rum, Gin oder Wodka wirken ebenso gut. Je nachdem, ob unliebsame Mitbringsel aus der Schnapsbar einem neuen Zweck zugeführt werden sollen, können auch sie verwendet werden.*

Zucker

1 Würfelzucker

Sofort nach dem Insektenstich einen Würfelzucker anfeuchten und auf den Einstich halten. Die osmotische Wirkung von Zucker soll das Sekret binden.

Essig/Zitrone

½ TL Essig oder Zitronensaft

Essig oder Zitrone auf ein Tuch träufeln und kurz auf den Einstich halten. Das lindert Juckreiz und unterbindet mögliche Infektionen.

Plinius Secundus (23–79 n. Chr.) schreibt im „Naturalis historiae", einem der ältesten Standardwerke auf dem Gebiet der Naturheilkunde: „Essig zusammen mit Basilikum könne Insektenstiche heilen."

Eiswürfel

1 Eiswürfel

Eiswürfel auflegen und etwas halten.
Kälte reduziert Schwellungen. Sie verengt die Blutgefäße, mindert die Ausschüttung von juckreizfördernden Substanzen und damit auch etwaige Entzündungsprozesse.

Melissenblätter

3–5 Melissenblätter

Frische Blätter auf den Einstich legen, um das Hautareal zu beruhigen.
Melissenöl, das sich in den kleinen Vakuolen der Blätter befindet, hat zudem antibakterielle Wirkung.

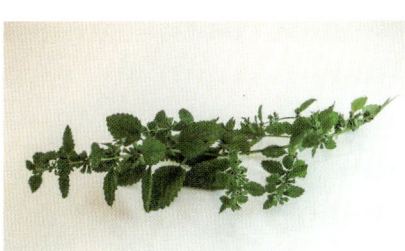

Melisse

> **TIPP:** *Beliebige aromatische Küchenkräuter, die Sie zur Hand haben, mit den Fingern zerreiben, denn deren ätherische Öle bewirken eine Beruhigung der Einstichstelle und verhindern eine Infektion.*

Tonerde-/Lehmumschlag
½ TL Tonerde/Lehm

Lehm befeuchten und auf den Einstich auftragen. Warten, bis er aushärtet und abfällt.
Diese Methode wirkt vielleicht etwas schmutzig, hilft aber gegen den Juckreiz, zieht das Sekret und hemmt eine sich bildende Schwellung.

Zwiebelauflage
½ Zwiebel

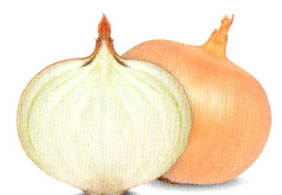

Zwiebel aufschneiden und die frische Schnittflä-che auf den Einstich halten.
Der Zwiebelsaft reinigt und hemmt den Juckreiz. Er ist basisch und verhindert stärkeres Anschwel-len.

Speichel
Betupfen Sie den Insektenstich bevorzugt mit dem eigenen Speichel. Er gilt als altes Heilmittel gegen Juckreiz.

Kartoffel
1 Kartoffel

Eine rohe, geriebene Kartoffel auf den Einstich legen.
Sie beruhigt, kühlt und schützt das Hautareal. Die Kartoffel ist basisch und zieht das Insektengift.

TIPP: *Kartoffel reiben, mit Essig und geschnittener Zwiebel eine Paste anrüh-ren und auftragen.*

Gänseblümchenblatt

Ein frisches Blatt zwischen den Fingern andrücken und auf die Einstichstelle legen.

Die Blätter des Gänseblümchens dienen als Liebesbote „Sie liebt mich, sie liebt mich nicht…" und stehen symbolisch für das ewige Leben.

Lorbeeröl-Schale

5–8 Tr ätherisches Lorbeeröl
1 Schale mit Wasser

Das ätherische Öl in das Wasser träufeln und in den Schlafraum stellen. Der Duft soll den Raum frei von lästigen Blutsaugern halten. Diese Methode ist ideal für das Kinderzimmer.

Nelken-Igel

20 Gewürznelken, getrocknet
1 Zitrone

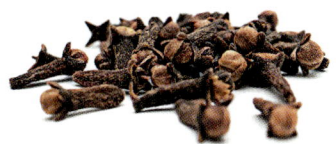

Die Nelken werden in die Zitrone gesteckt und auf den Gartentisch zum Fernhalten lästiger Mücken gelegt.

Gewürznelken

Wespenschreck

1 Papiersack

Der Papiersack sollte die Größe einer Einkaufstasche haben. Er wird etwas aufgeplustert in die Nähe des Sitzplatzes am Balkon oder im Garten gehängt. Er gaukelt den Wespen ein „fremdes Nest" vor, sodass sie den Anflug in diese vermeintlich fremde Region unterlassen.

Ekzeme & Neurodermitis

Flechten, Flechten* scheret euch!
Meine Hände jagen euch,
sie jagen euch bei Tag und Nacht,
drum Flechten, Flechten, Flechten,
scheret euch von mir weg!

*Anmerkung: Hauterkrankungen durch Pilzbefall galten im Mittelalter als Flechten.

Info

Die Haut ist nicht nur unser größtes Organ, sondern sie ist auch das größte Sinnesorgan. Als Hülle und Abgrenzung nach außen bewahrt sie die anderen Organe außerdem vor Druck, Stoß, Kälte, Hitze sowie dem Eindringen von Erregern und Chemikalien. Der **Säureschutzmantel**, eine Art Film auf der Haut, hat eine besonders wichtige Funktion. Er hält Keime davon ab, in die Haut einzudringen.

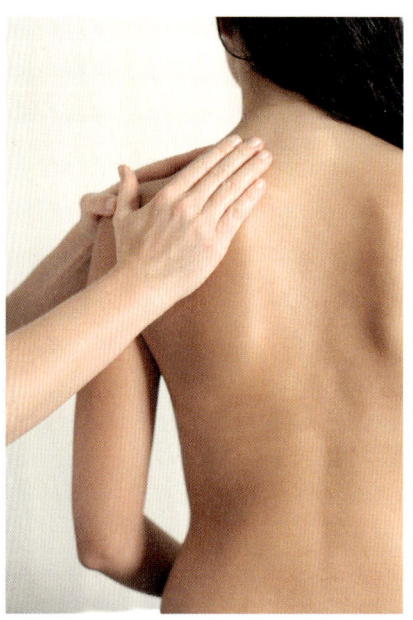

Sein pH-Wert liegt bei ca. 4 bis 5,5. Er ist also leicht sauer. Der Säureschutzmantel setzt sich aus Schweiß und Talg zusammen. Die Haut reagiert auf unterschiedliche negative Einflüsse (Strahlen, Temperaturunterschiede, Seifen, Laugen). Seifen sind aufgrund ihres alkalischen pH-Wertes nicht für mehrmaliges Reinigen geeignet. Sie verletzen den natürlichen Schutzfilm der Haut, wodurch sich Rötungen bilden können. Sind kleine Verletzungen wie Risse in der Oberhaut vorhanden, gelangen Erreger in die Haut, was unangenehmerweise Entzündungen nach sich ziehen kann.

Unter **Ekzemen** verstehen wir entzündliche Hautveränderungen, die nicht ansteckend sind. Typische Merkmale eines akuten Schubs sind Rötungen, Schwellungen,

Bläschen, Krusten, Risse und vor allem Juckreiz. Die Haut nässt zudem und bildet Ödeme. Kratzen kann dazu führen, dass Keime in die Haut eindringen, sich die Stelle entzündet und das Ekzem noch länger braucht, bis es verheilt. Bei Ekzemen empfiehlt es sich, Reinigungsmittel und Lotionen mit neutralem pH-Wert zu verwenden. Rückfettende Mittel können die Haut beim Waschvorgang schonen. Allergische Kontaktekzeme sind mitunter eine der häufigsten Hauterkrankungen. Sie werden unter anderem ausgelöst durch Gummi, Nickel, Konservierungsstoffe, Sulfonamide oder Terpentin.

Neurodermitis betrifft viele Menschen. Als atopisches Ekzem manifestiert sie sich im Kleinkindalter und führt zu schlimmem Juckreiz auf großen Hautarealen (Arme, Beine, Nacken). Bis zu 20 % der Kleinkinder können ab dem ersten Lebensjahr betroffen sein, bei den Erwachsenen sinkt die Rate auf 1–3 %. Es bleibt jedoch eine trockene Haut zurück, die leicht gereizt werden kann, da ihre Schutzfähigkeit auf ein Minimum geschrumpft ist. Schübe flammen meist wahllos auf, besonders gerne jedoch bei Wetterwechsel (Herbst/Frühling).

Geschichte

Im 14. Jh. umfasste der Begriff **„Aussatz"** alle erdenklichen Hauterkrankungen wie Schuppenflechte, Akne, Lepra, Pestbeulen und Ekzeme. Sofern jemand als Folge einer Hauterkrankung entstellt war, wurde er aufgrund der Bestimmungen des Konzils aus der Gesellschaft ausgeschlossen. Aussätzige mussten einen Umhang mit einem Glöckchen tragen, der den gesamten Körper verhüllte und die Mitmenschen akustisch warnte. Mitbürger mit sichtbaren Narben wurden als lebende Tote betrachtet. Dementsprechend mussten die Entstellten mit allen Tricks ihre Krankheitsbilder geheim halten. Zur damaligen Zeit wurde die Hautkrankheit als göttliche Strafe für ein sündiges Leben gesehen. Der Betroffene musste Buße tun, um seine Seele zu reinigen, bevor er starb.

Pflanzenwelt

Ballonrebe

Birke

Bittersüßer Nachtschatten

Braunwurz

Eberwurz

Frauenmantel

Hauswurz

Johanniskraut

Kamille
Käsepappel
Knöterich
Lavendel
Ringelblume
Rosskastanie

Salbei
Schafgarbe
Spitzwegerich
Thymian
Vogelmiere

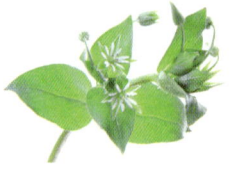

Vogelmiere

gegen Entzündungen:
Eichenrinde
Heilerde
Odermennig
Propolis
Taubnessel

Teeblätter
Walnussblätter
Zauberstrauchblät-
ter und -rinde

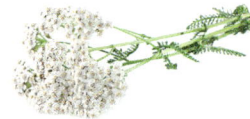

Schafgarbe

bei nässendem Ekzem:
Eichenrinde
Haferstroh
Hauhechel

Kamille
Ringelblume
Zaubernuss

bei trockenem Ekzem:
Ballonrebe
Eberwurz
Ehrenpreis
Honig
Kamille

Leinsamen
Öle wie Nachtkerzenöl, Olivenöl,
Johanniskrautöl
Ringelblume

gegen Juckreiz:
Heilerde
Milch
Spitzwegerich

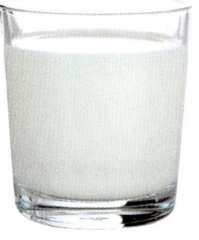

Rezepte

Spitzwegerichtinktur

1 Handvoll Spitzwegerich, frisch
150 ml Korn, 38 %

Spitzwegerich in Korn für 3–8 Wochen einlegen, dann abseihen. Bei Juckreiz die Tinktur auf die schmerzende Stelle auftragen. Sofern die Haut zu trocken ist, mit neutralem Öl zusätzlich einölen.

> **TIPP:** *Idealerweise ein reizlinderndes und entzündungshemmendes Öl wie Johanniskrautöl oder Nachtkerzenöl verwenden.*

Salbe aus dem **Bittersüßen Nachtschatten**

1 Handvoll Bittersüßer Nachtschatten
Olivenöl
Korn, 38 %
2 g Bienenwachs

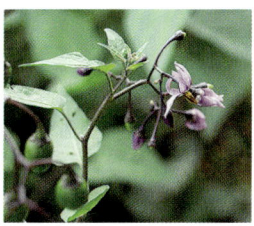

Bittersüßer Nachtschatten

1 Handvoll Bittersüßer Nachtschatten mit Olivenöl bedecken und 1 TL Bittersüßer Nachtschatten in so viel Korn ansetzen, dass die Pflanze bedeckt ist. Beide Auszüge für einige Wochen stehen lassen, abseihen.
Bienenwachs mit 30 ml vom Ölauszug im Wasserbad wärmen. 10 Tropfen Kornauszug im Wasserbad auf dieselbe Temperatur bringen. Sobald das Wachs geschmolzen ist, die Tinktur in das Öl einrühren. In saubere Salbendosen abfüllen und beschriften. Bei chronischen Hautleiden wie Ekzemen oder Neurodermitis lokal auftragen.
Bittersüßer Nachtschatten gilt als gut untersucht. Er hat immunsuppressive, cortisonähnliche, entzündungshemmende und juckreizmindernde Wirkung.

> **VORSICHT:** *Die Pflanze hat giftige Bestandteile. Wer mit der Naturheilkunde nicht vertraut ist, sollte sich die Salbe in der Apotheke anrühren lassen.*

Käsepappeltee

1 TL Käsepappel
200 ml heißes Wasser

Käsepappel mit heißem Wasser überbrühen und ziehen lassen. Mit diesem Tee juckende und wunde Stellen waschen. Käsepappel unterstützt die Heilung kleinflächiger und oberflächlicher Hautentzündungen, sie ist reizmildernd und wundheilend.

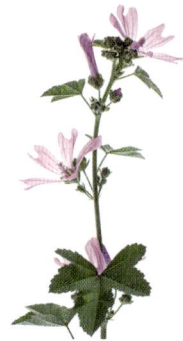

Käsepappel

Milchkompresse

100 ml eiskalte Milch

Ein Tuch in eiskalte Milch tauchen und auf die juckende Stelle binden. Bei Hautproblemen war der Einsatz von Stutenmilch verbreitet.

> **TIPP:** *Stutenmilch kann als Kur getrunken werden und wird in der Volksmedizin erfolgreich bei Neurodermitis verwendet.*

Hauswurzsaft

1–2 Blätter Hauswurz, frisch

Die Blätter der Hauswurz aufschneiden und den austretenden gallertigen Pflanzensaft direkt auf die betroffenen Stellen auftragen. Er lindert Schmerz und Juckreiz.

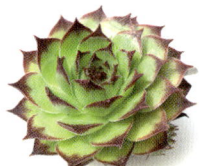

Hauswurz

> **TIPP:** *Frische Blätter eignen sich darüber hinaus zur Behandlung von Schnitt- und Schürfwunden sowie Hühneraugen.*

„Zerquetschte Hauswurz auf Wunden, brandige und hitzige Stellen, auf Quetschungen, Verrenkungen und Krampfbeine aufgelegt, benimmt sofort den Schmerz." Kräuterpfarrer Johann Künzle (1911)

Dachsfett und Arnikatinktur

1 TL Arnikatinktur
1 EL Dachsfett

Die wunde Stelle mit Arnikatinktur reinigen und dann mit Dachsfett einreiben. Dachsfett wird cortisonähnliche Wirkung nachgesagt, die den Heilungsprozess der verletzten Hautstruktur anregt.

> **TIPP:** *Statt des Dachsfetts eignet sich auch Murmeltiersalbe. Ideal ist es, wenn darin Ringelblumen ausgezogen werden und eine Salbe mit Bienenwachs angerührt wird: Dazu 30 g Murmeltierfett mit 2 EL Ringelblumen über Nacht an einem warmen Platz stehen lassen, am nächsten Tag mit 2 g Bienenwachs verrühren.*

Im Mittelalter wurde Steinmehl von den Kirchenmauern gekratzt und mit Dachsfett zu einer Salbe gegen Geschwüre, Ausschläge und Pestbeulen angerührt.

Eberwurz-Essig

2 EL Eberwurz
100 ml Essig

Die Wurzel fein schneiden und in Essig aufkochen. Der Sud ist hilfreich bei Waschungen gegen Flechten, Ekzeme und Krätze.

> **VORSICHT:** *Eberwurz muss in der Apotheke besorgt werden, da die Pflanze streng geschützt ist.*

Braunwurzumschlag

1–2 TL Braunwurz
250 ml kaltes Wasser

Braunwurz über Nacht kalt ansetzen. Am folgenden Tag kurz erhitzen und 15 Minuten zugedeckt ziehen lassen. Bei Kleinstkindern mit Milchschorf und Windelekzem bzw. beginnender Neurodermitis auf die wunde Stelle ein mit Braunwurztee getränktes Tuch auflegen.

Heilerde-Honig-Paste

1 EL Heilerde
½ TL Honig
3 Tr Propolis

Die Zutaten zu einer zähflüssigen Paste verrühren, auf die gerötete Haut auftragen und für 20 Minuten einziehen lassen. Mit warmem Wasser abspülen und trocken tupfen. Die Behandlung kann täglich durchgeführt werden und macht eine weiche und geschmeidige Haut.
Propolis wirkt antiviral und antibakteriell und somit entzündungshemmend. Heilerde lindert den Juckreiz bei Neurodermitis, verhindert die Schuppenbildung und befreit durch ihre feine kristalline Struktur die oberste Schicht der Haut von Unreinheiten.

Leinsamen

2 EL Leinsamen
100 ml warmes Wasser

Leinsamen mit warmem Wasser zustellen und gut 10 Minuten ziehen lassen. Es bildet sich dank des hohen Anteils an Quellstoffen und essentiellen Fettsäuren im Leinsamen eine zähflüssige und gallertige Masse, die sich gut auf die Haut auftragen lässt. 20 Minuten auf der Haut belassen, dann mit lauwarmem Wasser abspülen.

Hildegard von Bingen empfahl Leinsamen schon 1100 n. Chr. als Therapeutikum mit schmerzstillenden, entzündungshemmenden und aufweichenden Eigenschaften. Sie verordnete Umschläge mit gemahlenem Leinsamenschrot gegen Gelenkentzündungen, Geschwüre, Ekzeme, bei Furunkeln und bei Akne.

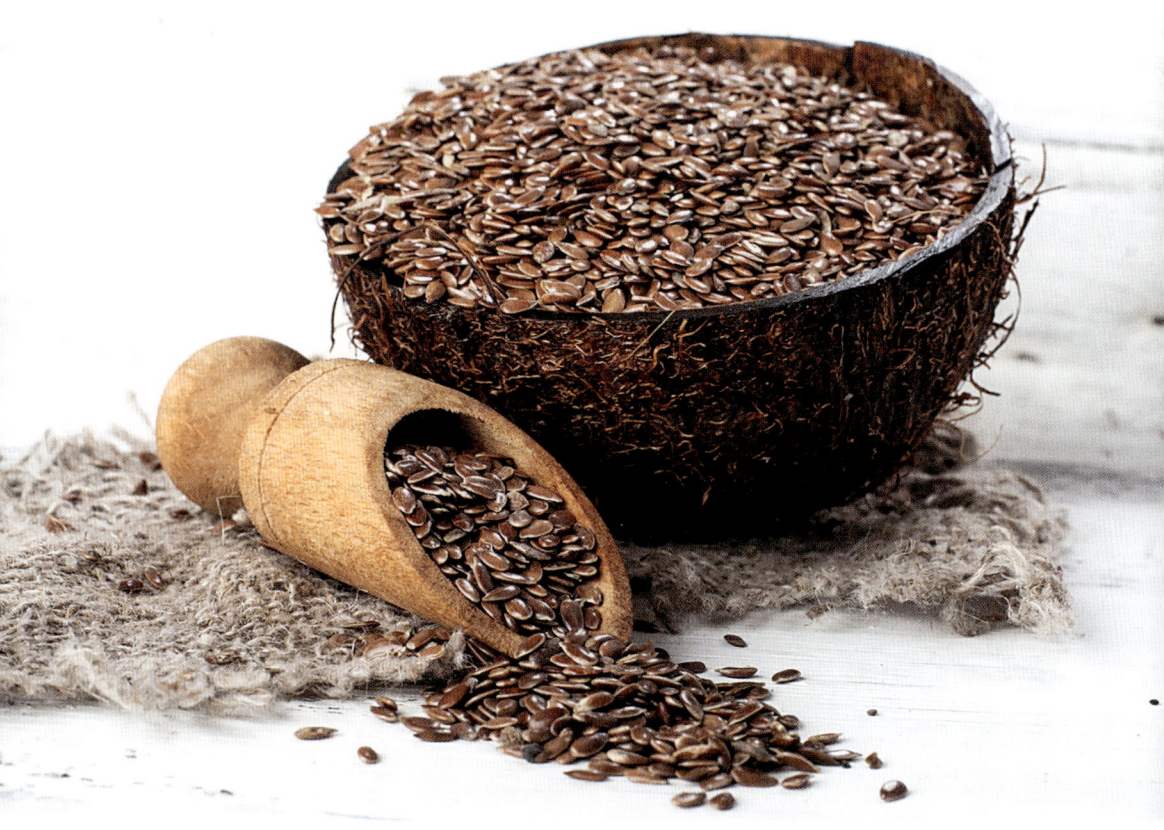

Schwitzen & Schweißfuß

Stopfst du dir Haferflocken in die Socken, bleiben deine Schweißfüss' trocken.

Im Juli will der Bauer lieber schwitzen als untätig hinterm Ofen sitzen.
Juli heiß, lohnt Müh und Schweiß.

Info

Über den Körper verteilt hat der Mensch etwa 3 Millionen Schweißdrüsen. Sie dienen der **Wärmeregulation**. Während ein Teil der Schweißdrüsen ein Sekret mit dem Hauptbestandteil Wasser ausscheidet, produzieren Drüsen in den Achseln, im Genitalbereich und an den Brustwarzen ein milchiges Sekret. Dieses enthält einen höheren Anteil an Eiweiß und Fetten. Es dient als **Futter für Hautbakterien**. Sie zersetzen Fette und Eiweiß, wodurch ein unangenehmer, für uns bemerkbarer Geruch, verursacht durch Thioalkohole, frei wird. Diese Substanz produzieren übrigens auch Stinktiere. Grundsätzlich sind Ausscheidungsflüssigkeiten, darunter auch der Schweiß, geruchlos.

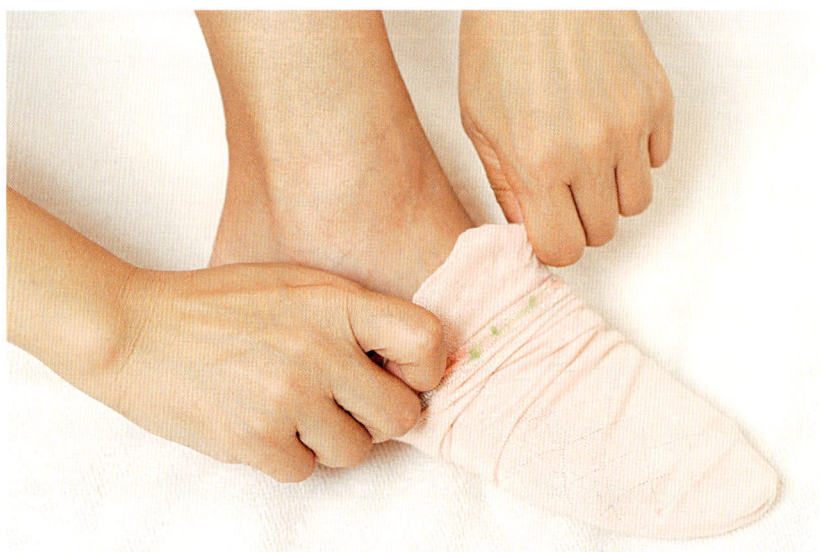

Über den Tag verlieren wir ca. einen Liter Schweiß im Ruhezustand und können bis zu acht Liter bei absoluter Höchstleistung abgeben. Durch die Verdunstung des Wassers entsteht ein Kühlungseffekt, wodurch die Körpertemperatur geregelt wird.

Kontinuierliches Schwitzen an den Füßen weicht die Hornschicht auf. Ein feucht-warmes Klima am Fuß lässt **Pilz- und Bakterienwachstum** explodieren. Besonders zwischen den Zehen und unter den Nägeln kommt es zu bakteriellen Zersetzungsprozessen mit einer markanten **Geruchsbelästigung**. Es riecht nach Käse und zersetztem Schweiß, es juckt und die betroffene Person darf auf Besuch ihre Schuhe nicht ausziehen.

Nicht zu vergessen ist das Schwitzen in den Wechseljahren. Frauen leiden individuell unter **Hitzewallungen und Nachtschweiß**. Es wird vermutet, dass dies einen unregelmäßigen Hormonspiegel wie das Absinken des Östrogenspiegels zur Ursache hat. Hitzewallungen dauern zwar nicht lange, belasten die betroffene Dame aber ungemein.

Geschichte

Über die Jahrhunderte änderte sich die Beziehung zur Körperhygiene. Während sich die alten Römer in Bädern trafen und Körperhygiene für sie von großer Wichtigkeit war, übertünchte man einige Jahrhunderte später die Ausdünstung mit Parfums aller Art, wechselte das Hemd einmal in der Woche und streute Puder ins fettige Haar.

Erst vor 100 Jahren wurden die ersten Deosprays für heikle Zonen entwickelt, um etwaige persönliche Duftnoten zu kaschieren. Aluminiumsulfat startete damit seinen Siegeszug.

Pflanzenwelt

Eichenrinde	Salbei
Huflattich	Spitzwegerich
Kamille	Tausendgüldenkraut
Lavendel	Walnussblätter
Liebstöckel	Weidenrinde
Pfefferminze	Zitrone

außerdem:
Essig
Natron
Salz

Rezepte

Pfefferminz-Waschung

1 Handvoll Pfefferminze
2 l heißes Wasser

Die Minze mit heißem Wasser überbrühen, zugedeckt auskühlen lassen und abseihen. Mit dem kalten Sud den Körper abwaschen.
Menthole kühlen den Körper auf sanfte Weise. Diese Waschung hilft sehr gut bei Nachtschweiß.

> **TIPP:** *Zusätzlich vor der Bettruhe eine Tasse heißen Pfefferminztee trinken.*

Die Minze ist seit jeher eine der am vielfältigsten genutzten Heilpflanzen in Europa und im Nahen Osten. In Ägypten legte man sie den Pharaonen mit ins Grab. Sie diente als schützende Pflanze für die Reise nach dem Leben.
Römer verteilten Minze am Boden, um die Gästeschar durch den Duft zum opulenten Essen anzuregen. Der römische Schriftsteller Plinius (24–79 n. Chr.) schildert, dass man auch bei Trinkgelagen Kränze aus Minze am Kopf trug. Man hoffte, so den „Kater" am folgenden Tag zu vermeiden.

Salbeitee

1 TL Salbei
150 ml heißes Wasser

Salbei mit heißem Wasser überbrühen und ziehen lassen. Den Tee kalt stellen. Bei Nachtschweiß 1½ Stunden vor der Bettruhe den kühlen Tee schluckweise trinken. Bei Wallungen, die hauptsächlich im Wechsel auftreten, täglich 2–3 Tassen Salbeitee trinken. Salbei enthält nicht nur Gerbstoffe, die die Schweißdrüsen zusammenziehen und entzündungshemmend wirken, sondern auch Bitterstoffe und ätherische Öle (Thujon, Cineol und Kampfer), die eine schweißhemmende und antibakterielle Wirkung haben.

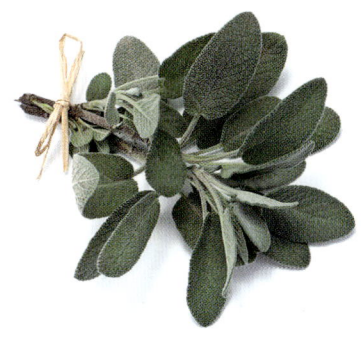

Salbei

Deocreme
10 EL Kokosöl
½ Tasse Natron
½ Tasse Stärke
50 Tr ätherisches Salbeiöl

Kokosöl leicht erwärmen und mit den restlichen Zutaten verrühren. Diese Deocreme ist ein Garant gegen Geruchs- und Schweißbildung.

Anti-Nachtschweiß-Tee
1 TL Zinnkraut
1 TL Hagebutte
1 TL Pfefferminz
2 TL Salbei
½ TL Tausendgüldenkraut
250 ml heißes Wasser

Die Kräuter mischen und davon 2 TL mit heißem Wasser zu einem Tee aufkochen. Diesen am Abend vor dem Schlafengehen trinken.
Tausendgüldenkraut zeichnet sich durch seine Bitterstoffe aus, die von Vorteil gegen das Schwitzen, jedoch im Geschmack dominant bitter sind. Pfefferminze wirkt durch seine Menthole erfrischend und rundet den Geschmack ab.

Klimakterium-Tee

1 TL Hopfen
1 TL Ysop
1 TL Beifuß
1 TL Salbei
200 ml heißes Wasser

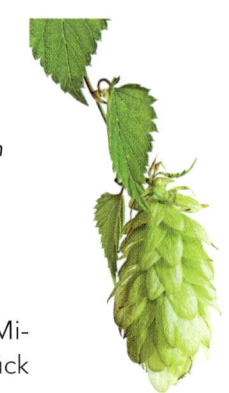

Hopfen

1 TL der Kräutermischung mit heißem Wasser aufgießen, 15 Minuten ziehen lassen und gekühlt eine Stunde vor dem Frühstück trinken. Den Tee über 4 Wochen trinken.

Eichenrindenauszug

500 g Eichenrinde
2 l kaltes Wasser

Eichenrinde in kaltem Wasser langsam aufkochen und gut 15 Minuten auskochen. Abgeseiht in Flaschen in den Kühlschrank stellen. Täglich 2-mal Hände und Füße damit waschen, ein Fußbad nehmen oder einen Wickel anlegen. Die Gerbstoffe der Eichenrinde wirken zusammenziehend und unterdrücken die Geruchsbildung.

> **TIPP:** *Walnussblätter dienen als guter Ersatz. Auch sie enthalten Gerbstoffe.*

Spitzwegerich-Socken

1 Handvoll Spitzwegerichblätter, frisch
1 Paar Socken

Die Blätter über Nacht in die Socken gelegt tragen.
Durch dieses alte volksmedizinische Rezept gegen Schweißfüße werden Juckreiz und Infektionen unterbunden.

> **VORSICHT:** *Spitzwegerich färbt die Füße grünbraun.*

Liebstöckel-Fußbad

1 Handvoll Liebstöckel
400 ml heißes Wasser

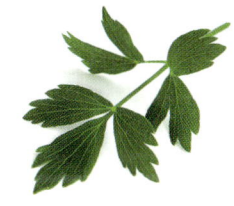

Liebstöckel mit heißem Wasser überbrühen und ziehen lassen.
Abseihen und die Füße darin für einige Minuten baden.

Liebstöckel

> **TIPP:** *Weidenrinde und Lavendel helfen auch gut gegen Schweißfüße.*

Natron

1 EL Natronpulver

Das Pulver nach dem morgendlichen Waschvorgang unter die Achseln pudern
oder in die Socken streuen.

Für Fußbäder 1 EL Natron in 5 l lauwarmem Wasser auflösen und die Füße bis
zu einer Stunde darin baden. Natron wirkt geruchsmildernd bei Schweißfüßen.

> **TIPP:** *Natron in den Weichspülerkasten der Waschmaschine streuen, wenn
> die Socken im Waschvorgang sind.*

Natürliches Deo

3 TL Natron
100 ml destilliertes Wasser
3 Tr ätherisches Salbeiöl

Natron im destillierten Wasser auflösen, in eine Sprühflasche geben, 3 Tropfen
ätherisches Salbeiöl dazugeben und alles zusammen durchschütteln.

Fußbad mit Senfmehl
2 EL Senfmehl
1 EL Kümmel
1 ½ l Wasser

Senfmehl und Kümmel im Wasser aufkochen, einige Minuten ziehen lassen und abseihen. Die Füße darin 10–15 Minuten lang baden.

Salzlösung
2 EL Salz
500 ml lauwarmes Wasser

Salz im lauwarmen Wasser auflösen und die Schweißfüße darin für einige Minuten baden.

Saurer Tee
1 TL Huflattichblätter
1 TL Zitronensaft oder Essig
200 ml heißes Wasser

Mit dem Huflattich einen Tee aufsetzen und 5 Minuten köcheln lassen. Abseihen und mit Zitronensaft oder Essig vermengen. Damit die Achseln oder Füße waschen.

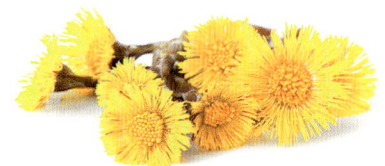

Huflattich

Warzen & Hühneraugen

Des Lebens Freuden sind vergänglich.
Das Hühnerauge bleibt empfänglich,
wie dies sich äußert, ist bekannt,
krumm wird das Bein und krumm die Hand.
Wilhelm Busch

Kein Hühnerauge sticht und brennt,
was ihn nicht seinen Vater nennt.
Wilhelm Busch

Die über ihre Hühneraugen jammern, reden intensiver über sich
als die Lobenden eines Goethe-Gedichts.

Info

Hühneraugen und **Warzen** sind zwei Paar Schuhe, auch wenn sie dem Betroffenen an denselben Stellen Schmerzen zufügen. Ein Hühnerauge (Clavus, Krähenauge) ist eine rundliche, scharf abgegrenzte Verdickung der Haut im Bereich der Zehen, der Fußsohle, des Fußrückens oder der Ferse. Erkennbar an einer glatten Oberfläche und einem mittigen Hornhautkegel, der sich schmerzvoll in die Tiefe des Gewebes drängt, entsteht das Hühnerauge vorwiegend durch zu enge Schuhe, also durch **Druck und Reibung** an einer Stelle. Es kommt folglich zu einer Hornhautverdickung. Das Hühnerauge macht sich durch einen intensiven **Druckschmerz** bemerkbar.

Warzen wachsen hingegen nach oben/außen und sind somit sofort als Erhebung wahrnehmbar. Sie bilden kein Zentrum mit einem durchscheinenden Kern. Wenn sie schmerzen, dann in Form von **Juckreiz**. Warzen entstehen nicht mechanisch, sondern **viral**. Eine Infektion führt zur Veränderung der Haut und zum Entstehungsbild der Warze. Warzen sind gutartig aber ansteckend und wechseln bevorzugt in Turnsälen den Träger.

Geschichte

Marcellus Empiricus (400 n. Chr.) war im alten Rom als kaiserlicher Beamter tätig. In seinen Niederschriften empfahl er bei Hühneraugen folgendes Mittel: die mit Öl vermischte Asche des verbrannten Schuhes, durch den es entstanden ist, auf das Hühnerauge zu legen. In öffentlichen Badebereichen wie Saunen, Schwimmbädern und Duschen wurde das Tragen von Sandalen eingeführt, um sich eine Ansteckung mit Warzen zu ersparen.

Pflanzenwelt

Aloe Vera
Bärlauch
Efeu
Hauswurz
Knoblauch
Löwenzahn
Meerrettich

Rizinus
Scharbockskraut
Schöllkraut
Sonnentau
Thuja
Zwiebel

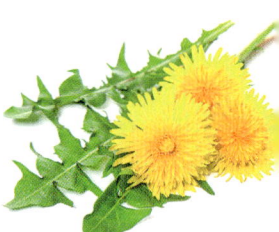

Löwenzahn

außerdem:
Propolis
Puderzucker
Salz

Schwedenbitter
Speichel

Rezepte

Meerrettichscheibenauflage
1 Meerrettich, frisch

Meerrettich in Scheiben schneiden und auf die Warze legen.

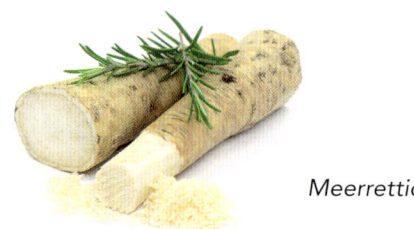

Meerrettich

Schöllkrautsaft
Schöllkraut, frisch

Den Stängel abbrechen und die austretende gelbe Flüssigkeit auf die Warze träufeln. Eintrocknen lassen und mit lauwarmem Wasser reinigen. Vorgang 2–3-mal täglich für 15 Tage wiederholen.

Schöllkaut wird im Volksmund auch Warzenkraut genannt. Dem Glauben nach sollte das Beträufeln der Warze bei Vollmond anfangen und die Warze bis zum nächsten Neumond jeden Tag mit frischem Saft versorgt werden. Danach sollte sie verschwunden sein.

> **TIPP:** *Statt Schöllkraut eignet sich auch Löwenzahn, Bärlauch oder Zypressen-Wolfsmilch.*

Paracelsus hat das Schöllkraut in seiner Signaturenlehre der Leber und der Galle zugeschrieben. Der gelbe Saft im Kraut stand für die gelben Säfte der Galle. Der 1520 in Zeelang an Malaria erkrankte Albrecht Dürer nutzte angeblich das Warzenkraut, da seine Leber schwer beeinträchtigt war. Er dürfte dieser Pflanze dankbar gewesen sein, denn eines seiner Meisterwerke, das „Schöllkraut", hängt heute in Wien in der Albertina.

Schwedenbitter
1 EL Schwedenbitter

Schwedenbitter 2–3-mal am Tag auf die Warze bzw. das Hühnerauge träufeln.

Die Tinktur besteht aus 10–20 unterschiedlichen Heilkräutern. Früher hatte jeder Haushalt seine eigene Mixtur. Primär sind Kräuter mit hohem Anteil an Gerbstoffen und Bitterstoffen enthalten. Den bitteren Geschmack kennt der eine oder andere noch, wenn ihm etwas im Magen lag. Schwedenkräuter gelten seit dem Mittelalter als Universalmittel gegen diverse Leiden.

Zwiebelsaft
½ Zwiebel
1 EL Salz

Die Zwiebel wird ausgehöhlt, das Salz hineingefüllt und in der Sonne stehen gelassen, bis sich ein Saft bildet. Diesen mehrmals am Tag auf die Warze tupfen.
Zwiebel wirkt leicht antibakteriell und antiviral. Das Salz hemmt das Wachstum
von Erregern. Zwiebel und Salz sind eine ideale Mischung, um die Infektion zu
hemmen.

Im Volksmund soll man danach die Zwiebel an einem Ort eingraben, wo Sonne
und Mond nicht hinscheinen.

Knoblauch
1 Knoblauchzehe, frisch

Insbesondere bei Warzen an den Händen ist die Behandlung mit Knoblauch erfolgreich. Knoblauch in Scheiben geschnitten auf die Warze legen und eintrocknen lassen. So lange wiederholen, bis die Warze abgestorben ist.

Der „Böse Blick" war im Mittelalter ungemein gefürchtet, da von ihm angeblich
Schadzauber ausging. In Italien rief man auf den Straßen „aglio, aglio" (italie-
nisch für „Knoblauch"), um sich vor diesem Blick zu schützen. In Griechenland
trugen Kinder Knoblauch in ihren Mützen, um sich vor Bösem zu schützen und
im heutigen Kroatien trugen manche verunsicherten Bräute Knoblauch unter den
Achseln mit Petersilie und Brot. Der böse Blick hinterließ in Europa seine Spuren.

Hauswurzsaft

2–3 Blätter Hauswurz oder Aloe, frisch

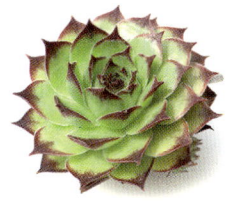

Hauswurz

Die Pflanzenblätter auseinanderschneiden und den frischen Saft direkt auf das Hühnerauge auftragen. Über Nacht noch ein Blatt im Socken tragen.

Sonnentausaft

Sonnentau, frisch

Die fleischfressende Pflanze zerkleinern und direkt auf Warze oder Hühnerauge auftragen.

VORSICHT: *Dieses alte Hausmittel darf im 21. Jh. nicht mehr angewendet werden, da der Sonnentau geschützt ist.*

Sonnentau wurde auch Bullenkraut genannt und konnte der Sage nach Rinder vor Verhexung schützen. Ebenso trugen Wanderer Sonnentau als Amulett bei sich, weil der Schadzauber damit angeblich abgewandt wurde. Vergifteter Wein wurde mit dieser Pflanze wieder gereinigt. Gab man Sonnentau zu dem Gebräu, so schäumte es auf und entzweite seine Kräfte in Gut und Böse.

Thujatinktur

1 Handvoll Thuja, frisch
100 ml Korn, 38 %

Thuja in Korn für 3–8 Wochen einlegen, dann abseihen. Kleine Warzen 1–2-mal täglich mit der Tinktur bepinseln. Bei größeren Warzen muss eine zusätzliche Alternative angewandt werden. Früher wurde die Thujatinktur auch bei Muttermalen und Hühneraugen verwendet.

Puderzucker
½ TL Puderzucker

Den Puderzucker auf die Warze auftragen und mit Gaze umwickeln.
Es handelt sich dabei um ein altes, gutes, aber leider vergessenes Hausrezept.

Speichel
Bevorzugt den eigenen Speichel immer wieder auf die Warze oder das Hühnerauge streichen.

Aberglaube:
Wenden & Übertragen
Das Wenden ist eine beliebte Methode, die sich bis heute unter Kräuterfrauen gehalten hat. Es wirkt wie ein Placebo. Der Glaube an die Wirksamkeit kann Berge versetzen.
Bei Warzen werden entsprechend der Warzenanzahl Knöpfe an einen Wollfaden gebunden und dieser unter einem Holunder vergraben.
Bei Hühneraugen werden nach der germanischen Vorstellung des Übertragens von Krankheiten entsprechend der Anzahl an Hühneraugen Wacholderzweige abgebrochen und folgender Spruch aufgesagt: „Oh liebe, liebe Kranebittstaude – hilf mir für mei Hühnerauge". Sobald die Zweige welk sind, sollen auch die Hühneraugen verschwunden sein.

Wunden

Die Zeit heilt alle Wunden.

Info

Wird die Haut geschädigt, spricht man von **Läsionen**. Sie werden in der Regel von außen verursacht. Größere und kleine Unfälle können Wunden, die unter die Haut gehen, nach sich ziehen. Ein Stich, ein Schnitt, ein Riss, ein Biss von Nachbars Hund oder eine Platzwunde – wird die Oberhaut durchtrennt, besteht die Gefahr, dass sich Keime ansiedeln und die Wunde sich entzündet. Deswegen wird bei operativen Eingriffen, die im Spital in keimfreien Räumlichkeiten stattfinden, das Besteck (Skalpell) ausgekocht und die Hände werden desinfiziert. Gefahrenquellen für Verbrennungen sind Funkenflug und Explosionen, heiße Küchenutensilien, Wasserdampf, das Solarium oder ein Höhenausflug ins Gletscher-

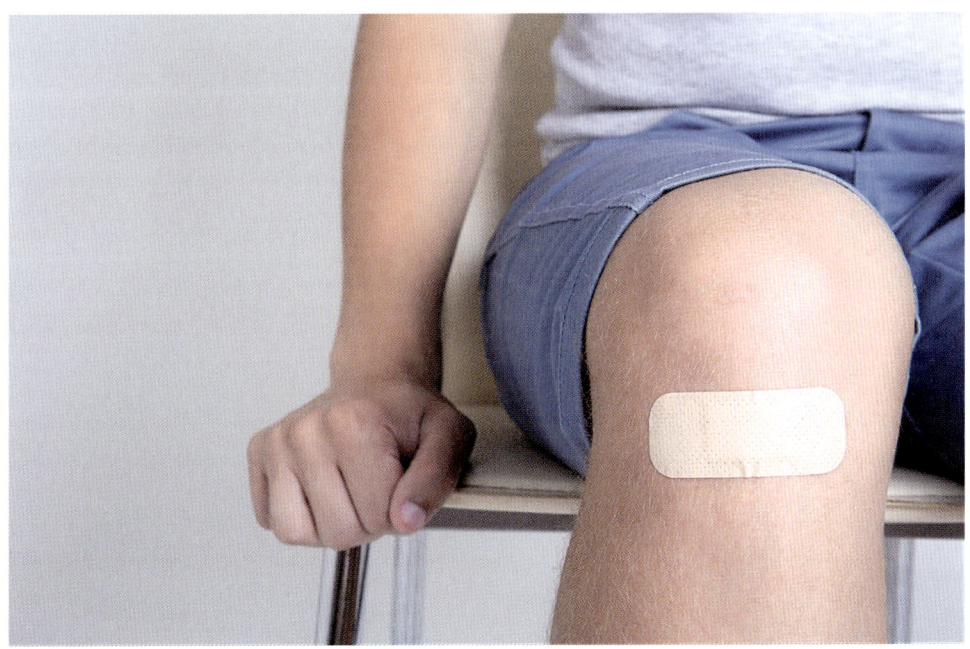

gebiet. In den Bergen sind Erfrierungen möglich. UV und Verätzungen durch Laugen wirken großflächig auf die Haut ein. Durch all das kann die Haut ihrer Schutzfunktion nicht mehr nachkommen.

Das Wundliegen (Dekubitus) ist eine passive Form der Wundbildung. Wer über Wochen ans Bett gefesselt ist, bekommt, bedingt durch das Eigengewicht des Körpers, Druckgeschwüre, die wiederum zu Läsionen der Haut führen können.

Kleine Wunden, deren Größe nur 1 mm beträgt, nennt man primäre Wunden. Sie verheilen an der Luft ohne irgendein Zutun und mit kaum sichtbarer **Narbenbildung**. Trotzdem sollten auch diese Wunden gereinigt werden, z.B. unter fließendem Wasser.

Bei größeren bzw. tieferen Wunden sind zudem Nerven, Blutgefäße, Muskel- und Bindegewebe betroffen. Bei einer sekundären Wundheilung bilden sich sichtbare Narben. Die Wundheilung beginnt mit den **Blutblättchen**. Diese sogenannten Thrombozyten verkleben die wunde Stelle, Gefäße verengen sich und der Blutfluss wird vermindert. **Fibrin** bildet eine Art Netz, um die Wunde zu verschließen, und Sekrete reinigen die lädierte Stelle, sodass sich genügend frische Neuzellen bilden können. Wir nehmen dies als „Schorf" war. Diese Kruste sollte nicht weggekratzt werden, sondern von selber abfallen. Sie schützt die Wunde vor möglichen Erregern. Wenn es beginnt, zu jucken, dann deshalb, weil die Heilung „arbeitet". Es ist ein gutes Zeichen und sollte nicht mit Kratzen bekämpft werden. Die Wundheilung kann durch Krebs, Diabetes oder Durchblutungsstörungen eingeschränkt sein. Nicht nur Bakterien oder Viren sind der Wunde größter Feind, auch Tabakkonsum und körperfremdes Material, das in der Wunde steckt, führen zu einer verlangsamten Abheilung.

Geschichte

In der frühen Antike wurde **Eiter** als gut und lobenswert gesehen: „pus bonum et laudabile", denn diese gelbe Flüssigkeit reinigt Wunden und sorgt für den Wundverschluss. Die Angst vor einer **Blutvergiftung** (Sepsis) ließ die Griechen hygienische Handlungen vollziehen. Hippokrates reinigte kleine Verletzungen mit abgekochtem Wasser bzw. mit Wein, weichte sie mit Öl auf und schützte sie mit Feigenblättern. Verschmutzte und entzündete Wunden mussten zur Eiterung gebracht werden, damit der Eiter abgestorbene Gewebszellen und Wundflüssigkeit abtransportieren konnte.

Methoden dieser Art sind im 21. Jh. nicht mehr populär. Verletzungen, die unter die Haut gehen, werden nicht absichtlich zur Eiterung gebracht, sondern ganz im Gegenteil desinfiziert.

Seit der Antike werden entzündete Wunden mit entzündungshemmenden Methoden behandelt: Pflanzenbestandteile und geriebene Minerale wurden als natürliches Pflaster auf die Stelle gelegt, die es zu versorgen galt. Nicht unüblich war in Rotwein gekochte, fette Schafswolle, die große Wunden abdecken konnte.

Pflanzenwelt

Arnika	Kamille
Baumrinde	Ringelblume
Beinwell	Schafgarbe
Blutwurz	Spitzwegerich
Ehrenpreis	Zaubernuss
Gundelrebe	

außerdem:

Baumharze	Honig
Bienenwachs	Roggenbrot
Birkenporling	Zunderschwamm
Heilerde	

Rezepte

Kamillenauszug

1–2 TL Kamillenblüten
250 ml heißes Wasser

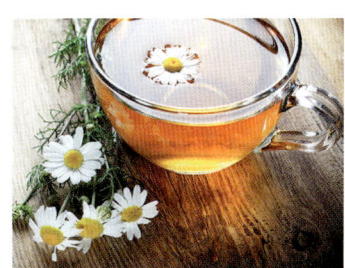

Kamille mit heißem Wasser überbrühen und ziehen lassen. Offene Wunden mit Kamillentee reinigen bzw. einen Umschlag davon fertigen. Dafür sterile, ausgekochte Tücher im Kamillenauszug tränken und auflegen.
Kamille hat entzündungshemmende und leicht schmerzstillende Wirkstoffe.

Den nordischen Völkern war die gelbe Blütenscheibe heilig, da sie diese mit der Sonne verglichen und somit dem Sonnengott Baldur zusprachen.
Kamille wurde als gesegnete Pflanze gesehen und im Mittelalter mit zahlreichen abergläubischen Vorstellungen verknüpft. Man dachte, dass sie am wirksamsten sei, wenn sie am Johannistag (24. Juni) gepflückt werden würde.

Wundsalbe

½ kg Schweineschmalz
¼ kg Bienenwachs
¼ kg Waldpech (Harz der Nadelbäume)
Je 1 Handvoll Kamille, Ringelblume, Schafgarbenblüten, Arnika, Tannenwipfel

Alle Zutaten in einem Topf unter ständigem Rühren langsam „ausbraten". Die Kräuter abseihen und die Salbe abkühlen lassen.
Diese Wundsalbe wurde als altes Hausmittel bei offenen Kleinwunden, Verstauchungen, Knochenbrüchen etc. eingesetzt. Sie ist nicht nur wundheilend, sondern auch antimikrobiell, entzündungshemmend und sie fördert den Wundverschluss.

Pilzpflaster

Birkenporling oder Zunderschwamm, frisch

Den frischen Pilz auf eine offene Wunde auflegen.
Der Pilz dient als keimtötendes Wundpflaster bei kleinen Verletzungen. Der Zunderschwamm wurde in den letzten 3000 Jahren zum Blutstillen auf die Wunde gebunden.

Ötzi hatte vor 5300 Jahren einen Birkenporling bei sich. Ihm ging es vielleicht um eine Blutstillung möglicher Verletzungen oder er nutzte den Pilz gegen Parasiten, denn mit dem Absud wurden früher Würmer und Ähnliches bekämpft.

Heilerde

1 EL weiße Heilerde
100 ml Essigwasser

Für äußere Wunden Heilerde mit Essigwasser anrühren und feucht auf die Haut auftragen.
Beim Trocknen zieht die Heilerde Sekrete, Giftstoffe und Talg aus der Haut. Darunter wird die Haut warm, wodurch die Durchblutung angeregt wird. Heilerde hat eine wundheilende Wirkung. Sie wirkt bei frischen, blutenden bzw. eitrigen Verletzungen blutstillend und wundverschlussfördernd. Der Löss bindet, trocken aufgetragen, Wundsekrete und nimmt Zersetzungsprodukte auf. Er sorgt für eine verbesserte Regeneration der lädierten Stelle und wirkt entzündungshemmend.

TIPP: *Heilerde in Kamillensud oder Kräutertee angerührt wirkt sehr gut bei Arthrosen, Verstauchungen, Prellungen und Zerrungen.*

Bereits Galen benutzte zur Wundbehandlung ein Gemisch aus Lehm und Heilerde.

Beinwellumschlag

100 g Beinwellwurzel
1 l Wasser

Die Wurzel als Tee zustellen. Mit dem Auszug ein Tuch tränken und die Wunde mehrmals am Tag umwickeln. Das enthaltene Cholin hemmt die Ödembildung und fördert die Durchblutung des Gewebes. Extrakte aus der Wurzel wirken durch die Kombination von Schleim- und Gerbstoffen sowie Allantoin wundverschlussfördernd. Das Zellwachstum wird beschleunigt und die Wundheilung angetrieben.

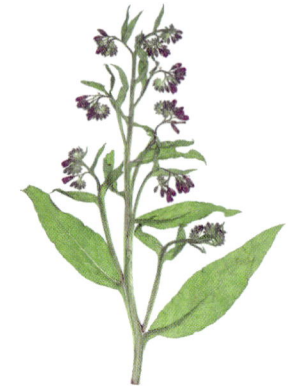

Beinwell

Blutwurzpulver

1 Wurzel der Blutwurz

Die Wurzel in feine Scheiben schneiden, trocknen und in der Kaffeemühle fein mahlen. Das Pulver kann auf offene Wunden wie Schnittwunden gepudert werden.
Man sagt der Blutwurz eine positive Wirkung auf die Narbenbildung nach. Ihr hoher Anteil an Gerbstoffen, Catechin und Ellagsäuren wirkt zudem wundschließend und entzündungshemmend.

Der Sage nach beißt der Teufel alle sieben Jahre von der Wurzel ab. Deshalb sieht der unterirdische Teil des Fünffingerkrauts dementsprechend aus: abgebissen.

Honig

1 EL Honig

Frische Wunden wie z.B. Schnittwunden zunächst mit klarem Wasser und Alkohol reinigen. Den Honig auftragen und mit sterilen Tüchern bzw. Gaze abdecken. Die Wunde täglich neu verbinden.

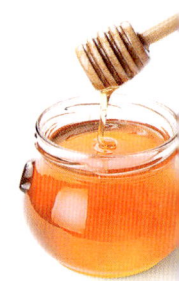

Ein Enzym im Honig sorgt dafür, dass aus dem Zucker kleine Mengen an Wasserstoffperoxid entstehen, wodurch Honig ein wirksames keimtötendes Mittel ist. Der hohe Gehalt an Zucker bindet Wasser, das Bakterien zum Vermehren benötigen. Honig ist reich an Inhibinen, die das Bakterienwachstum und Entzündungen hemmen. Honig wird auch als Mittel gegen antibiotikaresistente Bakterien verwendet. Darüber hinaus hat er den Vorteil, dass er den Geruch von schlecht riechenden Wunden bindet.

> **TIPP:** *Ein paar Tropfen Propolis in den Honig einrühren. Propolis wirkt antibakteriell, antiviral und pilztötend. Eine Infektion der Wunde wird damit fast ausgeschlossen.*

Wundbalsam
30 g Ehrenpreis
250 ml Korn, 38 %
250 g Lärchenharz
500 ml Weingeist
100 ml Rosenwasser

Ehrenpreis in Korn ansetzen und einige Tage stehen lassen. Filtern und die restlichen Ingredienzien dazugeben. Die Masse homogen verrühren und abfüllen. Frische Wunden mit diesem Balsam versorgen.
Ehrenpreis wurde bei einer Vielzahl von Krankheiten eingesetzt: Kopfweh, Husten, Magenschmerzen, Schwindel, Gicht, Nervenleiden. Er trägt daher auch den Namen „Gundheil".

Plinius schrieb, dass die an feuchten Stellen wachsende Pflanze ohne zurückzuschauen mit der linken Hand gepflückt werden sollte und die Pflanze nicht die Erde berühren durfte.

Baumrinde
Baumrinde, frisch

Verletzten sich Waldarbeiter, wurden frische und saftige Rinden von Laubbäumen abgeschält und direkt auf die Wunde gebunden. Die ätherischen Öle und Harze schützen bzw. wirken entzündungshemmend.

Roggen-Honig-Brot
1 Scheibe Roggenbrot
3–4 EL Honig

Das Brot zerkleinern und mit Honig zu einer Paste verrühren. Diese auf die Wunde auftragen.
Honig zieht Wasser und unterbindet damit das Wachstum von Bakterien.

Im Mittelalter wurde verschimmeltes Brot mit Honig gegen Kopfgrind, bei Ekzemen und bei Wunden aufgetragen. Der Schimmelpilz wurde unbewusst als antibiotisches Mittel eingesetzt.

Aberglaube:
Spinnennetz
Spinnennetze, frisch

Kleine Schnittwunden versorgte man gemäß der Volksmedizin auch mit Spinnennetzen aus dem Keller, indem man diese um den Finger wickelte. Studien zur Wirksamkeit gibt es nicht, man muss also selbst probieren, ob die Spinnennetze wirken.

In der Antike war es üblich, Spinnweben mit gleichen Teilen Weihrauch, Aloe Vera und Eiweiß sowie 1 mg Hasenhaar zu verrühren und zur Wundheilung aufzutragen.

Haare

Wo die Herren raufen, da müssen die Bauern Haare lassen.

Verliert der Bauer seine Haare, dann kommt er in die Wechseljahre.

Info

Die Evolution hat dem Menschen ca. 100.000–150.000 Haare am Kopf gelassen, wobei diese eine Dicke von durchschnittlich 0,04–0,1 mm haben. Wir verlieren ca. 80–100 Haare am Tag. Ist die Anzahl höher, kommt das große Jammern wegen **Haarverlust**. Vor allem die Herrenwelt leidet unter dem Verlust der Haarpracht. Haarausfall ist jedoch nicht gleich Haarausfall. Er beruht weitgehend auf einer hormonellen Änderung. Frauen in der Schwangerschaft oder im Wechsel unterliegen endokrinen Schwankungen. Bei einem Überschuss an männlichen **Hormonen** bilden sich sogenannte Geheimratsecken. Bei einem Mangel an weiblichen Hormonen wird das gesamte Haupthaar schütter. Zudem kennt man den kreisrunden Haarausfall, bei dem eine **immunologische Ursache** vermutet wird. „Sich die Haare raufen" sagt schon alles über die Ursache von Haarverlust aus: **Stress**! Auch dieser zählt zu den typischen Auslösern. Die Wissenschaft konnte einen Zusammenhang von Stress mit dem kreisrunden Haarausfall nachweisen. Leidvollem Verlust der Haardichte unterliegen auch jene, die an **Eisenmangel** leiden. Anämien treten in unserer Gesellschaft öfter auf, als wir denken. Zum einen sind sie ausgelöst durch Ernährungsfehler, starke Regelblutung oder Leistungssport, zum anderen kann ein Eisenmangel auch immunologisch bedingt sein.

Geschichte

Haarausfall wurde im alten Ägypten mit verschiedenen **Fetten** bekämpft. So scheute man sich nicht, das Fett von Schlangen, Steinböcken, Krokodilen u.v.m. zu verwenden, um den Kahlkopf damit einzucremen.
Die Kopfhaut mit gehacktem **Zwiebel und Knoblauch** einzumassieren, stand für Dioskurides, einem der bedeutendsten Pharmakologen der Antike, an vorderster Front der Mittel gegen Haarausfall. Die Zwiebel wurde in Verbindung gebracht mit der Mondgöttin Isis, die für Mond- und Wachstumsphasen stand.

In einem mittelalterlichen Kräuterbuch (1470) steht geschrieben, dass mit der Asche eines verkohlten Igels, angerührt mit Pech und Harz, die kahlen Stellen am Kopf behandelt werden sollen, um das Haupthaar wieder dichter werden zu lassen. Ebenso soll diese Methode gut gegen Narben auf der Kopfhaut helfen. Paracelsus (1493*) verband die Brennnessel im Zuge der **Signaturenlehre** mit dem Haar. Die Brennnessel sieht haarig aus, infolgedessen wurde sie für den Haarwuchs eingesetzt. Auch die Klette hatte diese Signatur, daher wurden ihre Samen und Wurzeln ebenso bei Haarproblemen verwendet.

Pflanzenwelt

Avocado	Klette
Birke	Lavendel
Brennnessel	Rosmarin
Erdrauch	Stiefmütterchen
Hamameliswasser	Zitrone

außerdem:

Eigelb	Heilerde
Essig	Milch

Rezepte

Essigspülung für mehr Haarglanz
100 ml Essig
500 ml lauwarmes Wasser

Essig mit Wasser verrühren und nach der letzten Spülung einarbeiten.
Dies verleiht dem Haar Glanz. Zusätzlich wirkt Essig etwas entfettend und soll auch grauen Haaren vorbeugen.

Zitronenshampoo für mehr Glanz

1 EL Zitronensaft
1 Eigelb
1 Tr ätherisches Orangenöl
1 EL Seifenkraut
250 ml lauwarmes Wasser

1 EL der Mischung zu einem Tee aufkochen, kurz ziehen lassen, abseihen und damit die Haare nach dem Waschgang spülen. Helle Haarfarbe wird damit etwas aufgefrischt.

Spülung bei blondem Haar

3 g Kamille
3 g Brennnessel
3 g Birkenblätter

Die Zutaten mischen und damit einen Tee aufbrühen. Diesen für die letzte Spülung nach dem Haarewaschen verwenden.

VORSICHT: *Nicht zu lange einwirken lassen, denn die Brennnessel färbt geringfügig!*

Heilerde bei fettigem Haar

2 EL Heilerde
200 ml lauwarmes Wasser

Heilerde mit Wasser verrühren. Die Masse in das Haar einmassieren und nach 10 Minuten mit lauwarmem Wasser ausspülen.
Heilerde bindet Fette.

Klettenwurzöl (Oleum Bardanae) bei trockener Fetthaut

20 g Klettenwurzel
100 g Olivenöl

Die Wurzel schneiden und mit dem Öl in ein verschließbares Glas abfüllen. 3–4 Wochen an einem warmen Platz ziehen lassen. Dann abseihen und das Öl kühl und dunkel lagern. Das Öl wird vor dem Haarewaschen in das Haar einmassiert, mit einer Folie abgedeckt und nach 20 Minuten lauwarm ausgewaschen.

> **TIPP:** *Klettenwurzel in 38%igem Alkohol angesetzt soll gegen Schuppen helfen.*

Hamameliswasser gegen Schuppen

50 ml Hamameliswasser
30 ml Birkenblättertinkur
2–3 Tr ätherisches Melissenöl

Die Mischung 2-mal pro Tag für 3–4 Minuten in die Kopfhaut einmassieren. Die Kur idealerweise für ca. 10–14 Tage durchführen.
Hamameliswasser klärt ölige Hautpartien und wirkt keimtötend.

> **TIPP:** *Statt des Melissenöls eignen sich auch ätherisches Rosmarinöl und Lavendelöl. Sie stärken die Durchblutung des Haarfollikels und regen dadurch das Haarwachstum an.*

Avocado-Kur bei gefärbtem Haar
1 Avocado
150 ml Sahne

Die Frucht wird mit der Sahne püriert und nach dem Waschen für 15 Minuten ins Haar einmassiert. Danach lauwarm auswaschen.

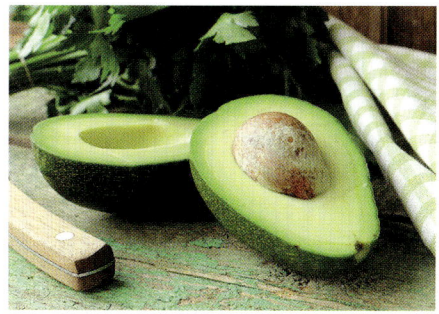

Milchspülung für seidiges Haar
250 ml lauwarme Milch

Nach dem Waschgang die Milch ins Kopfhaar gut einmassieren, nach 10 Minuten mit lauwarmem Wasser ausspülen.
Milch verschafft ein weiches, samtiges Haar.

TIPP: *Magere Milch wählen.*

Haarspiritus für braunes Haar
5 g Brennnessel
5 g Birkenblätter
5 g Klettenwurzel
400 ml Korn, 38 %

Zutaten in Korn für 3–4 Wochen einlegen, dann abseihen. Mit dem Spiritus die Kopfhaut kräftig massieren.
Das Mittel reizt die Kopfhaut und regt das Haarwachstum an. Es kann nach schweren Infektionen den Haarwuchs unterstützen.

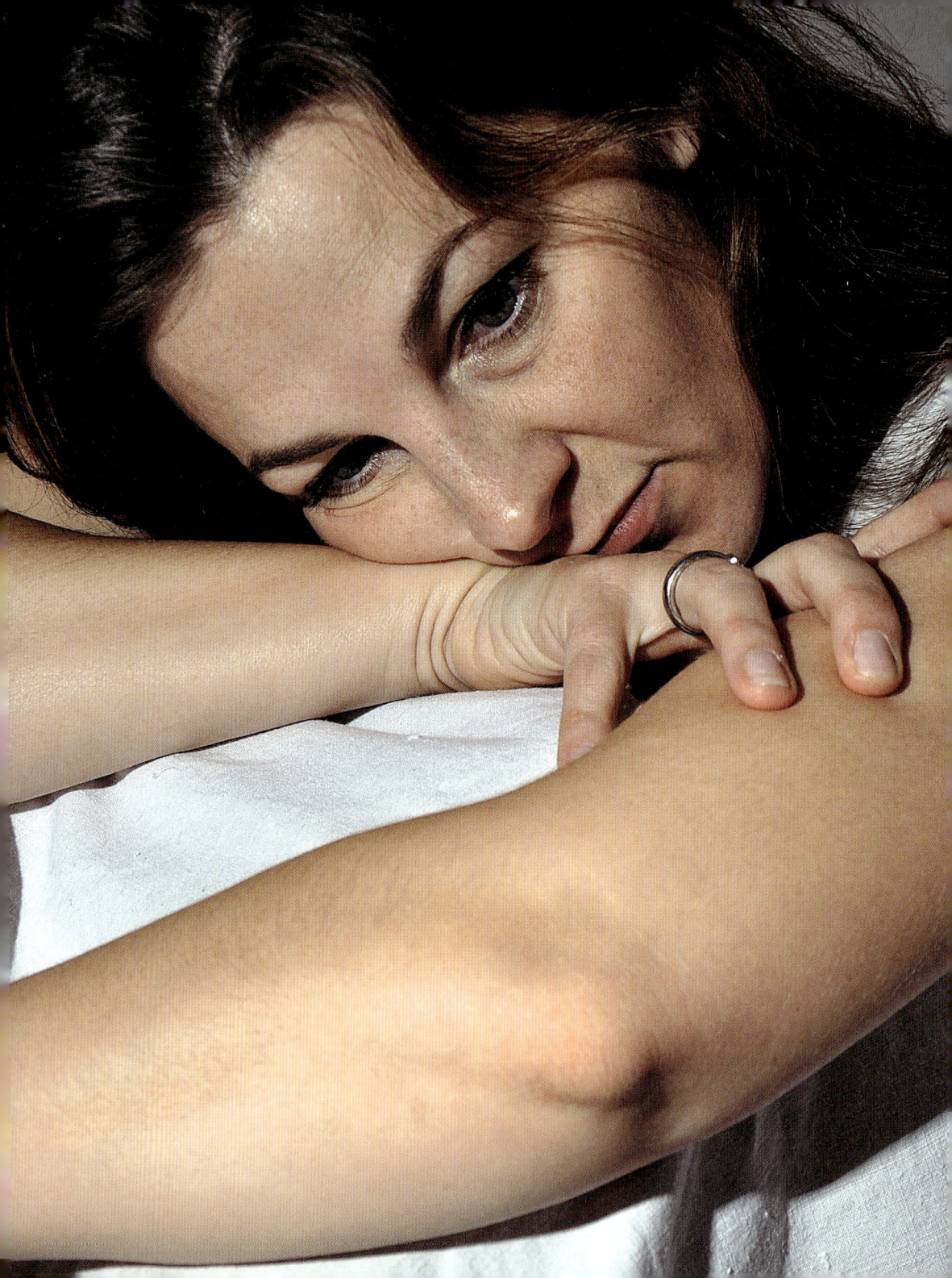

Nerven

Angst

Februar mit Sonnenschein und Vogelsang,
macht den Bauern angst und bang.

Das Schlimmste fürchten heilt oft das Schlimmere.
William Shakespeare

Das Einzige, was wir zu fürchten haben, ist die Furcht selbst.
Michel de Montaigne

Beherzt ist nicht, wer keine Angst kennt, beherzt ist,
wer die Angst kennt und sie überwindet.
Khalil Gibran

Angst essen Seele auf.
Film von Rainer Werner Fassbinder

Info

Angst ist ein **Schutzmechanismus**. In der Frühzeit war es in brenzligen Situationen notwendig, sofort mit Flucht oder Angriff zu reagieren. Angst schärft unsere Sinne, Stresshormone werden dabei ausgeschüttet, das Herz schlägt schneller und die Muskeln spannen sich an, damit wir rasch aus der Notsituation herauskommen.

Geraten jedoch Ängste außer Kontrolle, treten **Störungen des vegetativen Nervensystems** auf, die sich gesundheitsschädlich auswirken. Gedankenschleifen um persönliche Themen werden zur Belastung: Angst vor Mobbing am Arbeitsplatz, Angst vor Verlusten und dem Alleinsein, vor Tod und Krankheit, Angst um die Kinder, um Sicherheit und Gesundheit oder doch nur Prüfungsangst. Die Palette ist groß. Ängste bestimmen unser Leben. Zuletzt bekommt man Angst vor der Angst.

Übertriebene Ängste haben nicht immer mit definitiven Gefahren zu tun. Höhenangst wird mit der Angst vor Kontrollverlust verbunden. Panisch äußert sich der Schub mit dem Gefühl, den Boden unter den Füßen zu verlieren. Die Platzangst führt ebenso zu Herzrasen, Schwitzen, Schwindel und dem Gefühl, sofort aus der jeweiligen Situation entfliehen zu müssen. Die Enge wird unerträglich, Betroffene haben regelrecht Angst um ihr Leben. Zwangsneurotiker waschen sich unzählige Male am Tag die Hände, mit der Angst, nicht sauber zu sein oder sich anzustecken.

Panikattacken können schlussendlich über den Betroffenen herfallen – aus heiterem Himmel oder in bestimmten Situationen. Phobien vor Spinnen, engen Räumen, Abgründen etc. können sie auslösen.

Diverse Faktoren begünstigen Ängste: genetische Veranlagung, Lebenserfahrungen und -ereignisse, Suchtmittel, Medikamente und Stress.

Geschichte

Pan, halb Mensch, halb Bock, hatte Bockfüße, einen Schwanz über dem Steiß und krumme Hörner. Seine Mutter hatte ihn zu den Nymphen abgeschoben, denn sein Anblick war zu sonderbar, um nicht zu sagen furchterregend. Der griechische Hirtengott und Namensgeber der Panflöte ließ es sich nicht nehmen, Reisende mit Vorliebe zu Tode zu erschrecken. Der Begriff **„Panik"** leitet sich davon ab. Panik tritt wie aus dem Nichts auf. Symptome wie Atemnot, Herzrasen, Hitzegefühl, Hyperventilation, Wallungen und auch Schwindel übermannen den Betroffenen dabei.

Pflanzenwelt

Baldrian	Lavendel
Enzian	Orangenblüten
Hafer	Passionsblume
Herzgespann	Weißdorn
Hopfen	Wiesenhornklee
Johanniskraut	Zitronenmelisse

Rezepte

Hopfenzapfentee

2 TL Hopfenzapfen, getrocknet
250 ml heißes Wasser

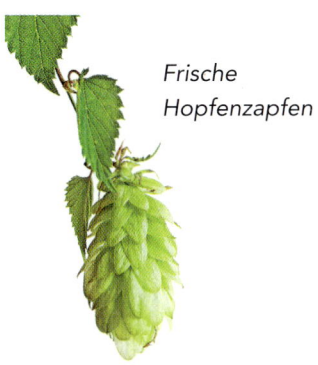

Frische Hopfenzapfen

Die Zapfen werden als Tee zubereitet. Über den Tag verteilt einige Tassen trinken.
Hopfen gilt als kräuterheilkundlich abgesichert. Seine Wirkung bei Angst, Unruhe und Schlafproblemen wurde in zahlreichen Studien bestätigt.

TIPP: *Hopfen in Kombination mit Baldrian (1:1) als Tee ansetzen.*

Baldriantropfen

50 g Baldrianwurzel
200 ml Korn, 38 %

Die Wurzel im Korn für 3–8 Wochen einlegen. Danach abseihen und lagern. Bei nervlicher Belastung 20–30 Tropfen der Tinktur einnehmen.

Ein Spruch aus einem alten Kräuterbuch lautet: „Den Tag hör auf, den Tag fang an, mit einer Prise Baldrian". Wer sich seine Liebste sichern wollte, folgte diesem Spruch: „Nimm Baldrian in den Mund und küsse jene, die du haben willst, sie gewinnt dich gleich lieb."

Johanniskrauttee

1 TL Johanniskraut
200 ml heißes Wasser

Johanniskraut mit heißem Wasser überbrühen und ziehen lassen. Der Tee wird mindestens 3–6 Wochen lang täglich getrunken.

Das Kraut beinhaltet Hyperforin und Hypericin, die bei Nervosität, Demenz, Vergesslichkeit, Wechselbeschwerden und Angst hervorragende Dienste leisten.

> **TIPP:** *Johanniskrautblüten in etwas Wasser legen, in der Sonne einige Stunden ziehen lassen, abseihen und mit derselben Menge Korn 38 % ausziehen. Von dieser Essenz bei Bedarf einige Tropfen einnehmen.*

Über 2000 Jahre wird das Johanniskraut nun kräuterheilkundlich genutzt. Seit einigen hundert Jahren bereits bevorzugt bei Gemütsverstimmungen. Die Johanniter verwendeten das Kraut zur Wundbehandlung (Rotöl).
Die Blüten beginnen rund um den 24. Juni (Johannistag) zu blühen. Zu dieser Zeit fängt die Ernte der rotsaftigen Blüten an.

Lavendelöl-Bad
Ätherisches Lavendelöl

Zum Badewasser einige Tropfen ätherisches Lavendelöl geben und darin mindestens 20 Minuten entspannen. Zusätzlich einen Lavendelblütentee trinken (1 TL Blüten auf 250 ml heißes Wasser) und sich danach zur Ruhe begeben.
Das enthaltene Linalool und Linalylacetat wirkt als Kalziumantagonist. Es unterbindet eine Überreizung der Nerven.

Kräuterkissen
Lavendel
Melisse
Rosenblüten
Hafer
Rosmarin
Orangenschalen
Hopfenzapfen

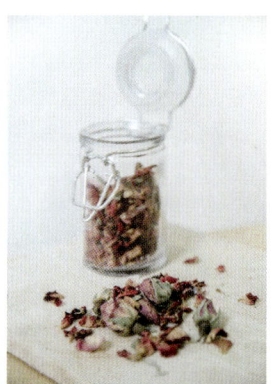

Rosenblüten

Ein Kissen mit den getrockneten Bestandteilen füllen. Es kann auch ein kleines, handliches Kissen gefüllt werden, das man tagsüber zur Nase hält.

> **TIPP:** *Mit der Zeit gehen die Aromen verloren. Dann kann man mit ätherischen Ölen von Rose, Lavendel und Neroli nachhelfen.*

Angstfrei-Hautöl
10 ml Mandelöl
2 Tr Lavendel
2 Tr Zeder
2 Tr Palmarosa
1 Tr Litsea
1 Tr Rose

Die ätherischen Öle mit dem Mandelöl verrühren. Mit 2–3 Tropfen davon die Brust oder die Pulse einreiben. Man kann es auch auf ein Pflaster träufeln und dieses auf der Haut fixieren.

> **TIPP:** *Das Hautöl wirkt gut bei Kindern, die Angst vor Prüfungen und Heimweh haben.*

Enzianlikör
2 EL Enzianwurzel (aus der Apotheke, denn die Pflanze ist geschützt)
100 ml Korn, 38 %
2 EL Honig

Mit allen Zutaten eine Tinktur ansetzen und nach 3 Wochen abseihen. 20 Tropfen in etwas Wasser gelöst 3-mal täglich einnehmen.
Dieses alte Hausrezept wurde für nervenschwache und angstvolle alte Menschen zubereitet.

Depression

Johanniskraut hilft gegen den Schwindel und gegen die fürchterlichen, melancholischen Gedanken.
Johann Hieronymus Kniphof (Botanica in originali, 18. Jh.)

Info

Lustlosigkeit, Antriebsschwäche und gedrückte Stimmung treten als typische Merkmale einer depressiven Verstimmung auf. Die biologischen Ursachen liegen laut Hirnforschern in den **Schaltstellen des Gehirns**. Sie bewirken eine veränderte hormonelle Situation. Serotonin und Noradrenalin sinken ab, die depressive Stimmung steigt. Anzeichen dafür sind Konzentrationsschwäche, Schlafstörungen, vermindertes Selbstwertgefühl, Schuldgefühle, geringes Vertrauen in die Zukunft, Zweifel und Unlust, am Leben teilzunehmen. Das Leben wird nicht mehr realistisch eingeschätzt, der Mensch verändert sich, da sich für ihn die Umwelt scheinbar verändert hat. Traurig stimmt die Statistik, die darauf hinweist, dass 60 % aller Selbstmorde von depressiven Menschen vollzogen werden. Frauen haben doppelt so oft Verstimmungen wie Männer, jedoch gehen sie eher zum Arzt und teilen ihre Stimmung mit. Als Auslöser für Depressionen gelten unterschiedliche Faktoren, so können Probleme im privaten wie auch beruflichen Leben die angespannte Situation verstärken.

Bei **depressiven Episoden** wechselt die Stimmung zwischen himmelhoch jauchzend und zu Tode betrübt. Die einzelnen Episoden können dabei in kurzen oder auch monatelangen Abständen auftreten. Die chronische Depression weist Symptome auf, die mindestens zwei Jahre andauern.

Die WHO schätzt weltweit an die 350 Millionen Betroffene. Studien zeigen, dass es für depressive Menschen von Vorteil ist, wenn ein gesunder Freundeskreis vorhanden ist. Soziale Kontakte wirken hilfreich und sollten aktiv gepflegt werden. Echte Freunde zählen mehr als jedes Antidepressivum.

Geschichte

Die Depression ist keine Krankheit der Neuzeit. Man kannte sie früher auch unter den Begriffen **„Trübsinn"** und **„Schwermut"**. Besonders aber war es die **Me-**

lancholie, die die Stimmung in den Keller zog. Laut 4-Säftelehre vergiftete sie den Körper als schwarze Galle, die für seelische Not stand. Durch Ausleitungsverfahren wie **Aderlass** und Abführmittel versuchte man, die Säfte wieder ins Gleichgewicht zu bringen. Heute weiß die Wissenschaft, dass nicht die Galle für die Instabilität sorgt, sondern die Botenstoffe im Gehirn aus der Reihe tanzen.

Der Forscher Theophrastus (371–287 v. Chr.) bemerkte, dass sich angesehene Männer in den Künsten, der Philosophie, Politik oder Dichtung zunehmend als Melancholiker erwiesen. Folglich sah er in Depressiven etwas nicht zu Erklärendes, aber dennoch Geniales.

Die Zusammenhänge zwischen Melancholie und den biologischen und psychosozialen Umständen beschrieb 1621 der englische Theologe R. Burton. Er behauptete, dass Kinder aus einem melancholischen Elternhaus eher davon im Alter betroffen sind, als jene aus einem gesunden Haus. Es hieß weiters, dass Mitmenschen, die sich in Büchern vergraben, einzelgängerisch sind und zurückgezogen leben, viel häufiger an Schwermut leiden. Auch jene, die ein heißes Herz und feuchtes Hirn, eine heiße Leber und einen kalten Magen haben, würden im Weltschmerz und in Traurigkeit untergehen.

Pflanzenwelt

Johanniskraut
Kalmus
Melisse
Rauschpfeffer
Rauwolfia

Rosenwurz
Schwarznessel
Wermut
ätherische Öle von Bergamotte, Neroli, Geranium, Mandarine, Rose, Lavendel

Rezepte

Rosenwurzpulver
1–2 Knollen Rosenwurz

Die Pflanze in dünne Scheiben schneiden und im Backrohr bei 50 °C langsam trocknen. Dabei die Tür einen Spalt offen lassen. Das getrocknete Material fein reiben (Kaffeemühle) oder zu einem Pulver mörsern. Bei Bedarf 1 Msp Pulver morgens und mittags ins Essen einrühren oder in etwas Wasser auflösen. Eine

Knolle reicht für 5–6 Monate, die Einnahme sollte mindestens einige Wochen durchgeführt werden.

Das Rosenwurzpulver ist ein altes Hausmittel gegen Antriebsschwäche, Erschöpfung und Motivationslosigkeit. Die EMA (europäische Arzneimittelagentur) beurteilt Rosenwurz als positiv im Einsatz bei Erschöpfung, Depression und Leistungseinbruch.

> **TIPP:** *Einen alkoholischen Auszug von der Knolle ansetzen und nach 3–4 Wochen jeweils 20–30 Tropfen täglich einnehmen.*

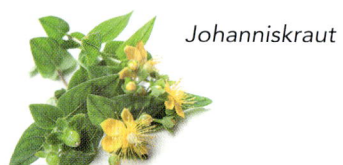

Johanniskraut

Johanniskrauttee
2 TL Johanniskraut
250 ml kaltes Wasser

Täglich aus 2 TL Johanniskraut einen Tee kalt ansetzen und langsam erwärmen. Der Tee wird als Kur 4 Wochen lang 2-mal pro Tag getrunken.

Johanniskraut hemmt die Wiederaufnahme von Neurotransmittern wie Serotonin. Es zeigt einen eindeutigen Wirkeffekt auf das zentrale Nervensystem, es wirkt leicht sedierend, antidepressiv und angstlösend. Bei mittelschwerer Depression sollte auf Extrakte zurückgegriffen werden.

> **TIPP:** *Mit dem Kraut eine Tinktur ansetzen: 4 Wochen in Alkohol einlegen, abseihen und täglich 20 Tropfen einnehmen.*

Um das Johanniskraut ranken sich zahllose Legenden. Eine davon besagt, dass die Blüten der Pflanze unter dem Kreuz Christi die Blutstropfen aufnahmen. Zerdrückt man eine Blüte zwischen zwei Fingern, kommt roter Saft zum Vorschein. Eine weitere Legende erzählt, dass das Kraut dort wuchs, wo der Kopf von Johannes dem Täufer zu Boden fiel. Der Kopf wurde auf Wunsch Salomes durch das Schwert von Herodes abgetrennt.

Frauen-Duft
Duftlampe mit 3–5 Tropfen ätherischem Öl (Bergamotte, Mandarine, Neroli, Geranie, Rose) beträufeln.

Frauen sind monatlich hormonellen Veränderungen unterworfen. Noch viel drastischer ist dieser Zustand während einer Schwangerschaft, um die Geburt herum oder im Wechsel. Gefühlsausbrüche, Weinerlichkeit, Traurigkeit und depressive Verstimmung sind typische Kennzeichen von hormonellen Schwankungen. Der Duft von ätherischen Ölen im Raum kann das dünne Nervenskelett ein wenig beruhigen und stimmungsaufhellend wirken.

> **TIPP:** *3 Tropfen ätherisches Öl nach Wahl mit etwas Mandelöl verrühren und sich damit massieren lassen.*

Frauen-Antidepressions-Tee
1 TL Melisse
1 TL Traubensilberkerze
1 TL Baldrian
500 ml heißes Wasser

Kräuter mit heißem Wasser überbrühen und ziehen lassen. 2–3 Tassen Tee über den Tag verteilt trinken.
Die Bestandteile wirken leicht stimmungsaufhellend, beruhigend und entspannend. Der Tee hilft gegen Melancholie und Erschöpfung.

Melissenauszug
1 Handvoll Zitronenmelisse
150 ml Korn, 38 %

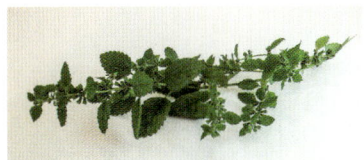
Melisse

Mit der Zitronenmelisse einen Auszug ansetzen. Nach 3–8 Wochen abseihen. Vom Auszug 20 Tropfen vor dem Schlafengehen einnehmen.
Melisse kann bei Ängsten und Traurigkeit über schwache Momente helfen.

Kalmuswurzel

1 Stück Kalmuswurzel

Das Kauen an der Wurzel kann stimulierend, aufheiternd und leicht euphorisierend wirken.

Die Wurzel ist in der Geschichte als Magenmittel bekannt und wurde auch gegen Herzzittern und Fieber von den Griechen eingesetzt. In der modernen Welt kauen Raucher an der streng schmeckenden Pflanze mit dem Ziel, dadurch vom Tabak loszukommen.

Wermuttee

1 TL Wermutkraut
250 ml heißes Wasser

Wermutkraut mit heißem Wasser überbrühen und ziehen lassen. Den Tee über einen längeren Zeitraum täglich trinken. Nach einer Woche sollen die Beschwerden leichter werden.

Nach einem alten Rezept aus Tirol wird der Tee mit Boretsch, Erika und Johanniskraut gemischt. Sie verstärken die Wirkung von Wermut.
Hildegard von Bingen hat den Wermut 1100 n. Chr. folgendermaßen beschrieben: „Er ist sehr warm und kräftigend, er ist der wichtigste Meister gegen jede Erschöpfung, er macht die Augen klar und stärkt das Herz."

Schlaf & Schlafprobleme

Bei schlechtem Schlaf hat Baldrian
stets gute Wirkung noch getan.

Info

Guter Schlaf ist nicht selbstverständlich. Wir verbringen knapp ein Drittel unseres Lebens in diesem Zustand. Wie wichtig ein erholsamer Schlaf ist, bemerkt man erst, wenn man ihn zwei bis drei Nächte nicht bekommt. **Regeneration und Entspannung** sind essentiell für tagtägliche Leistung, für Konzentration und nicht zuletzt auch für die Gesundheit.

Schlafstörungen können vielfältig sein. **Einschlafstörungen** zählen zu den bekanntesten Blockaden. Dabei quälen oft kreisende Gedanken, und Unruhe sowie Nervosität boykottieren die Entspannung. Selber schuld ist man an den Einschlafschwierigkeiten, wenn man nach reichhaltigem Mahl zu später Stunde nicht einschlafen kann oder auf Kaffee bzw. Tee zu angeregt ins Bett geht.

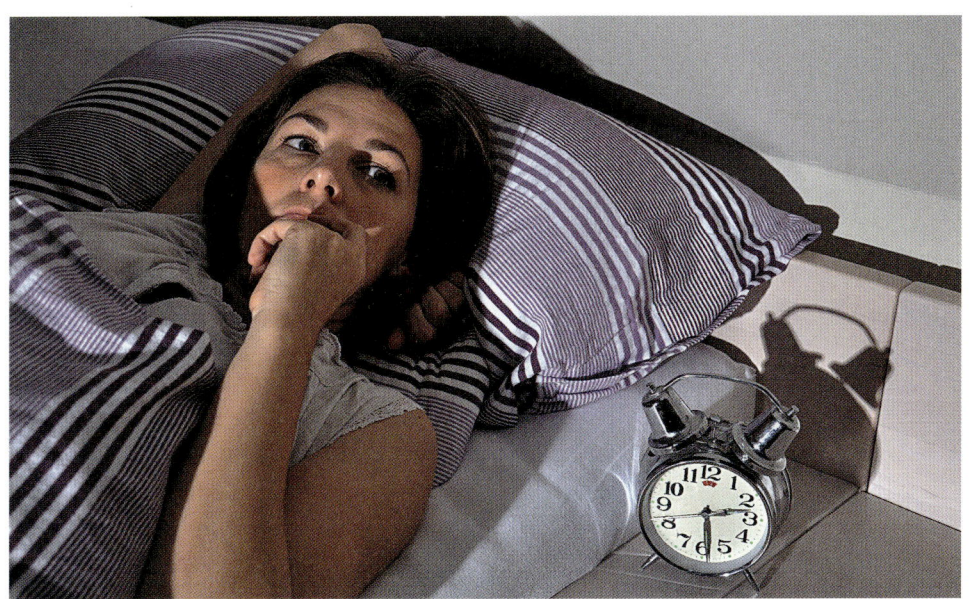

Schwieriger in den Griff zu bekommen sind Ängste, Nervosität und Medikamenteneinnahme. Nächte können dadurch sehr lange werden und das Gemüt am folgenden Tag mürbe machen. Wer unter schlechten Träumen leidet, wacht häufig abrupt und verschwitzt auf und hat Mühe, wieder einzuschlafen. **Durchschlafstörungen** oder zu frühes Erwachen betrifft vermehrt ältere Menschen. Auch die Blase kann einen unangenehmen Beitrag dazu leisten, dass man in den frühen Morgenstunden unfreiwillig durch die Wohnung stapft. Unterschätzt wird der Lichteinfluss auf die Zirbeldrüse. Betroffene werden durch das Licht vom Sonnenaufgang geweckt und können nicht mehr weiterschlafen. Auch Lärm erschwert das Durchschlafen, sei er verursacht durch Autoverkehr, Bauarbeiten, Vogelgezwitscher oder den krähenden Hahn des Nachbarn.

Diverse Ursachen beeinträchtigen also unsere Nachtruhe und führen dazu, dass wir uns müde und gereizt fühlen. Wir arbeiten unkonzentrierter und werden bei chronischem Schlafmangel anfälliger für Krankheiten.

Geschichte

Hypnos ist in der griechischen Mythologie der Gott des Schlafes. Der **Schlafmohn** wurde ihm zugeordnet, da er vor seiner Höhle gewachsen sein soll. Dem Gott wurden Rauchopfer dargebracht, die aus Mohnsamen und Opium bestanden.

In der Odyssee wird der Mohn folgendermaßen besungen: „Jener wunderbare Pflanzensaft, der Traurigkeit und Zorn aus dem Herzen vertrieb und alle Übel vergessen ließ."

Verwendet wurden für eine beruhigende und entspannende Wirkung sowohl die Samen als auch die Kapseln des Mohns. Bis heute verabreicht man Kindern, die nicht einschlafen können, den sogenannten **„Mohnzuz"**, einen opiumhaltigen Schnuller, oder die Mohnmilch.

Da das Mohngewächs jahrtausendelang ein geschätztes **Schmerzmittel**, **Rauschmittel** und auch **Aphrodisiakum** war, wurde es im Zeitalter von Hexen und Schadzauber eine gefürchtete Hexenpflanze, aus der auch Hexensalben gerührt wurden.

Pflanzenwelt

Baldrian   Lavendel
Hafer   Lindenblüten
Holunder   Melisse
Hopfen   Mohn
Johanniskraut   Mutterkraut
Kalmus   Primel
Kamille   Waldweidenröschen

außerdem:
Milch

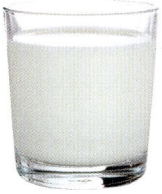

Rezepte

Warme Milch mit Honig
250 ml Milch
2 EL Honig

Milch erwärmen und mit Honig verrühren. Eine Stunde vor dem Schlafengehen schluckweise trinken.

Das in der Milch enthaltene Tryptophan (Aminosäure) wird in Melatonin umgewandelt, eine entspannende und schlaffördernde Wirkung hat. Der hohe Zuckeranteil im Honig unterstützt die Aufnahme von Tryptophan ins Gehirn.

Melissen-Raumduft
Einige Tropfen ätherisches Melissenöl in eine Duftlampe geben.
Bei nervositätsbedingten Einschlafstörungen kann Melisse entspannen. Besonders gut wirkt die Duftlampe bei Kindern, die nachts unruhig sind.

TIPP: *Melissentee am Abend vor dem Schlafengehen trinken. Melisseblätter aus dem eigenen Garten sollten vor der Blütezeit gesammelt, lose aufgelegt und getrocknet werden und anschließend in verschlossenen Behältern aufbewahrt werden.*

Melisse wird zu den Arzneipflanzen gezählt. Auch Paracelsus erwähnte bereits: „Melisse ist von allen Dingen, welche die Erde hervorbringt, das beste Kräutlein für das Herz …"

Baldriantinktur
1 Handvoll Baldrianwurzel
200 ml Korn, 38 %

Baldrianwurzel für 3–8 Wochen in Korn einlegen und dann abseihen. 8–10 Tropfen mit 100 ml Wasser verdünnt vor der Bettruhe einnehmen.
Baldrian hat eine beruhigende und schlaffördernde Wirkung. Es wurden ihm zentral dämpfende, also beruhigende Wirkung auf das zentrale Nervensystem, nachgewiesen. Die Wurzel enthält zahlreiche pharmakologisch aktive Substanzen wie etwa Valerensäure. Sie wirkt auf die Rezeptoren unserer Nervenzellen angstlösend und schlaffördernd.

Ein Eintrag aus dem „Kleinen Destillierbuch" von Hieronymus Brunschwig (1500) beschreibt Baldrian als Heilpflanze gegen Augenleiden. In der Volksmedizin gilt Baldrian als bewährtes Mittel bei Schlaflosigkeit, nervösen Zuständen, Unruhe, Herzklopfen und Magen-Darm-Beschwerden.

Lindenblütentee
1 TL Lindenblüten
200 ml heißes Wasser

Lindenblüten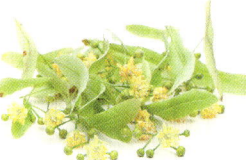

Lindenblüten mit heißem Wasser überbrühen und ziehen lassen. Den warmen Tee zu früher Abendstunde trinken.
Lindenblütentee ist schlaffördernd. Ein wässriger Auszug der Lindenblüten wirkt auf spezifische Rezeptoren, die eine beruhigende Wirkung entfalten.

Die Hl. Hildegard von Bingen empfiehlt, zum Schlafen frische Lindenblätter auf die Augen zu legen. Dies diene der Klärung und Reinigung der Augen.

Waldweidenröschentee

1–2 TL Waldweidenröschen
200 ml heißes Wasser

Waldweidenröschen mit heißem Wasser überbrühen und ziehen lassen. Den Tee eine Stunde vor dem Schlafengehen einnehmen.
Dieses alte Hausrezept hilft gegen Einschlafstörungen älterer Personen.

Massageöl mit Lavendel

50 ml Jojobaöl
5 Tr ätherisches Lavendelöl

Zutaten mischen und sich mit dem Öl vor dem Schlafengehen massieren lassen. Lavendel ist ein verlässlicher Partner bei Unruhezuständen und Einschlafstörungen.

TIPP: *1–4 Tropfen Lavendelöl auf ein Stück Würfelzucker geben und 2–3-mal täglich einnehmen. Auch ein Lavendelkissen kann zur Inhalation beim Schlafen neben den Kopf gelegt werden.*

Schon die vornehmen Patrizier pflegten, ihrem Badewasser Lavendelkraut beizumengen. Man erfreute sich des entspannenden Duftes. Schon damals wusste man um die entspannende und kreislaufstärkende Wirkung von Lavendel.

Hafertinktur

5 EL Haferkörner, frisch
100 ml Korn, 38 %

Haferkörner für 3–8 Wochen in Korn einlegen und dann abseihen. Einige Tropfen in ein Glas Wasser rühren und vor der Nachtruhe trinken.
Die Essenz eignet sich gut bei Erschöpfung und Müdigkeit und unterstützt den Schlaf.

Hopfenkissen
200 g Hopfenblüten
Leinensack

Hopfen in einen Leinensack geben und verschnüren. Bevor man zu Bett geht, das Kissen mit den Händen etwas kneten, damit die ätherischen Öle vom Hopfen frei werden. Dann den Kopf darauflegen und ruhig durchatmen.

In klinischen Studien zeigt eine Mischung aus Hopfenzapfen, Baldrianwurzel und Passionsblume eine gute Wirksamkeit bei leichten bis mittelschweren Einschlaf- und Durchschlafstörungen. Idealerweise werden alle drei Bestandteile als Extrakt in Alkohol ausgezogen und tropfenweise eingenommen.

Veraltet
Mohnschnuller
2 EL Mohn
Leinentuch

Man schlug Mohn in ein Tuch und gab es Kleinkindern bei Einschlafschwierigkeiten zum Saugen.

Opiumalkaloide aus Mohn haben nach wie vor eine große Bedeutung in der Pharmazie und Medizin, werden aber bei Schlafstörungen nicht mehr eingesetzt. Auch der Mohnschnuller war bis ins 20. Jh. ein beliebtes Hausrezept, doch neuerdings wird empfohlen, diese Methode **für Kleinkinder nicht mehr anzuwenden.**

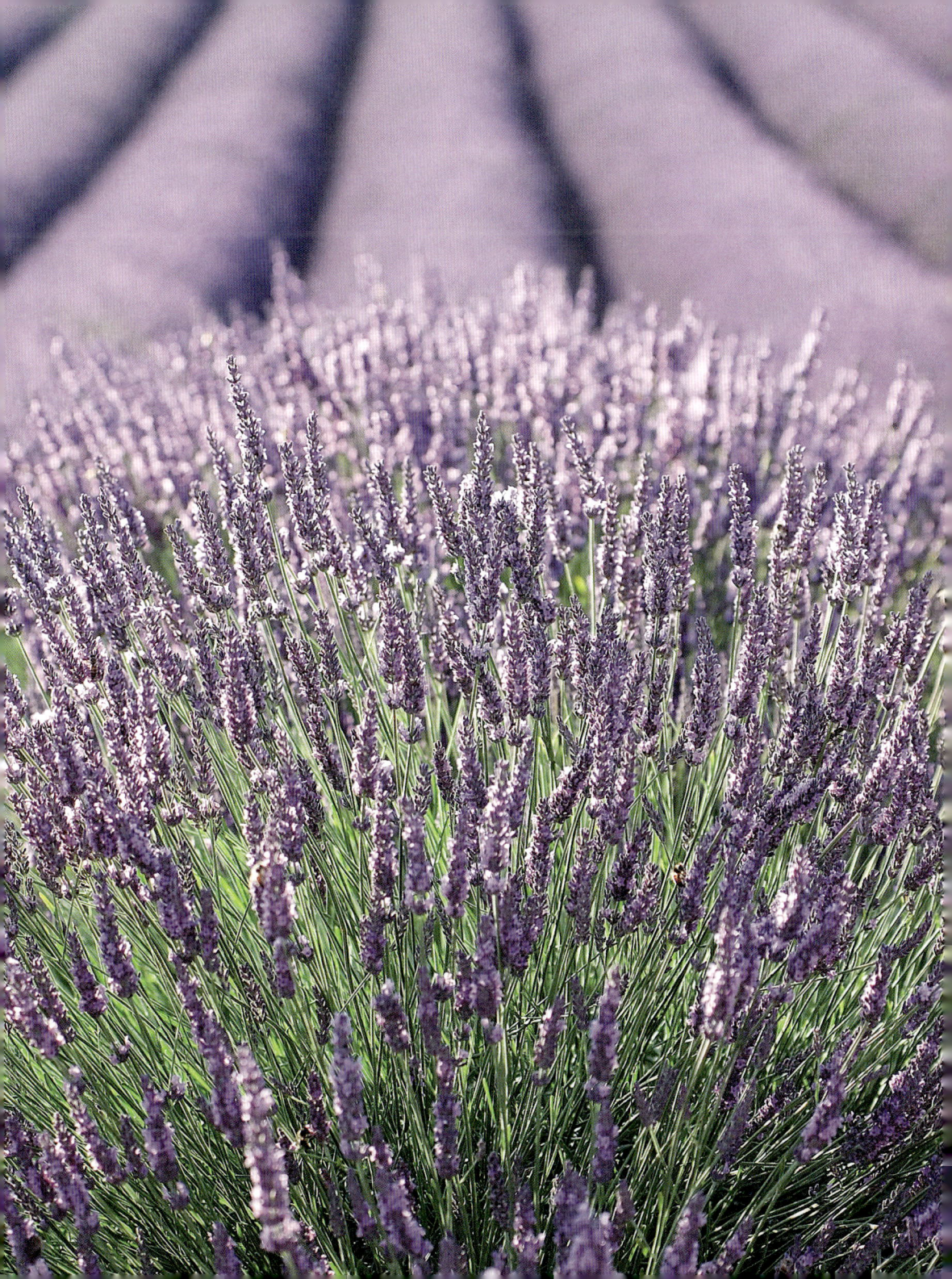

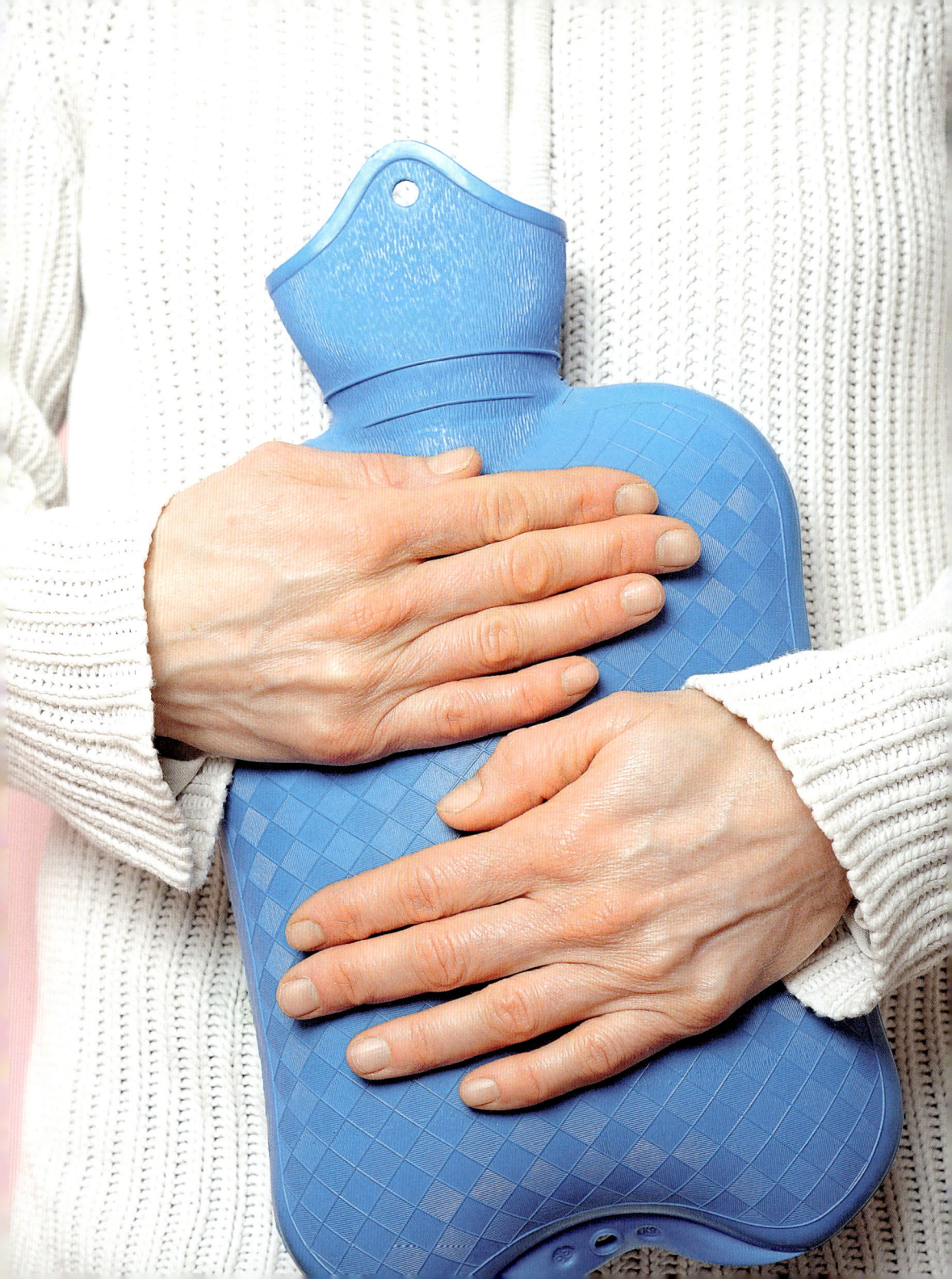

Blase & Niere

Man soll sein krankes Nierenbecken
nicht mit zu kalten Bieren necken.
Auch sollte man bei Magenleiden
den Wein aus sauren Lagen meiden.
Christian Morgenstern

So Niere oder Blase streikt,
sind Bärentrauben angezeigt.

Info

Welche Frau kennt sie nicht: die **Blasenentzündung**, auch Zystitis genannt. Dabei verursacht das Wasserlassen brennende Schmerzen. Der **Harnwegsinfekt** wird von Bakterien verursacht, den sogenannten *Escherichia coli*, die sich über die Harnröhre zur Blase vorarbeiten. Ihr natürlicher Wohnraum ist der Darm. Gelangen die Bakterien in den Harntrakt, kommt es zu den schmerzvollen Entzündungen, die sich bis zur Niere ausbreiten können. Sie bedingen einen ständigen Harndrang, obwohl die Harnmengen gering sind. Diese können auch geringe Blutspuren enthalten, was auf eine starke Ausprägung der Schleimhautentzündung hinweist.

Wenn sich die Beschwerden mit Krämpfen im Unterleib, im Rücken und im Nierenbereich äußern, muss an eine Komplikation gedacht werden und ein Arzt unbedingt konsultiert werden.

Frauen haben nur eine vier Zentimeter lange Harnröhre, die der Männer ist 20 Zentimeter lang. Das könnte der Grund sein, warum Frauen öfter von Harnwegsinfekten betroffen sind. Ein höheres Risiko haben auch Schwangere und Diabetiker. Ältere Menschen haben ein verringertes Durstgefühl und vergessen oft, zu trinken, daher neigt auch diese Gruppe verstärkt zu Harnblasenentzündungen. Zusätzlich ist ihr Immunsystem im Allgemeinen geschwächt. Eine Entzündung kann ferner durch Tumore, Katheter oder Blasensteine verursacht werden.

Im Gegensatz zu den entzündlichen Leiden sind von **Nierensteinen** eher Männer betroffen. Der beginnende Nierengrieß wächst aufgrund einer zu hohen Konzentration an Salzen. Die Kristalle bestehen aus Harnsäure bzw. Kalziumoxalaten und können sich entweder in der Blase (Blasenstein) oder in der Niere (Nierenstein) zu größeren „Steinen" zusammentun. Während der Nierengries als kleine Steinchen problemlos ausgeschieden werden kann, bereiten größere Nierensteine dabei Schmerzen. Bei Steinen von 0,5 cm Größe kann es zu Nierenkoliken kommen, die im Spital behandelt werden müssen.

Egal ob Infektionen oder Grieß, das Wichtigste dabei ist, über den Tag eine **große Menge an Flüssigkeit zu trinken**. 3–4 Tassen Tee und zusätzlich 1 ½–2 l Wasser sollten konsumiert werden.

> **VORSICHT:** *Als Gegenanzeige gelten Ödeme infolge von eingeschränkter Herz- und Nierentätigkeit!*

Geschichte

Ich bin der Doctor der Artzney/
An dem Harn kann ich sehen frey/
Was kranckheit ein Menschn thut beladn/
Dem kan ich helffen mit Gotts gnadn/
Durch ein Syrup oder Recept/
Das seiner kranckheit widerstrebt/
Daß der Mensch wider werd gesund/
Arabo die Artzney erfund.
Jost Amman: Ständebuch, 1568

Nierensteine waren ca. 1000 v. Chr. nicht nur schon bekannt, sondern wurden bereits in Ägypten mit Blasenkathetern aus Bronze entfernt.

Untersucht wurde der Harn im Zuge der **Harnschau**. Diese Form der Diagnose verdanken wir **Galen** (131–201 n. Chr.). Der morgendliche Urin wurde in der Matula, einem birnenförmigen Glas, geschützt vor Lichteinfall zum Harnbeschauer gebracht und vor Ort nach Farbe, Geruch, Geschmack und Beimengung analytisch beschrieben. Sowohl der frische als auch der zwei Stunden alte Harn erfuhr eine Beurteilung. Bis heute wird der Urin „analysiert", wenn auch nicht mehr in der Matula. Ihm werden dennoch nach wie vor stoffwechselphysiologische bzw. auch pathogene Auskünfte entnommen.

Die Redewendung „Das geht mir aber richtig an die Nieren" hat wahrscheinlich ihren Ursprung im Mittelalter. Zu dieser Zeit galten die Nieren als Sitz des Geschlechtstriebs und auch der damit verbundenen Gefühle. Es heißt, man hätte im Mittelalter Ehebrechern für ihren Fehltritt deshalb die Niere herausgeschnitten.

Pflanzenwelt

Bärentraube
Birkenblätter
Brennnessel
Bruchkraut
Gänsefingerkraut
Goldrute
Hauhechelwurzel
Heidekraut
Heidelbeeren
Kürbis
Löwenzahn

Maisbart
Meerrettich
Preiselbeere
Schlüsselblume
Spargel
Stiefmütterchen
Wacholder
Wegwarte
Wiesenknopf
Ysop
Zinnkraut

außerdem:
Eichhase

Rezepte

Bärentraubenblättermazerat

1 EL Bärentraubenblätter
200 ml kaltes Wasser

Das Kraut in kaltes Wasser legen und über Nacht ziehen lassen. Am folgenden Tag kurz erhitzen und abseihen. Mehrmals am Tag trinken. Die kurmäßige Behandlung sollte mit einer steigenden Trinkmenge durchgeführt werden.

Die Bärentraube enthält Arbutin, das der Harndesinfektion dient. Ihre antibakterielle Wirkung konnte bei diversen Bakterienstämmen nachgewiesen werden.

Preiselbeersaft
500 ml Preiselbeersaft

Mehrmals am Tag ein Glas Preiselbeersaft trinken.
Proanthocyanidine sind die wesentlichen Wirkstoffe der Preiselbeere gegen Harnwegsinfekt. Sie unterbinden, dass sich Bakterien an der Blasenschleimhaut ansiedeln und vermehren.

> **TIPP:** *Im Notfall kann man Preiselbeerkonfitüre mit etwas warmem Wasser verdünnen.*

> **TIPP:** *Cranberrys und Holunderbeeren eignen sich ebenfalls zum Einsatz gegen Blasenleiden.*

Eichhase (Pilz)
1 Handvoll Eichhase, frisch oder
1 EL Eichhase, getrocknet (ganz oder als Pulver)

Der Pilz eignet sich hervorragend zum Verkochen. Er ist ein exzellenter Speisepilz mit dem Nebeneffekt, harndrängend zu wirken. Ist dies erwünscht, wird der Pilz in Speisen wie Saucen, Aufläufen, Strudeln etc. verkocht oder als Tee mehrmals am Tag getrunken. Die Blase entleert sich mehrfach am Tag, ohne dass es zu Kaliumverlust kommt.

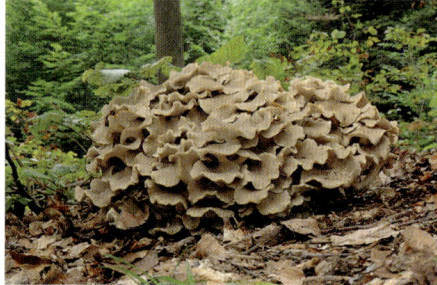

Eichhase

Entkrampfungstee

1 TL echte Goldrute
1 TL Gänsefingerkraut
250 ml heißes Wasser

Kräuter mit heißem Wasser überbrühen und ziehen lassen. Vom Tee 3–4 Tassen am Tag trinken.
Die Flavonoide der Goldrute beschleunigen über eine Enzymhemmung die Urinbildung. Folglich zählt sie zu den harntreibenden Pflanzen. Sie beugt auch einer Steinbildung vor. Das Gänsefingerkraut hilft gegen krampfartige Beschwerden während der Blaseninfektion.

TIPP: *Zusätzlich zum Tee ausreichend Wasser trinken!*

Nierentee

2 TL Goldrute
2 TL Birkenblätter
1 TL Hauhechel
250 ml heißes Wasser

Von der Mischung 1–2 TL mit heißem Wasser überbrühen und ziehen lassen. Den Tee schluckweise trinken.

VORSICHT: *Die Goldrute nicht verwenden, wenn eine Wasseransammlung aufgrund einer eingeschränkten Nieren- oder Herztätigkeit vorliegt!*

Tabernaemontanus (1588, Kräuterbuch) schrieb zur harntreibenden Wirkung der Goldrute: „Es reinige auch die Nieren und die Harngänge von allem groben Schleim." Zur Hauhechel bemerkte er: „Er treibe verborgene Feigwarzen aus."

Meerrettichwein

½ Meerrettichwurzel
250 l Weißwein

Die Wurzel in 10 dünne Scheiben schneiden und in einem Glas mit Weißwein aufgießen. Einen Tag lang zugedeckt stehenlassen. Bei Bedarf täglich 2 Achtel trinken.

Mit Meerrettichwein werden kleine Blasensteine ausgetrieben. Er wirkt ausgesprochen harntreibend. Zudem hat er wissenschaftlich nachgewiesen eine starke antibakterielle Wirkung und gilt daher als effektives Harndesinfektionsmittel.

Birkenblättertee

5 EL Birkenblätter
1 ½ l heißes Wasser

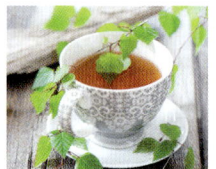

Birkenblättertee

Birkenblätter mit heißem Wasser überbrühen und ziehen lassen. Von dem Tee 1–1½ l am Tag trinken.

Wissenschaftlich belegt ist eine erhöhte Harnausscheidung (Diurese) durch das Trinken von Birkenblättertee. Wirksam sind die darin enthaltenen Flavonoide. Der Tee hat zudem eine leicht antibakterielle und entzündungshemmende Wirkung gegen Keime in den Harnwegen und wirkt positiv bei Nierengrieß.

In der Volkskunde wird geraten, Birkenblätter vor dem 15. Juni zu sammeln.

Birkenwein

1 l Birkenwasser
5 g Weinsäure
3 EL Zucker
Etwas warmes Wasser

Den Zucker in etwas warmem Wasser auflösen, dann mit dem Birkenwasser und der Weinsäure verrühren. Täglich 2–3 Achtel trinken. Im Kühlschrank ist der Wein zwei Wochen haltbar.

Brennnessel Löwenzahn

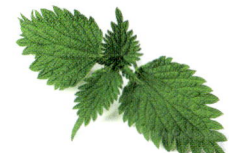
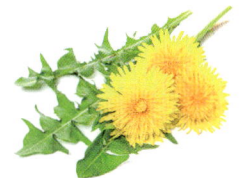

Nieren- und Blasentee

Brennnessel
Zinnkraut
Bruchkraut
Löwenzahn
200 ml heißes Wasser

Kräuter zu gleichen Teilen mischen. Pro Tasse 2 TL davon mit Wasser überbrühen, ziehen lassen und über den Tag verteilt 3–4 Tassen trinken.
Alle Komponenten sind harntreibend, entzündungshemmend und zum Teil krampflösend.

> **TIPP:** *Löwenzahnextrakt gilt als stoffwechselanregendes, harntreibendes Mittel (Diuretikum).*

> **TIPP:** *Die Wegwarte ist ein empfehlenswerter Ersatz für den Löwenzahn. Sie ist harntreibend und gallefördernd.*

Löwenzahn wird im Volksmund „Bettpisser" genannt, da Löwenzahntee am Abend getrunken zu einer starken Anregung der Nieren führt. Auch Löwenzahnsalat soll bei Kindern ein nasses Leintuch hinterlassen.

Anti-Nierengrieß-Tee

1 TL Hauhechelwurzel
250 ml heißes Wasser

Hauhechelwurzel mit heißem Wasser überbrühen, ziehen lassen und 2–3 Tassen am Tag trinken. Zusätzlich ausgiebig Wasser trinken.
Hauhechelwurzel fördert die Harnsäureausscheidung und vermindert dadurch das Risiko der Nierengrießbildung.

Sitzbad

3 EL Salbei
3 EL Kamille
5 EL Schafgarbe
1 l Wasser

Die Kräuter in 1 l Wasser aufkochen, 10 Minuten zugedeckt ziehen lassen, abseihen und für ein Sitzbad mit warmem Wasser aufgießen. 20 Minuten den Genitalbereich damit spülen. Danach gut abtrocknen. Bei chronischen Beschwerden 2-mal täglich wiederholen.
Das Bad wirkt antibakteriell und krampflösend.

TIPP: *Mit einer größeren Menge ein Wannenbad nehmen.*

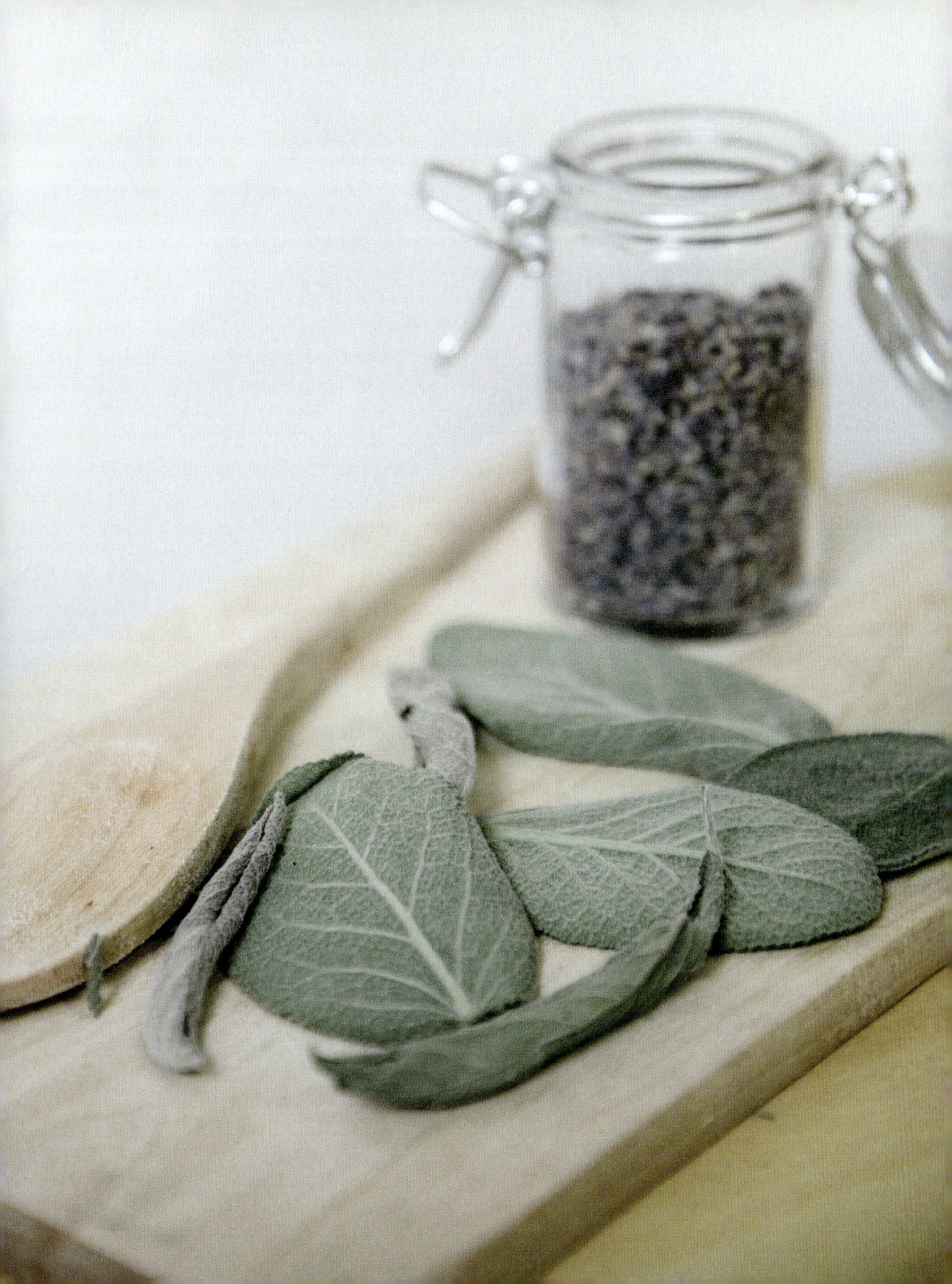

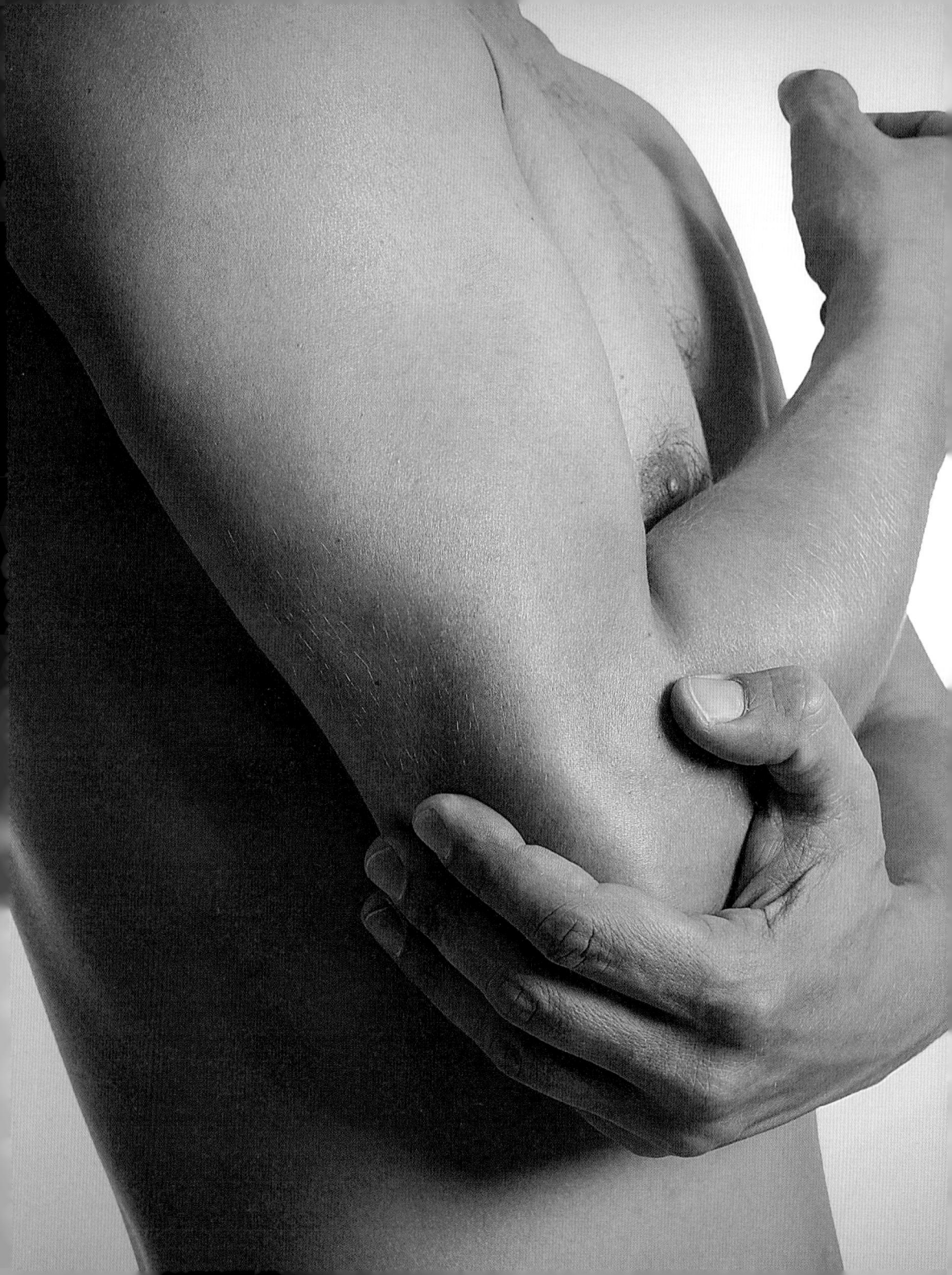

Muskeln, Knochen & Gelenke

Muskelbeschwerden

> *Der Muskel wird durch starken Gebrauch gestärkt,*
> *der Nerv hingegen dadurch geschwächt.*
> Arthur Schopenhauer

> *Ein reiner, frischer Gerstensaft gibt Herzensmut und Muskelkraft.*

> *Wenn Muskeln schmerzen und Füße stinken,*
> *ist es Zeit, ein Bier zu trinken.*

Info

Muskelschmerzen, auch Myalgie genannt, haben unterschiedliche Ursachen. **Muskelfaserrisse, Muskelzerrungen, Muskelkater und -krämpfe** kennen sowohl Freizeitsportler als auch Leistungssportler zur Genüge. Erfährt man einen Muskelfaserriss, ist zumeist ein Bluterguss gut erkennbar. Krämpfe entstehen unter anderem aufgrund eines Mangels an Magnesium. Der Muskelkater erscheint nach körperlicher Überbeanspruchung. Es entstehen feine Einrisse in den Muskelfasern. Ödeme bilden sich, nachdem Gewebswasser aus den Gefäßen eindringt. Dieses führt zu Gewebeschwellungen, die wiederum einen Druck- und Dehnungsschmerz ausüben. Es zeichnet sich dabei ein sogenanntes Mikrotrauma ab, das zu Entzündungen führen kann.

Unangenehme Muskelschmerzen treten unter anderem auch aufgrund von Zeckenbissen, Malaria und Grippe sowie Borreliose auf, aber auch im Rahmen von **rheumatischen Erkrankungen**.

Fehlhaltung ist ein Symptom unserer Zeit. Wer kennt das nicht: alles tut weh und man fühlt sich ungemein verspannt. Stundenlanges Sitzen beim Computertisch oder als Taxifahrer, monotones Arbeiten am Fließband, einseitige Belastung beim Kellnern usw. führen zu Verspannungen am gesamten Körper. Wen es besonders schlimm trifft, der hat einen Hexenschuss. Akut verspannte, teils verhärtete Rückenmuskeln drücken den Betroffenen dann in eine gebeugte Stellung, wodurch die Fortbewegung der des berühmten Glöckners von Notre-Dame gleicht. Auch bei einer Vielzahl an **neurologischen Erkrankungen** sind Muskelschmerzen möglich. Der Schmerz kann sich auf einen Muskel (z.B.: Trizeps) beschränken oder diffus über die gesamte Muskelpartie ausstrahlen. Er tritt dabei entweder chronisch oder akut auf, wobei spezielle Triggerpunkte auf den Punkt des größten Schmerzes hinweisen.

Geschichte

Im Mittelalter glaubten einfache Leute an den **Schadenszauber**. Dieser musste als vermeintliche Ursache von Krankheiten herhalten. In der Hexenlehre galt der mithilfe des Teufels verursachte Schadenszauber als ein Talent von Hexen. Vor 1000 Jahren suchte man einen Sündenbock für Schmerzen und Krankheiten. Plötzlich auftretende Schmerzen kamen wie ein Schuss aus dem Himmel. Wer, wenn nicht eine Hexe, sollte schuld an einem blockierten Kreuz sein. **Hexenschuss** galt eindeutig als Zeichen des Schadenszaubers. Ein durchdringender, böser Blick einer knittrigen, alten Frau bohrte sich wie ein Geschoß in Mark und Bein. Ein krummer Rücken ließ die gesamte Ortschaft erkennen, dass man gebrandmarkt war.

Pflanzenwelt

Angelika	Johanniskraut
Arnika	Kampfer
Bärlapp	Kiefer
Buchweizen	Lavendel
Brennnessel	Rosmarin
Chili	Teebaum
Fichte	Wacholder
Heublumen	

außerdem:

Bienengift	
Essig	Moor
Melissengeist	Schwedenbitter
	Tonerde

Rezepte

Heublumensack

10 EL Heublumen
Leinensack

Heublumen in einen Sack füllen, mit heißem Wasser übergießen und zugedeckt 10 Minuten ziehen lassen. Den Sack danach ausdrücken und an den schmerzenden Muskel anlegen. Mit einem Handtuch umwickeln und 15–20 Minuten entspannen.

Heu wirkt lokal beruhigend. Die Wärme regt die Durchblutung an, wodurch sich der Muskel entspannt. Letztendlich führt dies zu einer zunehmenden Elastizität des Bindegewebes.

> **VORSICHT:** *Der Sack darf nicht zu heiß sein (40 °C)!*

Heublumenbad

500 g Heublumen
5 l heißes Wasser

Heublumen mit heißem Wasser überbrühen und den Sud in das Badewasser einrühren. 25–30 Minuten darin entspannen.
Das Bad hilft bei Hexenschuss.

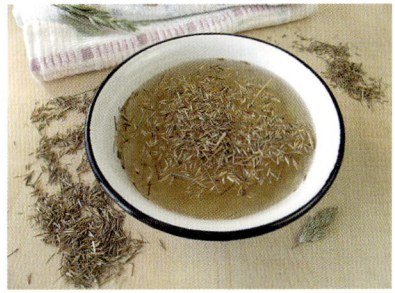

Heublumen

Heubett

Heublumen

Ein Bett mit frischen Heublumen füllen. Ins Bett legen und mit den Heublumen zudecken.

Nach Sebastian Kneipp sind die Heublumen das „Morphium der Naturheilkunde".

Warme Moorkompressen
Moor

Moor erwärmen und auf die schmerzende Schwellung auftragen. Warm halten und 15–20 Minuten ruhen.
Moor führt zu einer langsam ansteigenden Wärmeentwicklung. Es durchdringt das Gewebe, regt den Stoffwechsel an, entspannt die Muskulatur und wirkt schmerzlindernd. Moor eignet sich hervorragend bei Muskelverspannungen und der damit einhergehenden eingeschränkten Beweglichkeit.

Melissengeist
50 ml Klosterfrau Melissengeist

Den beleidigten Muskel mit Melissengeist einreiben.
Durch den Alkohol gelöst, dringen ätherische Öle besonders gut in die Haut ein und gelangen zu dem verspannten Gewebe. Besonders eignet sich der Geist zum großflächigen Einreiben der Muskulatur nach dem Sport. Muskelkater, Verspannungen, Hexenschuss – Melissengeist gilt seit Jahrhunderten als ein Standardmittel bei mobilen Beschwerden. Enthalten sind Melisse, Angelika, Enzian, Pomeranzen, Muskat, schwarzer Pfeffer, Zimt, Kardamom, Ingwer, Alant u.v.m. Ihre ätherischen Öle werden sorgsam mittels einer alkoholischen Destillation gewonnen.

Die Nonne Maria Clementine Martin, geboren 1775, erlernte in Paris das Herstellen von Essenzen von Karmelitermönchen. Zuvor als „Carmelitergeist" bekannt, wurde das Mazerat von Clementine in „Klosterfrau Melissengeist" umbenannt. Gegen Schlaflosigkeit, Magen-Darm-Beschwerden, Muskelkater und vieles mehr wurde der hochprozentige Kräuterschnaps erfolgreich eingesetzt.

Essigwickel
100 ml Apfelessig

Ein Wickeltuch mit Essig tränken, um den Muskelkater binden und eintrocknen lassen.

Tonerdenwickel

1 EL essigsaure Tonerde
200 ml lauwarmes Wasser

Tonerde mit lauwarmem Wasser anrühren und auf die Schwellung des Muskelkaters auftragen.
Das enthaltene Aluminiumdiacetat wirkt schmerzlindernd und entzündungshemmend, wodurch essigsaure Tonerde ein effektives Mittel gegen Schwellungen, Muskelschmerzen, Blutergüsse und Hämatome ist.

Die WHO hat essigsaure Tonerde als unentbehrliches Arzneimittel gelistet.

Brennnesselpeitsche

Brennnesselpflanzen, frisch

Brennnessel

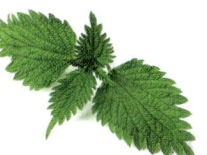

Die Pflanze mehrfach kurz und nicht zu kräftig auf die verspannten Körperpartien peitschen.
Das Nesselgift regt die Durchblutung an, wodurch sich die gepeitschte Stelle erwärmt und der Muskel sich aus seinem Krampf löst. Gut anwendbar ist die Brennnesselpeitsche bei Verspannungen und Hexenschuss.

> **TIPP:** *Gelenkschmerzen bei langen Wanderungen oder Radtouren mit der Brennnessel peitschen. Das fördert die Durchblutung, und das Gelenk tut wieder seinen Dienst.*

Johanniskrautöl

50 ml Johanniskrautöl (Rotöl)

Ein warmes, trockenes Tuch mit dem rötlichen Öl übergießen, damit den betroffenen Muskel umwickeln und bis zum nächsten Tag warm halten.

Muskelöl

100 ml Rotöl
6 ml ätherisches Latschenkieferöl
8 ml ätherisches Fichtennadelöl
1 ml ätherisches Lavendelöl
2 ml ätherisches Wacholderöl
1 ml ätherisches Zederöl
1 ml ätherisches Geranienöl

Alle Zutaten mischen und die schmerzende Stelle damit einreiben.

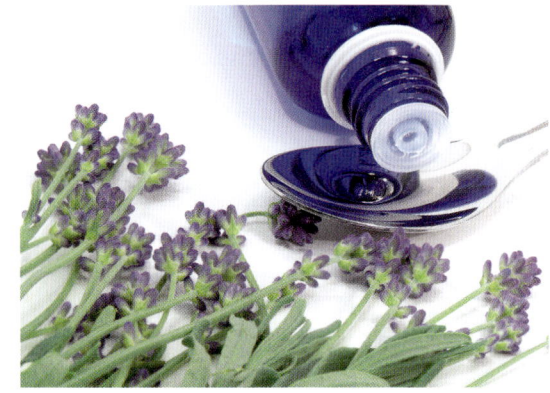

Lavendel

Heiße Bäder

Ätherische Öle (z.B. Kiefer, Fichte, Weißtanne)

Die Badewanne mit sehr warmem Wasser füllen und 15–20 Tropfen ätherische Öle einrühren. Das Bad entspannt die Muskulatur. Da man dabei müde wird, danach in warme Decken hüllen und zur Ruhe begeben.
Heiße Bäder sind ein beliebtes Hausmittel gegen Muskelkater und Verspannung.

Bärlappkissen

200 g Bärlapp, frisch
Leinenbeutel

Den Bärlapp in den Leinenbeutel geben und über Nacht auf die verkrampften Muskeln legen.
In der frühchristlichen Zeit meinte man, dass Druiden Lichtblitze mit dem Sporenpulver des Bärlapps zaubern konnten. Das Sammeln der leicht entflammbaren Pflanze durfte nur in speziellem Gewand vollzogen werden. Der gesammelte Bärlapp wurde sofort in weiße Tücher gehüllt.

Rosmarintinktur

2 EL Rosmarin
100 ml Korn, 38 %

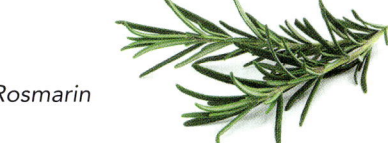

Rosmarin

Rosmarin für 3–8 Wochen in Korn einlegen und dann abseihen. Die Tinktur bei Muskelschmerzen zum Einreiben verwenden.

> **TIPP:** *Je frischer das Kraut ist, desto höher ist der Anteil an ätherischen Ölen und desto wirksamer ist die Tinktur.*

Rosmarin ist eine altbewährte Heil- und Kulturpflanze. Sie wurde der Göttin Aphrodite gewidmet und war somit eine Pflanze, die für die Liebe stand.

Volksheilkunde:
Buchweizentee

1–2 TL Buchweizen
250 ml heißes Wasser

Buchweizen mit Wasser überbrühen und ziehen lassen. 1–2 Tassen pro Tag trinken. Buchweizentee soll Wadenkrämpfe verhindern.

Ameisenschnaps bei Krämpfen
40 ml Schnaps

Eine Flasche mit etwas Schnaps bis zum Hals in einem Ameisenhaufen vergraben. Die Tiere sammeln sich darin. Ist die Flasche halb voll, wird sie mit Schnaps aufgefüllt verschlossen und für 4–6 Wochen stehen gelassen. Danach abseihen und die von Muskelkrämpfen betroffenen Stellen einreiben.
Die Ameisensäure regt die Durchblutung an.

Buchsbaumzweig oder Farnkraut
1 Buchbaumzweig
1 Handvoll Farn, frisch

Ein Buchsbaumzweig ins Bett gelegt oder Farnkraut unter das Leintuch gelegt, soll Krämpfe der Waden lindern.

Prellungen & Zerrungen

Es ist besser, mit den Füßen als mit der Zunge zu stolpern.
Anacharsis der Skythe

Das Stolpern lernt der Mensch von Fall zu Fall.

Info

„Sport ist Mord" soll als Motto jene begeistern, die sich **Prellungen, Zerrungen, Muskelkater** und auch jede Form von Anstrengung ersparen möchten. Es ist jedoch tatsächlich so, dass sich, wer viel Sport betreibt, gut mit diesen negativen Nebenwirkungen auskennt.

Wirkt von außen ein stumpfer Schlag oder Stoß auf das Gewebe ein, so entsteht eine Prellung, Contusio genannt. Ein Stolpern, Sturz oder Überschlag wirkt auf weiches Muskelgewebe, Gelenkkapseln, Beinhaut oder auch auf die Organe. Bei einem ungewollten Abstieg vom Rad, Pferd oder von der Leiter ziehen wir uns zumeist neben Prellungen auch Zerrungen (Distensionen) zu, die auf eine Überdehnung der Muskelfasern folgen. Diese reißen dabei nicht, sondern es kommt zu einer Ödembildung im Gewebe, die Schmerzen verursacht. Leicht erkennbar sind Prellungen und Zerrungen an Schürfwunden, Ödemen und Hämatomen, also blauen Flecken. Der darauffolgende Schmerz muss erst evaluiert werden: habe ich mir etwas gebrochen, oder werde ich in den kommenden Tagen „nur" meine Prellung versorgen müssen?

Die Erstversorgung liegt sowohl bei der Prellung als auch bei der Zerrung in der **Ruhigstellung** des verletzten Körperteils und in einer **Kühlung mit Eiswürfelwickel**. Dies lindert den Schmerz und hemmt das Einbluten in die Muskelfasern, wodurch eine lokale Schwellung verhindert werden kann. Wer danach sofort einen Verband anlegt, kann die Bildung eines größeren Hämatoms meist verhindern.

Geschichte

Aus dem mittelalterlichen Elsässischen Arzneibuch (14. Jh.):
„Für alle schmerzlichen Leiden der Arme und aller Glieder nimm Rettichsaft und trinke davon einen großen Becher. Danach gehe in ein Schwitzbad und mach

dich dort gut schwitzen, das ist gut. Hilft dies nicht, dann nimm Brennnesselwurzel und koche die in starkem Wein und trinke das, oder mache eine Salbe. Wer auf den Arm oder das Bein stürzt, der soll Pfefferkörner in ein Säcklein tun und dieses mit gutem Wein kochen und dann über die schmerzhafte Stelle legen, so wird der wieder gesund."

Pflanzenwelt

Arnika

Beinwell

Gänseblümchen

Huflattich

Johanniskraut

Kampfer

Kohl

Pfefferminze

Teebaum

außerdem:

Franzbranntwein

Murmeltierfett

Quark/Topfen

Schwedenbitter

Rezepte

Arnikatinktur

1 Handvoll Arnikablüten

100 ml Korn, 38 %

Arnikablüten für 3–8 Wochen in Korn einlegen und dann abseihen. Mehrmals am Tag damit einreiben.

Die Tinktur hilft hervorragend bei Muskelschmerzen sowie bei Prellungen und Zerrungen. Das enthaltene Helenalin wirkt entzündungshemmend, abschwellend und schmerzstillend.

Ist die Tinktur angesetzt, aber noch nicht fertig, so hilft auch Tee als Umschlag: 4 TL Arnikablüten mit 200 ml heißem Wasser aufgießen und 10 Minuten ziehen lassen, dann abseihen. Ein Tuch mit dem lauwarmen Tee tränken und auf die schmerzende Stelle legen. Den Umschlag 2–3-mal täglich für jeweils 30 Minuten wiederholen.

Als „Schutzheilige der Muskeln und Prellungen" wird Arnika (auch Bergwohlverleih) genannt. Wer in die Berge stieg, hatte früher stets seine Arnikatinktur bei sich. Im alpinen Gelände sind einfache Fußverletzungen nichts Seltenes.

Beinwellsocken

Beinwell, frisch
1 Paar Socken

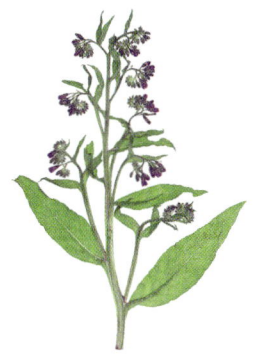

Bei Knöchelschmerzen, ausgelöst durch Umknicken, frischen Beinwell in die Socken legen und diese anziehen.

Beinwellöl

2 EL Beinwellwurzel
60 ml Öl

Beinwell

Die gereinigte Beinwellwurzel klein schneiden und im warmen Öl kurz am Herd erwärmen. Mindestens 2 Tage an einem warmen Ort ziehen lassen (je länger desto besser), abseihen und die betroffene Stelle damit einreiben.
Beinwellöl aus den Wurzeln gewonnen gilt als Klassiker bei stumpfen Verletzungen. Allantoin fördert die Wundheilung und unterstützt die Knochenheilung. Das Cholin hilft, dass verletztes Gewebe schneller abheilt und sich Blutergüsse zurückbilden.

> **VORSICHT:** *Das Öl nur für kurze Zeit verwenden, es wirkt bei längerem Einsatz zusammenziehend und verkürzend.*

Der Beinwell wird auch Wallwurz genannt. „Wall" deutet auf „zusammenwachsen" hin. Ebenso weist der botanische Name „Symphytum" aus dem Griechischen darauf hin, dass dieses Raublattgewächs „zusammenhält und verbindet".

Schwedenbitter
60 ml Schwedenbitter

Mit dem Kräuterauszug die verletzten Körperextremitäten oder Gelenke einreiben. Wem er zu scharf ist, der kann ihn auch mit etwas Wasser verdünnen.

Maria Treben (1907–1991) lebte viele Jahre in Grieskirchen, Österreich. Ihr haben wir das wiederentdeckte Interesse am Schwedenbitter zu verdanken. Als Kräuterkundige wurden ihre Ratschläge Bestseller. Maria Treben gilt als wichtige moderne Vertreterin für die Heilkraft der Kräuter im deutschsprachigen Raum.

Johanniskrautöl
1 Handvoll Johanniskrautblüten, frisch
200 ml Speiseöl

Die gelben Blüten werden als Ölauszug für 6 Wochen an einem warmen Ort zugedeckt zur Seite gestellt und danach abgeseiht. Mehrmals am Tag die betroffene Stelle damit einreiben.
Das Öl erhält eine leuchtend blutrote Farbe, weshalb es auch Rotöl genannt wird. Johanniskrautöl wirkt besonders schmerzlindernd bei Prellungen und Zerrungen.

TIPP: *2–3 Tropfen ätherisches Pfefferminzöl in das Johanniskrautöl einrühren.*

TIPP: *Johanniskrautöl ist das beste Öl bei Hexenschuss.*

Paracelsus schreibt: „Es ist nicht möglich, dass eine bessere Arznei als Johanniskraut für Wunden in allen Ländern gefunden wird."

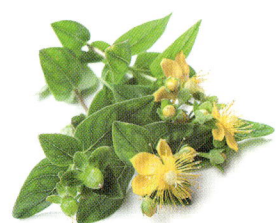

Johanniskraut

Gänseblümchen

Gänseblümchenblätter, frisch

Bei Schürfwunden, Prellungen, Verstauchungen, Blutergüssen, blauen Flecken, Geschwüren oder bei Ausschlägen die Gänseblümchenblätter direkt auf die verletzte Stelle legen.
Man sagt dem Gänseblümchen eine entzündungshemmende und leicht schmerzlindernde Wirkung nach.

Im Gart der Gesundheit (1485), einem der ersten gedruckten Kräuterbücher, steht geschrieben, dass das Gänseblümchen eine erprobte Heilpflanze war. Im Mittelalter wurde es für äußere Anwendungen zur Wundbehandlung, bei Gliederschmerzen und Geschwüren angepriesen. Bei Arthrosen wurden Dampfbäder mit Gänseblümchen, Odermennig und Huflattich angerührt.

Kartoffelsack

500 g Kartoffeln, gekocht
Stoffsack

Die warmen Kartoffeln grob zerdrücken, in einen Stoffsack oder Waschlappen füllen, und ihn über Nacht auflegen.
Hilft auch bei älteren Prellungen, die immer noch schmerzen.

Petersilienschnee

2 Handvoll Petersilie, frisch gehackt
2 Eiweiß

Den Schnee steif schlagen und die gehackte Petersilie darin verrühren. Die Masse auf ein Tuch streichen und für gut 2–3 Stunden um die Verstauchung wickeln.
Dieses alte Rezept wird schon bei Plinius dem Älteren gegen Verstauchungen erwähnt.

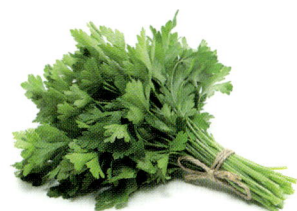

„Petersil hilft dem Mann aufs Pferd, den Frauen unter die Erd'." Der Petersilie wurden leistungsstärkende Kräfte fürs Feld und für zu Hause nachgesagt. Während sie die Männer potenter machen sollte, trieben Frauen ungewollte Schwangerschaften mit einer Überdosis Petersilie ab. Als Petersiliengasse wurden jene Straßen bezeichnet, die Freudenhäuser beherbergten und in denen Abtreibungen vorgenommen wurden.

Rosskastaniensalbe
30 g Wollwachs (Lanolin)
10 g Bienenwachs
70 ml Speiseöl
10 Tr ätherisches Wacholderöl
60 ml Rosskastanientinktur

Für die Rosskastanientinktur 3–5 junge Kastanienigel aufgeschnitten in 250 ml Korn für 3–4 Wochen ansetzen.
Im Wasserbad Wollwachs, Bienenwachs und Speiseöl erwärmen. Hat sich alles aufgelöst, wird die leicht gewärmte Tinktur eingerührt. Danach kalt ausrühren. Hat die Masse Körpertemperatur erreicht, das ätherische Öl einarbeiten und die Salbe in Tiegel abfüllen.
Die Salbe unterstützt den Heilungsprozess von Muskelverletzungen, Prellungen und Zerrungen.

Huflattichwickel
Huflattichblätter, frisch

Bei Gelenkschmerzen, Prellungen, Zerrungen, Krämpfen und Muskelkater sollen frische Huflattichblätter auf die Stelle gelegt und mit einer Mullbinde fixiert werden.

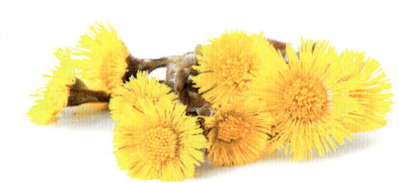

Huflattich

Rheuma

„Jetzt greif´ ich dich, grüner Ast
Nimm von mir die schwere Last
das Reißen, das Schwinden und die Gicht
das alles sollst du haben und ich nicht,
das zähl ich mir zugute."

Der vom Schmerz Geplagte soll im Frühjahr zu einem grünen Baum gehen und mit der rechten Hand einen Ast ergreifen. Dazu soll er diesen Reim laut aufsagen. Das Ritual soll insgesamt an drei verschiedenen Ästen vollzogen werden.

Info

Die moderne Rheumatologie behandelt mit annähernd gleichen Therapieformen unterschiedlichste Beschwerdebilder, deren Ursachen sehr verschieden sind.

Rheuma ist eine **Erkrankung des Bindegewebes**. Zu diesem zählen sämtliche Weichteilkomponenten des Körpers (Muskeln, Sehnen, Organe, Fettgewebe, Gefäßsystem, kollagene und elastische Fasern etc.). Zum Stützgewebe, dem „festen" Bestandteil des Bindegewebes, gehören Knochen und Knorpel. Alle Organsysteme können von einer entzündlichen rheumatischen Erkrankung betroffen sein.

Zu Rheuma werden **autoimmunbedingte entzündliche Erkrankungsbilder** gezählt wie Polyarthritis, Morbus Bechterew oder Psoriasis-Arthritis. Eine weitere Gruppe bilden die Arthrosen. Sie zählen zu den verschleißbedingten rheumatischen Erkrankungen. Gelenkbeschwerden treten verursacht durch abgenützte Gelenkknorpel auf.

Die **Gicht** zählt sowohl zu den rheumatischen als auch den stoffwechselbedingten Störungen. Bei einem Harnsäurespiegel von über 6,4 mg/dl wird von einer Hyperurikämie gesprochen, es ist also zu viel Harnsäure im Blut. Dies führt über längere Zeit zum Ausfallen von Harnsäurekristallen, die sich in den Gelenken und im Gewebe ablagern. Die Folge ist ein schmerzhafter Gichtanfall.

Eine weitere Gruppe von rheumatischen Erkrankungen sind **Weichteilerkrankungen**. Tennisellbogen, Schleimbeutelentzündung und Sehnenscheidenentzündung gehören dazu. Zuletzt werden auch chronische Knochenerkrankungen wie Osteoporose zum rheumatischen Formenkreis gezählt.

Heute schätzt man über 900 grundverschiedene Erkrankungsformen, die unter dem Oberbegriff Rheuma zusammengefasst werden. All diese Gruppen weisen unterschiedliche Auslöser auf, zeigen ähnliche Symptome und können dennoch mit identen therapeutischen Maßnahmen behandelt werden. Wärme und anregende bzw. reizende Substanzen wie Senf, Kampfer und Chili fördern die lokale Durchblutung.

Geschichte

Empedokles (*495 v. Chr.) bezeichnete innere wie äußere pathologische Störungen als „rheumata" (von griechisch „rheo" – „ich fließe"), als Flüsse im Körper.
In der **Säftelehre** von Hippokrates wird das Fließen des kalten Schleims für die Schmerzen verantwortlich gemacht. Waren die vier Körpersäfte nicht im Gleichgewicht, wurde zur Ader gelassen. Der **Aderlass** sollte auch bei Rheuma Erleichterung bringen. Akute und auch chronische Beschwerden der Gelenke erhielten damals die Bezeichnung „arthritis".
Kaiserin Elisabeth von Österreich litt an chronischer Polyarthritis. Sie suchte Linderung, indem sie wöchentlich in heißem Olivenöl badete. Zusätzlich verwendete sie eine Vogelknöterichsalbe, um ihre Gelenke einzureiben. Giuseppe Garibaldi (italienischer Nationalheld) und Auguste Renoir (französischer Maler) waren ebenso von einer chronischen Polyarthritis geplagt.

Pflanzenwelt

Beinwell
Birke
Bittersüßer Nachtschatten
Brennnessel
Chili
Farn
Goldrute
Große Klette
Hagebutte
Herbstzeitlose

Heublumen
Kampfer
Löwenzahn
Rosmarin
Rosskastanie
Senf
Weide
Weißkohl/-kraut
Zinnkraut

außerdem:
Bienenwachs
Franzbranntwein

Heilerde
Schwedenbitter

Rezepte

Weidenrindentinktur

2 Handvoll Weidenrinde weiß, frisch
250 ml Korn, 38 %

Weidenrinde für 3–8 Wochen in Korn einlegen und dann abseihen. Bei rheumatischen Beschwerden 20–50 Tropfen einnehmen.
Weidenrinde, von den jungen Zweigen geerntet, gilt als eine der am stärksten schmerzstillenden Pflanzen. Außerdem wirkt das darin enthaltene Salicin entzündungshemmend, wodurch Weidenrinde erfolgreich bei rheumatischen Schmerzen verwendet wird. Die Reinsubstanz Salicin ist der Ursprung von Aspirin C, *dem* Mittel bei Grippe, Kopfschmerzen, Fieber und Gelenkschmerzen.

> **TIPP:** *3–4 EL der Tinktur mit etwas Wasser verrühren und ein Tuch darin tränken. Damit einen Wickel an der schmerzenden Stelle anlegen.*

Die ersten Rezepte mit Weidenrinde gegen schmerzhafte Gelenkentzündungen, Schwellungen, Fieber und Kopfschmerzen wurden von den alten Ägyptern in Stein geschrieben hinterlassen (Schrift von Hamurabi).
Hippokrates, Dioskurides und Galen, *die* Pharmakologen der Antike, bestätigten dieses Wissen und waren von der hilfreichen Wirkung der Weidenrinde überzeugt.
Auch die Kelten und Hefeanen hatten den Baum für ihre Zwecke entdeckt und wässrige Auszüge (Tee) getrunken bzw. Wickel damit getränkt, um schmerzende Glieder zu heilen.

Kampferspiritus

10 ml Kampfer
20 ml Wasser
70 ml Spiritus, > 90 %

Die Zutaten miteinander vermengen. Der Kampfer löst sich auf und der Spiritus kann gleich unmittelbar verwendet werden. Schmerzende Gelenke mit dem Spiritus mehrmals täglich einmassieren.

Kampfer stimuliert die Nervenenden und wirkt lokal schmerzstillend. Der Schmerz und auch der Juckreiz lassen nach. Kampfer regt die oberflächennahe Durchblutung an und entfaltet dadurch entzündungshemmende Wirkung. Kampfer galt seit jeher aufgrund seiner abschwellenden und entzündungshemmenden Wirkung als hilfreiches Mittel gegen rheumatische Schmerzen.

Rheumatee

3 TL Weidenrinde
3 TL Brennnesselblätter
2 TL Schafgarbenkraut
2 TL Birkenblätter
250 ml heißes Wasser

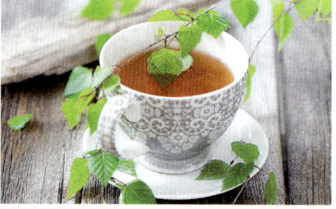

Birkenblätter

Die Bestandteile mischen. 1–2 TL der Mischung mit heißem Wasser überbrühen und ziehen lassen. Schluckweise 2–3 Tassen am Tag trinken. Sowohl Birke als auch Brennnessel wirken leicht harndrängend.

In der Volksmedizin wurden harndrängende Pflanzen zur Durchspülungstherapie bei entzündlichen Erkrankungen der Harnwege, bei Nierengrieß und auch bei rheumatischen Beschwerden eingesetzt.

Rheumatee Nr. 2

2 TL Brennnessel
½ TL Sennes
½ TL Bittersüßer Nachtschatten
1 TL Fenchelfrüchte
250 ml heißes Wasser

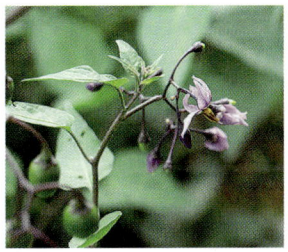

*Bittersüßer
Nachtschatten*

Die Bestandteile mischen. 1–2 TL der Mischung mit heißem Wasser überbrühen und ziehen lassen. Schluckweise 2–3 Tassen am Tag trinken.

Rosskastanientinktur

3–5 Kastanienigel, grün
250 ml Korn, 38 %

Die jungen Kastanienigel aufschneiden und für 3–4 Wochen in Korn ansetzen. Bei rheumatischen Beschwerden damit einreiben.
Rosskastanientinktur wirkt schmerzstillend.

TIPP: *Wer nicht warten möchte, kann die Kastanien in 1 l heißem Wasser aufkochen, den Sud zum Badewasser geben und darin 20 Minuten baden.*

Beinwellsalbe

2 EL Beinwellwurzel
100 ml Korn, 38 %
8 g Bienenwachschips

Beinwellwurzel klein schneiden und für 6 Wochen in Alkohol ansetzen, danach abseihen. Für die Salbe die abgeseihte Tinktur mit Bienenwachschips im Wasserbad erwärmen, bis sie sich aufgelöst haben. In Salbendosen abfüllen. Die Salbe bei arthritischen Gelenkschmerzen verwenden.
Beinwell wirkt schmerzreduzierend, macht gelenkig und beweglicher.

Chilisalbe

5–6 rote Chilischoten, scharf
100 ml Speiseöl
8 g Bienenwachs
5 Tr ätherisches Rosmarinöl

Die Schoten halbieren und mit dem Öl in ein verschließbares Glas geben. Nach 3–4 Wochen abseihen. Etwa 90 ml von dem Chiliöl mit dem Bienenwachs im Wasserbad schmelzen. Ist die Masse einheitlich, etwas auskühlen lassen und erst im lauwarmen Zustand das ätherische Öl einrühren. Die Salbe in saubere Dosen abfüllen und beschriften.

Der brennende Schmerz nach dem Auftragen klingt bald ab. Capsaicin in den Schoten gilt als „Scharfmacher", nicht nur beim Essen, sondern auch als Bestandteil einer Salbe, die die Durchblutung im Gelenk fördert und spezifische Interaktionen mit den lokalen Nerven eingeht.

> **VORSICHT:** *Die Salbe ist scharf und reizt Haut und Schleimhäute. Deshalb Handschuhe beim Auftragen verwenden und die eingeriebene Stelle zusätzlich mit einer Mullbinde umwickeln!*

Heublumenkompresse

5 Handvoll Heublumen
Leinentuch

Heublumen werden in ein Tuch oder einen Leinensack gegeben, gut zugeschlagen und über Wasserdampf für 10–15 Minuten erhitzt. Man legt die Kompresse sehr warm auf die schmerzenden Gelenke und deckt sie mit einem trockenen Wolltuch gut zu. Heublumenwickel machen müde, daher wird empfohlen, sich danach niederzulegen.

Das in den Heublumen enthaltene Ruchgras, das für den typischen Heublumenduft verantwortlich ist, enthält Substanzen, die beim Verwelken Cumarin abspalten. Cumarin hat eine kampferartige Wirkung. Es stimuliert den Kreislauf und wirkt lokal reizend. Bevorzugt anzuwenden ist die Heublumenkompresse bei Hexenschuss und Verspannungen.

Bienenwachsauflage
1–2 Bienenwachsplatten

Die Wachsplatte bei 70 °C im Backofen erwärmen. Etwas auskühlen lassen und bei 55 °C auf die schmerzende Stelle legen. Damit sie warm bleibt, noch eine Wärmeflasche dazulegen und gut 25 Minuten ruhen.
Diese Wärmetherapie entspannt die Muskulatur und regt zudem den Stoffwechsel z.B. im Gelenk an. Dadurch wird die Durchblutung gefördert, was entzündungshemmend wirkt.

Senfwickel
4 EL Senfkörner oder Senfmehl
100 ml warmes Wasser

Die Senfkörner mörsern und mit warmem Wasser verrühren. Den warmen Brei auf ein Geschirrtuch oder eine Mullbinde auftragen und auf die betroffene Stelle legen, jedoch nicht direkt auf die Haut. Senfwickel wirken nur kurze Zeit ein. Fängt es an zu brennen – nach etwa 10–15 Minuten –, den Wickel entfernen und die gereizte Haut mit lauwarmem Wasser abwaschen. Für 2 Wochen alle 2–3 Tage wiederholen.
Senfölglykoside wirken hautreizend und daher stark durchblutungsfördernd.

Löwenzahn-Hagebutten-Tee
1 TL Löwenzahn
1 TL Hagebutten
250 ml kaltes Wasser

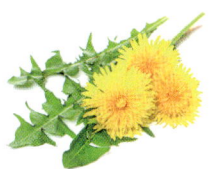
Löwenzahn

Mischung in kaltem Wasser ansetzen und langsam zum Kochen bringen. 10 Minuten ziehen lassen und 2-mal am Tag 1–2 Tassen über 6–8 Wochen trinken.

Löwenzahn verfügt bei Rheuma über ein gutes therapeutisches Potenzial. Er wirkt entzündungshemmend und entspannend. Hagebutte hemmt spezielle Boten-stoffe der Entzündung innerhalb des Entzündungsprozesses diverser rheumati-scher Beschwerden.

Kohlwickel
1–2 Blätter Weißkohl/-kraut, frisch

Die großen Kohlblätter von den mittleren Strängen entfernen und das Blatt kräf-tig mit einem Nudelholz rollen, sodass der Pflanzensaft frei wird. Das schmerzen-de Gelenk mit den Blättern umwickeln und mit einem dünnen Handtuch fixieren. Bei Bedarf über Nacht einwirken lassen.
Der Kohl enthält Flavonoide und Senföle und wirkt entzündungshemmend und abschwellend.

Rosmarinbad
60 g Rosmarinnadeln
1 l heißes Wasser

Einen großen Tee aufsetzen, nach 10 Minuten abseihen und zum Badewasser geben.
Pharmakologisch betrachtet, wirkt hier der Rosmarin-Kampfer bei rheumatischen Beschwerden.

TIPP: *Zusätzlich zum Rosmarin kann man auch Zinnkraut verwenden. Zinn-kraut wurde in der Volksmedizin erfolgreich bei Gichtbeschwerden genutzt.*

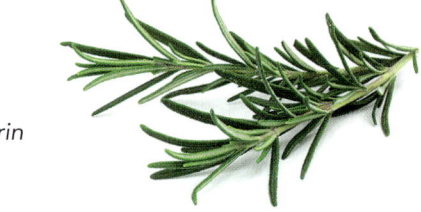

Rosmarin

Farn im Bett
Farn, frisch

Der Farn wird unter dem Leintuch ausgebreitet. Nach 3–4 Tagen sind die Rheumaschmerzen Vergangenheit.
Dieses alte Hausrezept, das verbreitet ist in Südösterreich und Italien, ist beliebt bei Gicht und Muskelschmerzen.

Brennnesselpeitschen
2–3 Brennnesselpflanzen

Sich mit der Brennnessel zu peitschen, gilt als eine der ältesten Methoden gegen rheumatische Beschwerden. Durch die Hemmung der Leukotriensynthese wirkt die Brennessel entzündungshemmend.

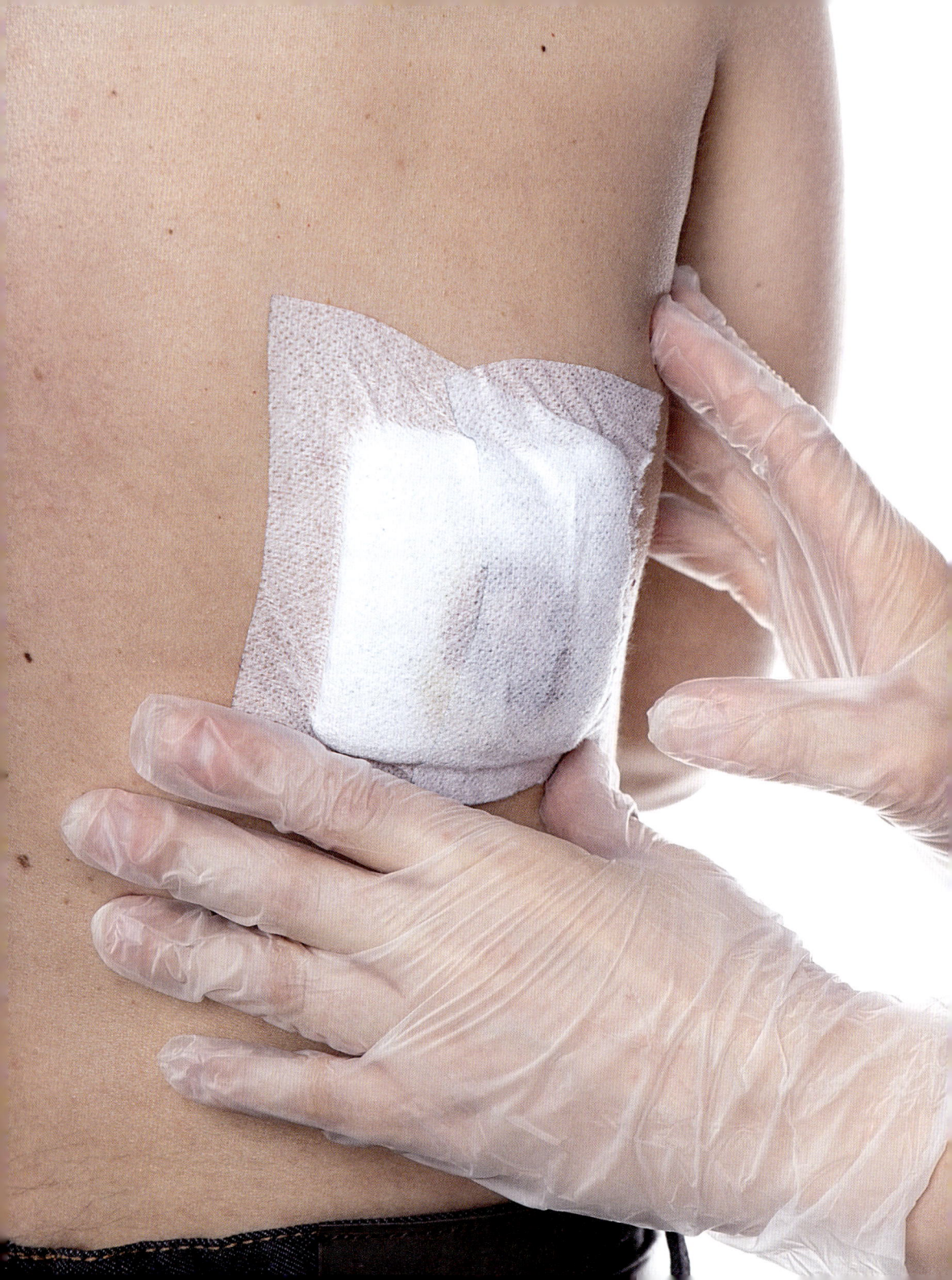

Geschwüre, Entzündungen & Abszesse

Ubi pus, ibi evacua – Wo Eiter ist, dort entleere ihn.
Hippokrates

Info

Ist die **äußere Haut** oder die **innere Schleimhaut** an einer bestimmten Stelle verletzt, spricht man von einem Ulcus, dem **Geschwür**. Wenn diese Wunde verheilt, entsteht an der Stelle eine Narbe. Ursachen können sein Infektionen, mechanische Reize, Bakterien wie *Heliobacter pylori* oder Durchblutungsstörungen. Am bekanntesten ist das Magengeschwür, dem folgen Pankreas- und Darmgeschwüre, Geschwüre an den Genitalien, am Zahnfleisch und an der Mundschleimhaut. Primär wird bei Geschwüren das Oberflächengewebe bzw. die Schleimhaut lädiert. Langsam breitet sich die Wunde dann in tiefere Gewebestrukturen aus und kann sich entzünden. Dann ist das Geschwür auch wahrnehmbar, denn es fängt an zu schmerzen (Magengeschwür). Beim Geschwür bilden sich Sekrete in einem Gewebehohlraum. Treten Blutungen auf, ist dringend ein Arzt aufzusuchen.

Abszesse werden durch **Eiteransammlungen** im Gewebe gebildet. Verursacht wird die Produktion von dem klebrigen, gelben Saft von Bakterien (z.B. *Staphylococcus aureus*), die wir mitunter auf der Haut tragen. Dringen sie in tiefere Hautschichten ein, aus denen sie nicht mehr abtransportiert werden können, sind **Entzündungen** möglich. Abszesse bilden sich bevorzugt an Poren, Talgdrüsen oder Haarfollikeln, also an Schleusen, die in tiefere Hautareale weisen. Wunden wie Schnitt-, Stich-, Quetsch- und auch OP-Wunden, die nicht ausreichend verheilen, bilden durch die Ansiedlung von Erregern eitrige Abszesse. Eiter setzt sich aus körpereigenen Immunzellen und Bestandteilen des Erregers zusammen. Ein Abszess, das an der Haarwurzel entsteht, nennt man Furunkel. Dieser breitet sich über das Gewebe aus und bricht bei Überfüllung auf; Eiter tritt aus. Wie auch bei den Geschwüren verheilt die Wunde unter **Narbenbildung**. Besonders unangenehm ist dies, wenn sie im Gesicht ansässig ist. Behaarte Regionen sind über den gesamten Körper verstreut, infolgedessen findet man eitrige Entzündungsherde auch an anderen unangenehmen Stellen wie am Hinterteil, im Schritt oder an den Schultern.

Abszessbildung hat jeder schon einmal erlebt, denn auch Pickel sind Abszesse. Sie verfolgen alle Pubertierenden und beginnen mit einer rötlichen, leicht erhobenen Haut, die zu spannen anfängt und leicht warm wird. Die Entzündung hat damit angefangen und der Körper wehrt sich gegen Eindringlinge. Bei Eiterbildung wird der Pickel von den Teenagern leidenschaftlich gerne ausgedrückt und entleert. Die Wunde heilt mit einer minimalen Narbenbildung.

Geschichte

In der Geschichte findet man vielerlei Hinweise zur Behandlung von eitrigen Wunden. Hippokrates behandelte oberflächliche Geschwüre mit in Wein gekochten Myrtenbeeren. Tiefere Geschwüre wurden zuvor mit gekochtem Wein gereinigt und dann mit in Wein aufgekochtem Weihrauch und Myrrhen behandelt. Man scheute sich auch nicht, Abszesse mit Eigenurin zu reinigen. Oxymel, eine Mischung aus Honig und Wein, Granatäpfeln und verkochten Linsen, wurde auf großflächige und tief gehende Wunden aufgetragen.

Hilfreich bei Furunkeln zeigten sich Schmieren angerührt aus Myrtenöl, Weihrauch, Terpentin, Wachs, Rindertalg, Galläpfeln und Kalk. Nutzten all diese Salben nichts, blieb nur noch der Griff zu Glüheisen und Messer.

Pflanzenwelt

Arnika	Hafer
Bockshornklee	Käsepappel
Braunelle	Leinsamen
Eichenrindenblatt	Nussblätter
Eibisch	Ringelblume
Eisenkraut	Zinnkraut
Gundelrebe	

Ringelblume

außerdem:

Dachsfett	Murmeltierfett
Fichtenharz	Quark/Topfen
Heilerde	Schwedenbitter
Honig	Weihrauch

Rezepte

Abszess-Pflaster

1 TL Leinöl
1 TL Schweineschmalz
1 TL Fichtenharz
1 TL Gundelrebe

Die Bestandteile in einem Topf erwärmen, abkühlen lassen und im Kühlschrank aufbewahren. Diese Schmiere dient als gute Zugsalbe bei Geschwüren, Nagelbettentzündungen, Schiefer und Abszessen.

Schmieren dieser und ähnlicher Art werden in der Geschichte in verschiedensten Zusammensetzungen erwähnt. Beliebt war das Murmeltier- oder Dachsfett. Dieses wurde ausgelassen und mit Fichtenharz im Wasserbad verrührt. Je nachdem wurden Arnika, Ringelblume oder Gundelrebe im warmen Fett für 2–3 Tage ausgezogen und damit dann die Geschwulste eingestrichen.

„Gund" aus dem Gotischen übersetzt bedeutet „Eiter". Die Gundelrebe zieht seit jeher Eiter. Weihrauch, das Harz des Nahen Osten, gilt bis heute als hervorragendes Heilmittel bei Entzündungen, Geschwüren, Eiterungen und Wunden.

Quarkwickel bei Mastitis (Brustdrüsenentzündung)

1 Packung Quark/Topfen
Etwas Wasser

Quark mit Wasser cremig rühren, bis er mindestens Raumtemperatur hat, aber nicht warm sein. Masse auf die entzündete Brust auftragen, mit einem großen Handtuch fixieren und eintrocknen lassen. Eventuell noch 1–2-mal wiederholen. Milchsäurebakterien öffnen die Hautporen, der Quark kann entzündungsaktive Substanzen aus der Haut aufnehmen und dem Körper entziehen. Quark wirkt kühlend, schmerzlindernd und abschwellend.

In alten Schriften aus Italien findet man statt des Quarks saure Sahne, die mit Eiweiß und Mehl angerührt wurde.

Haferkompresse

5 EL Hafer
250 ml Milch
Etwas Schweineschmalz

Hafer in Milch aufkochen und Schmalz darin auflösen.
Ein Tuch damit tränken, auf die betroffene Stelle wickeln
und über Nacht tragen.
Hafer gilt in der Volksheilkunde als guter Entzündungs-
hemmer z.B. bei Gelenkentzündungen.

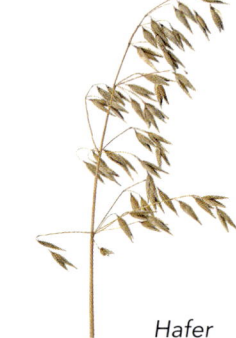

Hafer

TIPP: *In der heutigen Zeit lässt sich das Schmalz gut durch eine neutrale Hautcreme (Apotheke) ersetzen.*

Kohlwickel

2 Blätter Weißkohl/-kraut

Den Kohl von der mittleren Rippe trennen, die Blätter weich walzen (Nudelholz)
und für 1–2 Stunden direkt auf die entzündete Stelle auflegen.
Arthritis- und Rheumapatienten tut dieser Wickel gut, da er ohne Nebenwirkungen mehrfach eingesetzt werden kann. Bei Schulterschmerzen, Kreuzschmerzen,
entzündeten Gelenken, aber auch Geschwüren hilft der Kohlwickel mit den enthaltenen Senfölglykosiden einfach und schnell.

TIPP: *Frische, weich gewalzte Nussblätter direkt auf die Geschwulst auflegen, bis die Stelle warm und stark durchblutet ist.*

Honigbrot

2 EL Honig
3–4 EL Mehl

Mehl und Honig zu einer Paste verrühren und auf ein Abszess bzw. eine Eiterung auftragen. Fängt es zu jucken an, mit lauwarmem Wasser abwaschen. Mehrmals täglich auftragen. Hilft auch bei schwer heilenden diabetischen Geschwüren. Honig hat eine antibiotische Wirkung auf den *Heliobacter pylori*, der bei der Entstehung eines Magengeschwürs eine Rolle spielt.

> **TIPP:** *Mehl lässt sich sehr gut durch Heilerde ersetzen.*

Leinsamensäckchen

2 EL Leinsamen
8 EL warmes Wasser
Leinensäckchen

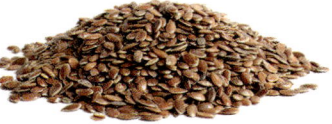
Leinsamen

Die Leinsamen im Wasser quellen lassen. Die warme Masse in ein kleines Stoff- oder Leinensäckchen füllen. Dieses abbinden und auf kleine Abszesse oder Furunkel auflegen, bis es ausgekühlt ist.
Lein wirkt entzündungshemmend, die Schleimstoffe öffnen die Poren, die Haut wird weich und Eiter sowie Flüssigkeiten werden entzogen.

> **TIPP:** *Leinsamen in leere Teebeutel füllen.*

Die kommende Flachsernte wurde über das Wetter zu Lichtmess (2. Februar) vorausgesagt: „Lichtmessen hell und klar, gib ein gutes Flachsjahr". Frauen tanzten auf den Feldern und sprangen zur Fastnacht möglichst hoch in die Lüfte, damit auch der Lein hoch hinauswachsen würde.

Eibischpaste

1 TL Eibisch (Wurzel, Blatt, Blüte, Stängel), frisch
1 TL Wasser

Die Pflanze mit etwas Wasser pürieren und auf einen Pickel oder einen Furunkel auftragen.
Wirkt abschwellend und fördert die Reifung der unangenehmen Hauterhebungen.

Braunellentee

1–2 TL Braunelle
200 ml heißes Wasser

Braunelle mit heißem Wasser überbrühen und ziehen lassen. Den Tee bei Hals- und Rachenentzündungen gurgeln. Er hilft auch bei Geschwüren an den Zähnen und am Kiefer.
Die Braunelle ist ein völlig vergessenes und unterschätztes Heilkraut. Wissenschaftlich belegt wurde ihre Wirkung gegen Herpesviren.

Eisenkrautauflage

1 Handvoll Eisenkraut
250 ml heißes Wasser

Eisenkraut mit heißem Wasser überbrühen und ziehen lassen. Ein Tuch in die warme Flüssigkeit eintauchen und die entzündete Stelle damit umwickeln.
Eisenkraut wird bei Lymphdrüsenschwellungen, Furunkeln, Abszessen sowie Schleimbeutel- und Brustdrüsenentzündungen eingesetzt.

> **TIPP:** *In Rotwein gekocht bei Zahnschmerzen und Entzündungen am Kiefer schluckweise trinken.*

Eisenkraut schmückte die Altäre griechischer Gottheiten und diente zur Besiegelung von Friedensverträgen.

Hildegard von Bingen (1100 n. Chr.) behandelte mit dem Eisenkraut Entzündungen. Sie verwirft jedoch den Tee und legt die abgekochte Frischpflanze direkt mit einem Leinentuch auf die wunde Stelle: „Wenn fauliges Fleisch im Mensch ist, dann koche Eisenkraut in Wasser."

Bockshornkleepaste

2 EL Bockshornklee, gerieben
200 ml heißes Wasser

Bockshornklee mit heißem Wasser anrühren und gut 10 Minuten quellen lassen. Den Brei auf eine Mullbinde aufstreichen, denn er sollte nicht direkt mit der Haut in Berührung kommen. Die Mullbinde auf der entzündeten Stelle fixieren.

Wissenschaftlich bestätigt wurde die Wirksamkeit bei Geschwüren, Karbunkeln (Ansammlung mehrerer Furunkel) und Ekzemen. Diosgenin als Hauptwirkstoff verringert die Bildung entzündungsfördernder Botenstoffe.

Bockshornklee wird schon im Papyrus Ebers (1550 v. Chr.) als eines der wichtigsten Mittel gegen Brandwunden sowie zur Einbalsamierung der Toten erwähnt. Die alten Ägypter zählten ihn zu den ältesten Arznei- und Kulturpflanzen in ihrem Reich.

Pfarrer Kneipp lobte Bockshornklee, indem er meinte: „Foenum graecum (Bockshornklee) ist das beste von allen mir bekannten Heilmitteln zum Auflösen von Geschwülsten und Geschwüren."

Fingerbad

1 EL Zinnkraut
200 ml kaltes Wasser

Das Zinnkraut in kaltem Wasser ansetzen und 10 Minuten köcheln lassen. Fingerbäder tragen gut zur Aufweichung der Entzündung bei, Geschwüre werden gelöst, die Durchblutung wird gefördert und der Stoffwechsel lokal angeregt.

Käsepappelumschlag

Käsepappel (Blüten, Samen, Stängel), getrocknet und gerieben
Etwas Roggenmehl
Etwas lauwarmes Wasser

Die Bestandteile mischen und die Masse auf die Entzündung auftragen. Bei sensibler Haut die Masse auf ein dünnes Tuch auftragen und so auf die wunde Stelle wickeln. Einige Stunden ziehen lassen, dann lauwarm abwaschen.

Der Käsepappelumschlag ist ein altes Hausrezept gegen Geschwüre und Furunkel. Er weicht die Wunde auf und zieht den Eiter.

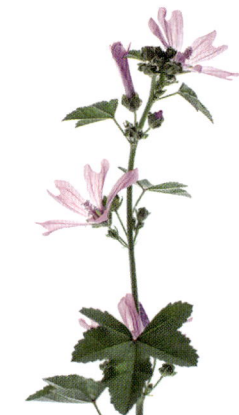

Käsepappel

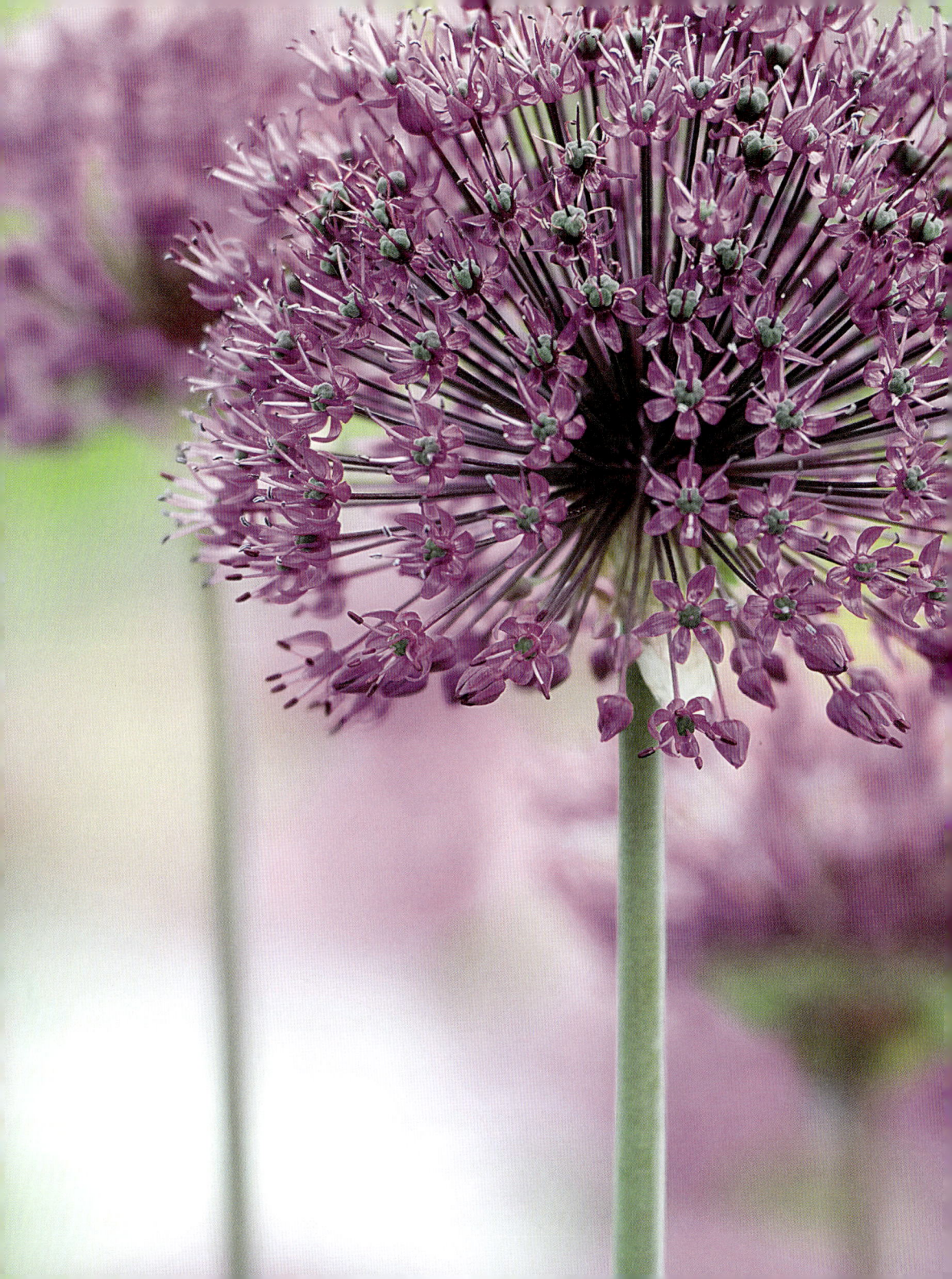

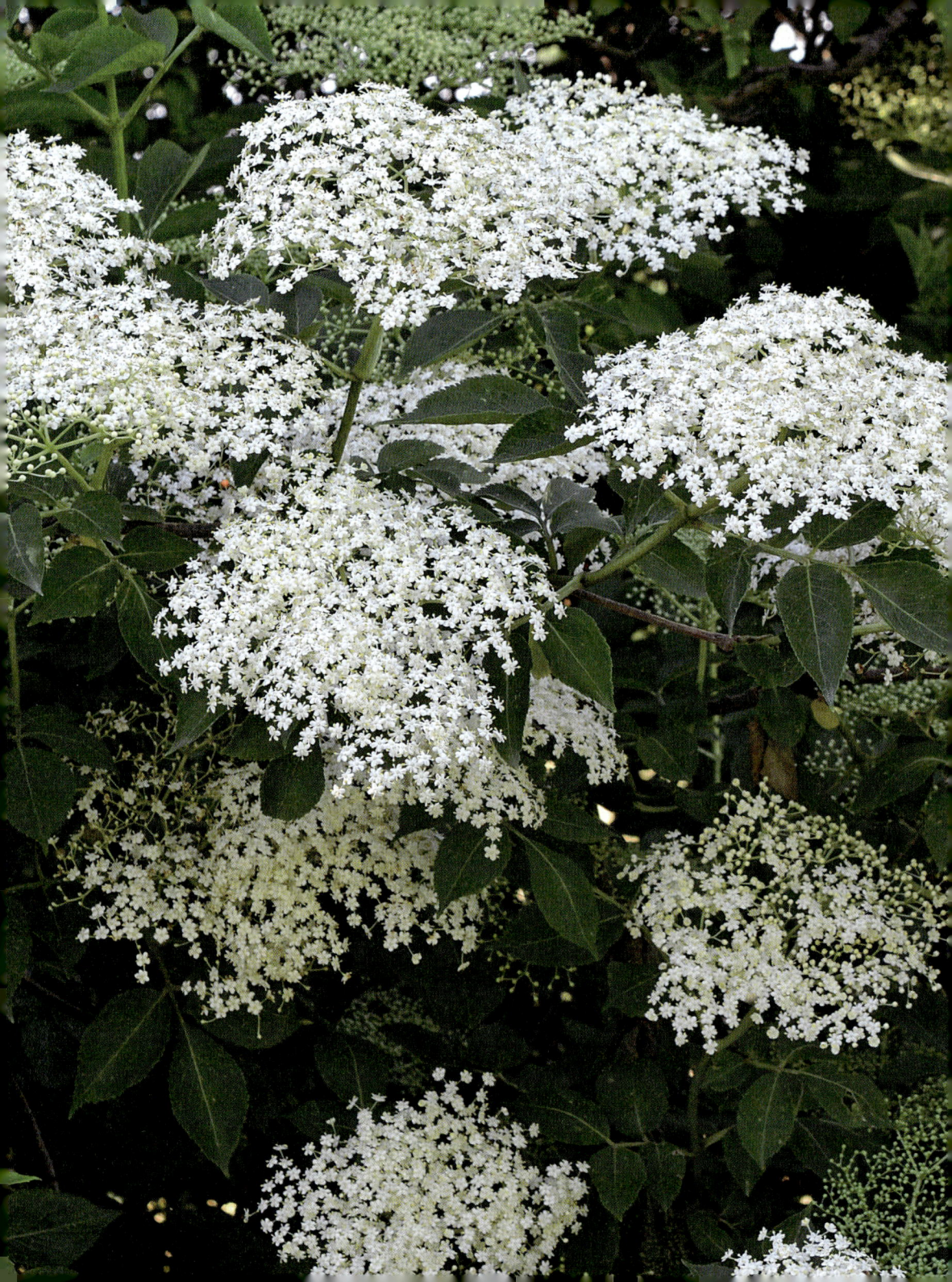

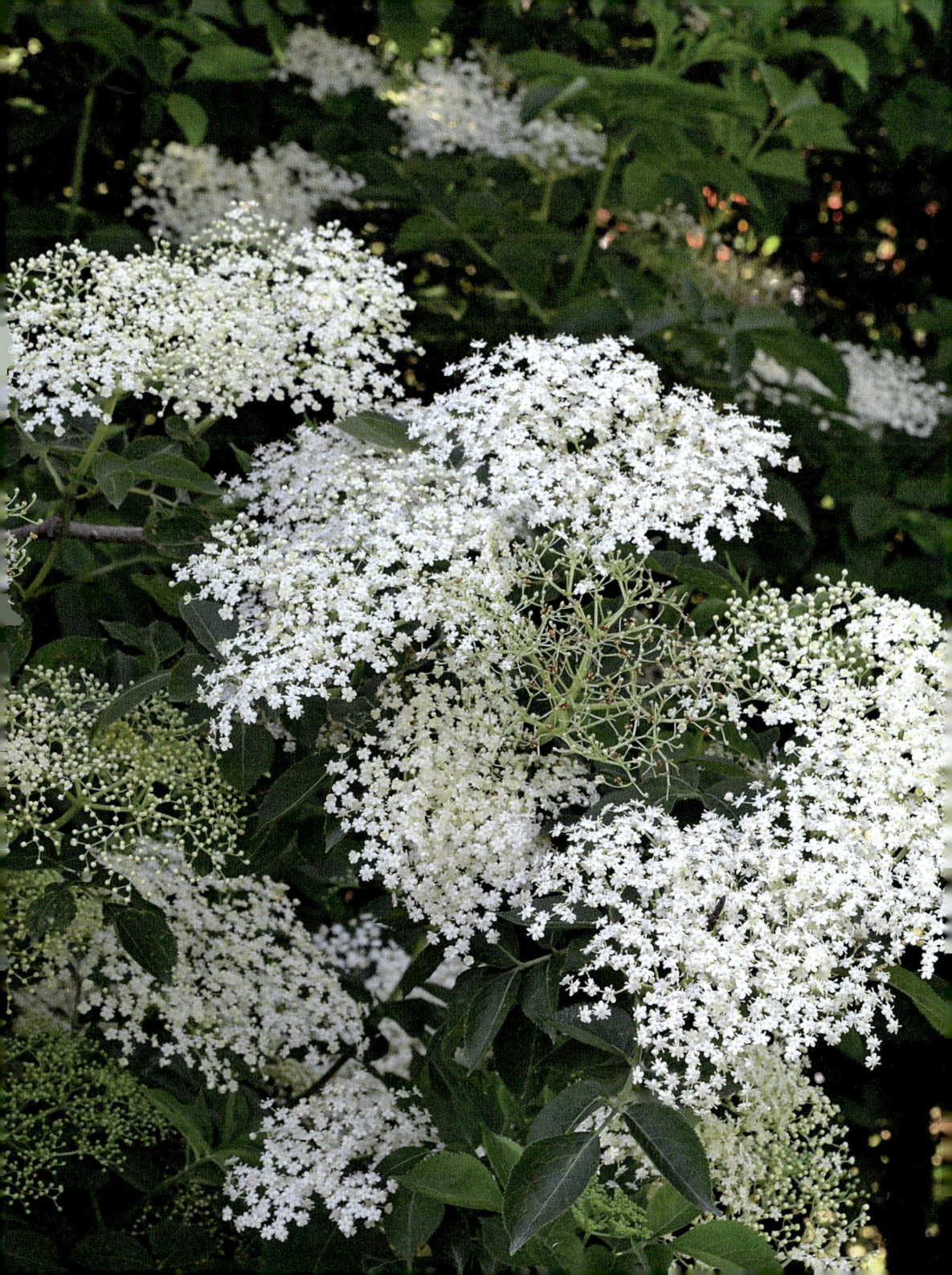

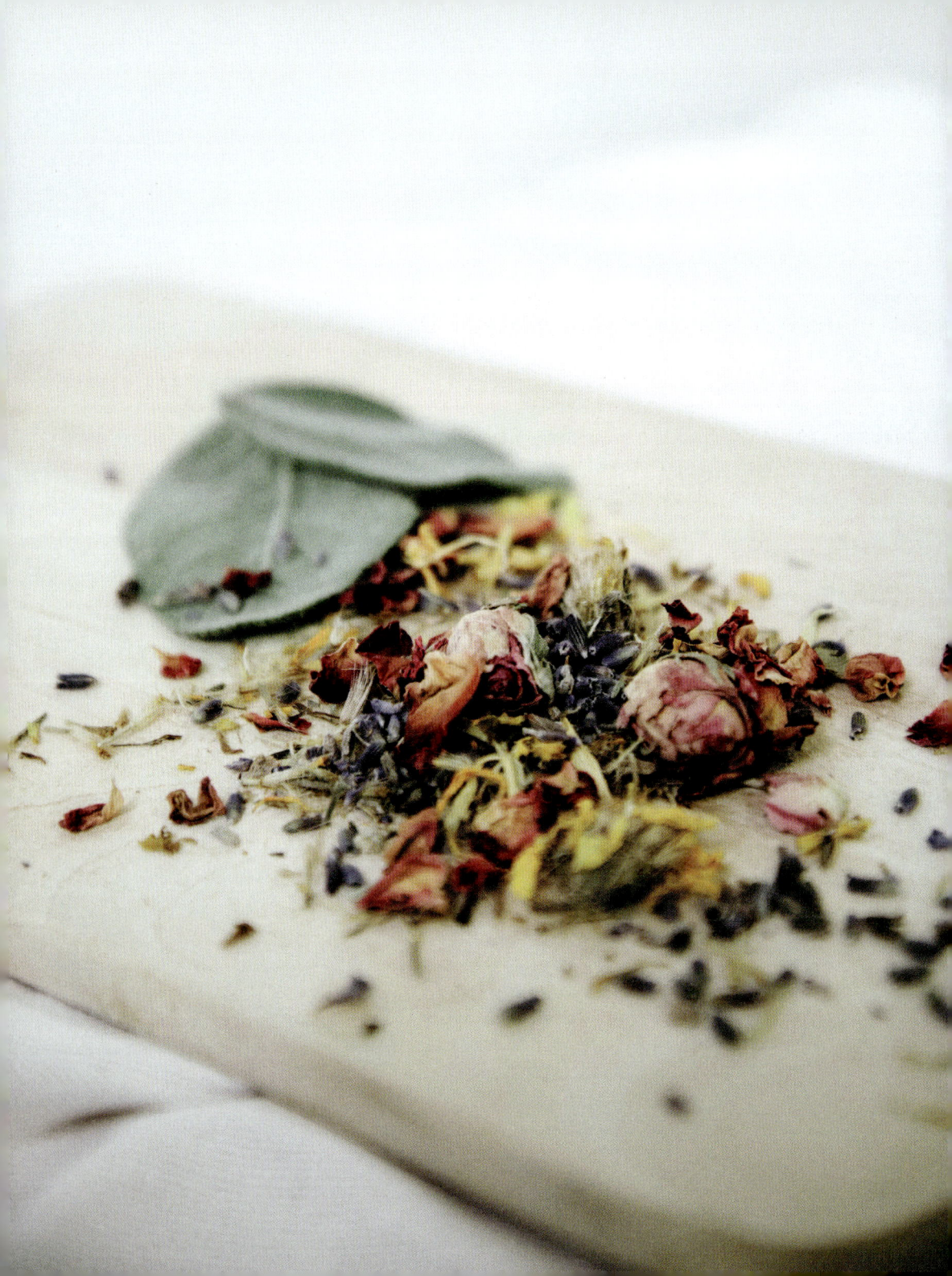

Zauberpflanzen, Glaube & Rituale

Rituale finden im täglichen Leben statt, in Beziehungen, in der Religion, in Trauer wie in Freude. Sie geben uns **Halt und Rhythmus**. Besonders bedeutsam und auch wirksam sind Rituale in Lebenskrisen, da sie **Struktur und Rückhalt** geben. Der Glaube an rituell unterstützte Handlungen zur Genesung war früher ein wesentlicher Bestandteil des Heilungsprozesses. Heutzutage würden wir sagen: der **Placebo-Effekt** ist hin und wieder ein besserer Arzt. Es wurde durch zahlreiche Studien bestätigt, dass „der Glaube Berge versetzen kann". Die Erwartungshaltung der Behandlung oder dem Medikament gegenüber kann deren Wirksamkeit beeinflussen.

Es finden auch 2015 noch Rituale statt, die die Wirksamkeit therapeutischer Maßnahmen fördern sollen. In Westafrika, in Südamerika und in asiatischen Ländern kennt man eine Reihe von **handlungsunterstützten Therapien**. Durch Trommelschläge oder monotones Singen, durch wilde Tänze oder Räucherungen werden die Betroffenen in Trance versetzt und Ahnen sollen das Leiden übernehmen.

In den letzten 5000 Jahren waren medizinische Empfehlungen häufig mit einem Ritual verbunden. Sei es ein Spruch, ein Reim oder eine Handlung, wesentlich war, dass man davon überzeugt war, dass es hilft, denn dadurch stellten sich tatsächlich Erfolge ein. So mussten Kinder etwa so lange auf einen Stein spucken, bis sie diesen trafen, ihn dann verwerfen und nie mehr benutzen, um ihre Bauchschmerzen loszuwerden. Bei offenen Wunden kam die Hostie zum Einsatz. Sie wurde auf Verletzungen gelegt, bis sie sich mit der Blutkruste verband.

Während einige Rituale im Verlauf des Buches beispielhaft angeführt wurden, sollen den Schluss nun ein paar Anekdoten über den Glauben unserer Ahnen bilden.

Das Warzenwenden

Es gibt zahlreiche Praktiken des Warzenwendens, die bis heute vereinzelt von Wendern durchgeführt werden:

Man nimmt einen fetten Speck und vergräbt ihn um Mitternacht unter einem

Dachvorsprung, am besten dort, wo der Regen gesammelt wird. Natürlich geschieht dies bei Vollmond. Verlässt man die Stelle, darf man sich nicht dabei umdrehen, sonst bleibt die Warze.

Es gibt auch das Ritual mit einem Zwirnfaden, in den die Anzahl an Warzen in Form von Knoten geknüpft wird und der daraufhin vergraben wird.

Es ist auch überliefert, dass der mit Warzen Befallene in den Wald ging, um eine kleine Fichte auszugraben und verkehrt wieder einzugraben. Er entfernte sich von der Stelle ohne sich umzudrehen, um sich der Warzen zu entledigen.

Ein weiteres Ritual zum Warzenwenden wird mit einem Apfel vollzogen. Ein geteilter Apfel wird über die Warze gestrichen, danach wieder zusammengebunden und unter der Dachtraufe vergraben. Sobald der Apfel verfault ist, sollte die Warze verschwunden sein.

Der Holunder

Bei Fieber besuchte man eine Holunderstaude in der Nacht bei abnehmendem Mond. Dabei sollte der Holunder an einer Wegscheide stehen. Es wurde ein Faden um den Stamm gebunden und Folgendes gesagt:

„Guter Flieder, ich bringe dir mein Fieber,
ich binde es an
und nun gehe ich in Gottes Namen davon."

Holunder wurde über Jahrtausende verehrt. Wir finden immer noch Hinweise auf „das Ziehen des Hutes", wenn man an einer Staude vorbeikommt. Dazu gibt es einen Spruch aus Oberösterreich:

„Vor Holunderstaud'n und Kranawitt'n
ruck' i mein Huat und noag bis halbe Mitt'n".

Holunder durfte ferner als Kleiderständer für Kranke dienen. Wollte jemand gesund werden, hängte er seine Wäsche, Verbände und Reinigungstücher in die Zweige, um dem Strauch die Krankheit zu übergeben und selber dabei zu genesen. Auch das Badewasser von kranken Kindern bekam der Holunder zu Füßen geleert, denn auch damit nahm er das Übel von den Kleinen.

Bäume und Sträucher
Der Wacholder (Kranewitt) wurde hochgelobt und geschätzt:
„Esst Kranebitt und Bibernell, noa sterbsts ihr net so schnell."
„Oh liebe, liebe Kranebittstaude – hilf mir für mei Hühnerauge"

Zauber war am Land bis ins letzte Jahrhundert allerorten gegenwärtig. Weil man ihn fürchtete, wurden allerlei Handlungen gesetzt, um nicht vom bösen Zauber getroffen zu werden.
Fieberabwehrspruch: Der Fiebernde nimmt einen Weidenast und bindet einen Knoten während er spricht:
„Wiedl wiedl win,
zweiundsiebzig Fieber sin,
das was ich han das häng ich daneben an."
Beim Verlassen des Baums darf man nicht zurücksehen.

Gichtabwehrspruch:
„Jetzt greif ich dich, grüner Ast,
nimm von mir die schwere Last,
das Reißen, das Schwinden und die Gicht,
das alles sollst du haben und ich nicht,
das zähl ich mir zugute."
Der Ast kann ein beliebiger sein, sollte aber von einem grünen Baum im Frühjahr stammen. Man wiederholt den Spruch 3-mal.

Der Nussbaum galt als Schutzbaum gegen Krankheiten, es schlägt kein Blitz in ihn ein und sein Schatten duldet keine Hexen.

Brennnessel
Man dachte im 1. Jh. n. Chr., dass die Brennnessel als potenzsteigerndes Mittel nützlich wäre. Frauen gaben ihren Männern Pfeffer und die Samen der Nessel, um die Liebe in ihnen zu entfachen.
Die Römer dachten, jede Pflanze hätte ihren eigenen Geist, der für Heilungen zuständig war. Beim Herausziehen von Brennnesselwurzeln sollte der Namen der kranken Person und ihrer Eltern gerufen werden. Damit würde das Leiden verschwinden.

Die Brennnessel galt im Mittelalter als Schutz vor Unwetter und Blitzeinschlag. Ställe wurden vor der Sonnwendnacht mit Brennnesseln ausgeräuchert, um die Tiere vor Hexen und Schadzauber zu schützen.

Kranke wurden zur Brennnessel geschickt, wo sie sich mehrmals an den Stauden abstreifen sollten. Dadurch sollte die Krankheit von den Pflanzen übernommen werden.

Kräuter

Das Gänsefingerkraut in den Schuhen getragen macht denjenigen, der sie anhat, angeblich reich.

Das erste erblickte Frühjahrsveilchen erfüllt einen Herzenswunsch.

Man legte einen Strauß aus Majoran, Thymian und Weinraute neben Milchkannen, um sich Zauber fernzuhalten.

Mohn

Mohn diente nicht nur als Narkotikum, sondern auch als Aphrodisiakum im Mittelalter.

Mohn wurde in der Südtiroler Sagenwelt als Hexen- und Totennahrung angesehen.

Kinder, die zu viel Mohn aßen, wurden vom „Mohnmandl" geholt. Gemeint war damit die berauschende Wirkung, die der Mohn hat.

Birke

Birkenbäume waren stets positiv geprägt. Aus ihren Zweigen schnitzten die Germanen Lebensruten. Berührte man mit diesen Mensch und Tier, wurden sie mit Energie und Kraft beseelt.

Im heidnischen Glauben wurde aus den Birkenästen der Hexenbesen gezaubert. Demgegenüber sollten bei den Germanen Besen aus Salweide und Birke Hexen vom Haus fernhalten.

Birkenzweige konnten angeblich auch vor Zauber, der die Milch verhexte, schützen.

Hexensalben

Hexensalben wurden seit dem frühen Mittelalter hergestellt. Wer sich auskannte, konnte damit „fliegen". Psychoaktive Substanzen wurden gebündelt in Alkohol ausgezogen und mit Schmalz zu einer Salbe angerührt. Die unerlässlichen Pflanzen einer Flugsalbe waren unter anderem Bilsenkraut, Stechapfel, Tollkirsche, Schlafmohn, Bittersüßer Nachtschatten, Wasserschierling, Alraune, Lattich, Taumellolch, Eisenkraut, Hanf, Steppenraute und Seerose.

Frauen, die sich mit Hexensalben einrieben, fand man bewusstlos und mit Starrkrämpfen vor. Sie selbst berichteten von Hexenfahrten und wilden, ungehemmten Flügen zu wüsten Festen.

Beim Gähnen sollten Kleinkinder den Mund nicht zu weit aufreißen, ansonsten, so der Aberglaube, könnte eine Hexe hineinfliegen. Diese Dämonenabwehr bei den Kleinsten schütze jedoch nicht vor Hexenschuss im Alter, dem vermeintlichen Angriff böser Dämonen.

Tollkirsche

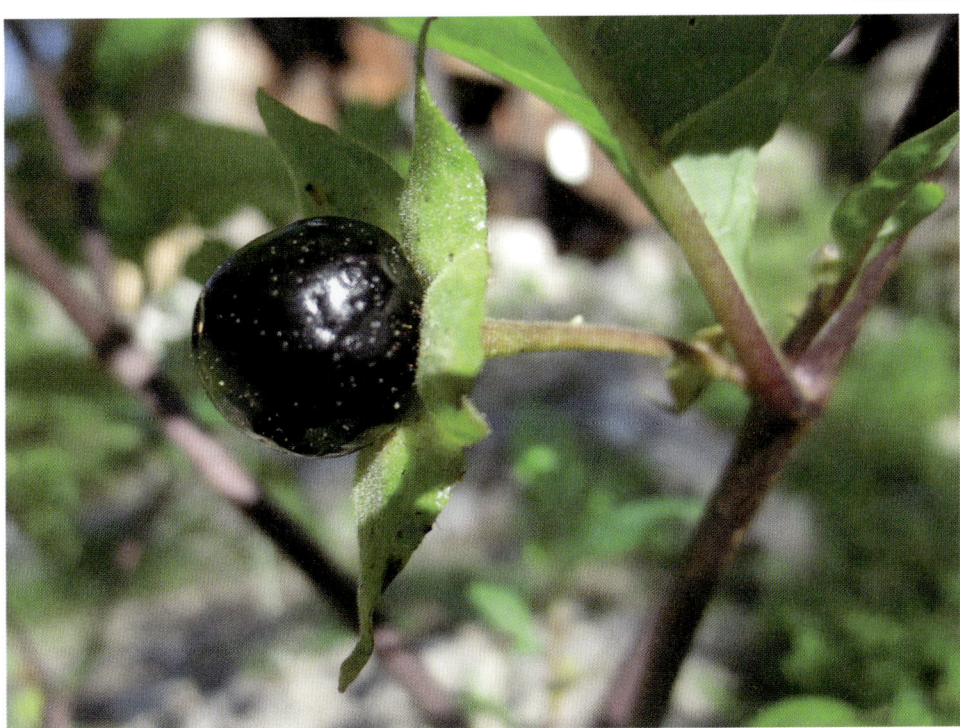

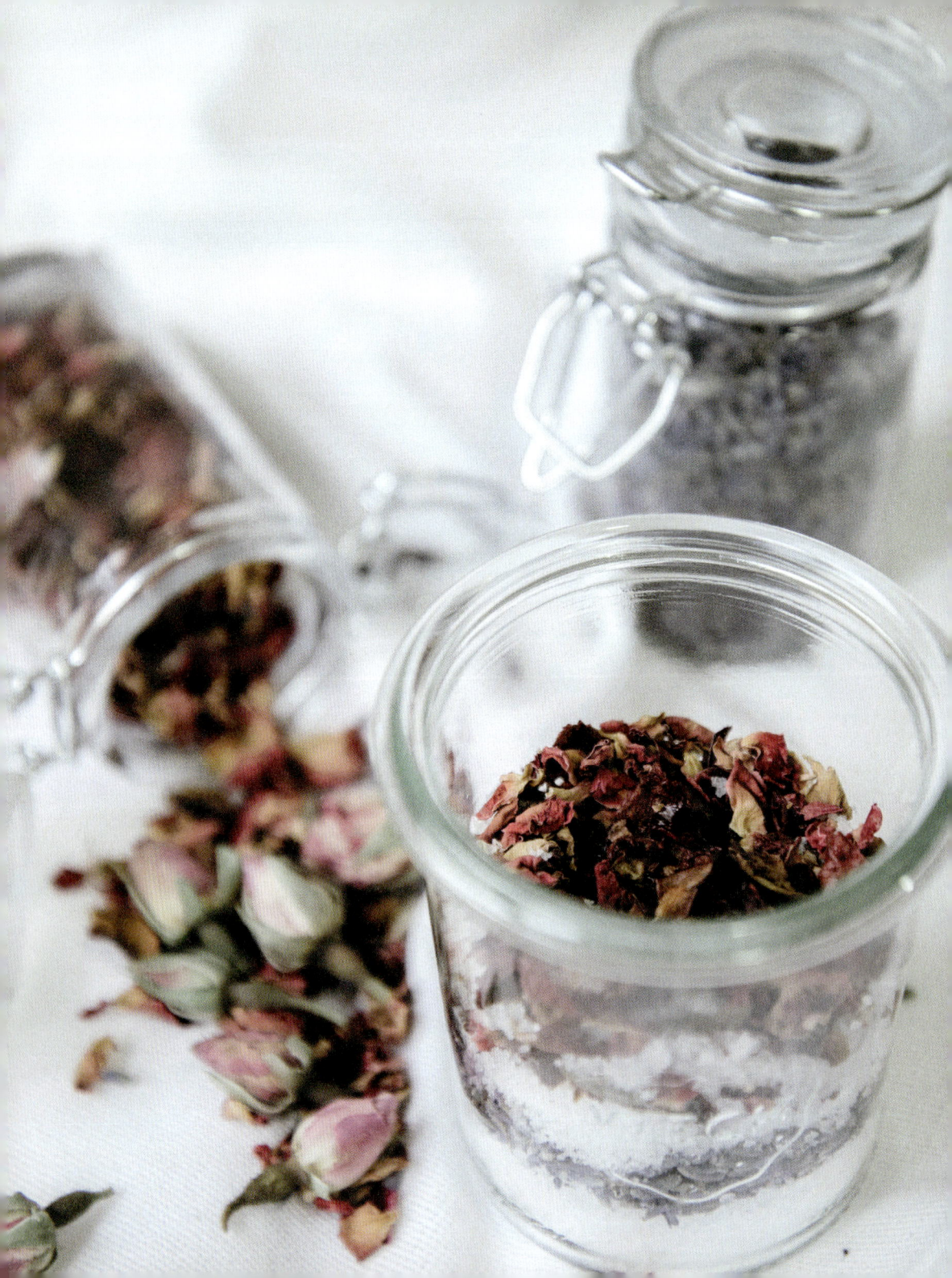

Anhang

Abkürzungen

EL   Esslöffel
Msp   Messerspitze
TL   Teelöffel
Tr   Tropfen

Glossar

Analgetikum   schmerzstillendes Mittel
antimikrobiell   keimtötend
Aphrodisiakum   Mittel zur Steigerung des Geschlechtstriebs und der Potenz
Aufguss, Infus   Ein wässriger Extrakt/Tee wird zubereiten, indem Pflanzen-
                    material mit heißem Wasser übergossen wird, 3–10 Minuten
                    zieht und dann abseiht wird.
Auszug   Pflanzenmaterial wird kalt oder warm in Öl, Schmalz, Wasser,
                    Alkohol, Zucker oder Honig je nach Temperatur zwischen 1
                    Tag und 6 Wochen eingelegt und dann abgeseiht.
Dekokt   Pflanzenmaterial (Wurzeln, Rinden) wird mit heißem Wasser
                    zugedeckt 10–20 Minuten ausgekocht und dann abgeseiht.
dyspeptisch   die Verdauung betreffend
immunsuppressiv   eine immunologische Reaktion unterdrückend
Mazerat   Kaltauszug, bei dem die Pflanzen für 3–6 Wochen in Fett,
                    Wasser, Alkohol, Zucker oder Honig eingelegt werden, ohne
                    erwärmt zu werden, und zum Schluss abgeseiht werden.
Narkotikum   schmerzlinderndes Mittel
pathologisch   krankhaft
sedierend   beruhigend
Tinktur   Pflanzenmaterial wird in Alkohol für 3–8 Wochen eingelegt
                    und dann abgeseiht.
Tonikum   stärkendes Mittel

Literatur

Achmüller, Arnold: Teufelskraut, Bauchwehblüml, Wurmtod. Edition Raetia 2013.

Au, Franziska von: Die Hausapotheke. Bassermann 2007.

Bühring, Ursel: Praxis-Lehrbuch Heilpflanzenkunde. Grundlagen – Anwendung – Therapie. Haug 2014.

Claire: Magische Heilkunst. Das uralte Wissen der Hexen und Heiler für Menschen von heute. Ein Handbuch. Ansata 2013.

Fintelmann, Volker und Weiß, Rudolf Fritz: Lehrbuch der Phytotherapie. Hippokrates 2001.

Goehl, Konrad: Avicenna und seine Darstellung der Arzneiwirkungen. Deutscher Wissenschaftsverlag 2014.

Grahofer, Eunike: Die Leissinger Oma. Das Pflanzenwissen der einfachen Leut. Erzählungen und Rezepte aus Waldviertler Familien. Freya 2013.

Hanisch, K. H. Heino: Tag X. Handbuch für Prepper, Doomer, Survivors. Band 1: Vorbereitung & Überleben. epubli 2013.

Hirsch, Siegrid und Grünberger, Felix: Die Kräuter in meinem Garten. Freya 2002.

Kaufhold, Peter: PhytoMagister. Zu den Wurzeln der Kräuterheilkunst. Band 2. Books on Demand 2013.

Kopf, Robert: Neurodermitis. Atopisches Ekzem behandeln mit Pflanzenheilkunde (Phytotherapie), Akupressur und Wasserheilkunde. Ein pflanzlicher und naturheilkundlicher Ratgeber. BookRix 2015.

Leven, Karl-Heinz: Antike Medizin. Ein Lexikon. C.H.Beck 2005.

Liath, Claudia: Der grüne Hain. Books on Demand 2012.

Marzell, Heinrich: Geschichte und Volkskunde der deutschen Heilpflanzen. Erw. Nachdr. d. Ausg. 1938. Reichl Verlag 1996.

Müller, Irmgard und Dressendörfer, Werner (Hg.): Gart der Gesundheit: Botanik im Buchdruck von den Anfängen bis 1800. (Kataloge der Franckesche Stiftungen zu Halle). Harrassowitz 2011.

Prevedel, Walter Erich: Die Hausmittel- und Heilrezeptsammlung des Tiroler Bauerndoktors Anton Auer im Vergleich mit der Encyklopädie der Volksmedicin des Arztes Georg Friedrich Most. Dissertation, Universität Wien 2011.

Rosenbaum, Julius: Geschichte der Lustseuche im Altertume. Salzwasser-Verlag 2013.

Saum, Kilian, Mayer, Johannes G. und Witasek, Alex: Heilkraft der Klosterernährung. Vorbeugen, behandeln, heilen. Zabert Sandmann 2006.

Schön, Johannes: Naturheilkunde kompakt. Orientierung in den alternativen Heilmethoden. Maudrich 2010.

Sökeland, Jürgen und Angelika: Naturheilverfahren in der Urologie. Klassische Naturheilverfahren – Komplementärmedizin – Homöopathie – Akupunktur. Springer 2002.

Storl, Wolf-Dieter: Heilkräuter und Zauberpflanzen. Zwischen Haustür und Gartentor. Knaur MensSana TB 2007.

Treben, Maria: Gesundheit aus der Apotheke Gottes. Ratschläge und Erfahrungen mit Heilkräutern. Ennsthaler 2014.

Treben, Maria: Heilkräuter aus dem Garten Gottes. Guter Rat aus meiner Kräuterbibel für Gesundheit und Wohlbefinden. Ennsthaler 2015.

Zentrum zur Dokumentation von Naturheilverfahren: Volksmedizin in Tirol. Ein EU-Interreg-II-Projekt. 2001.

Heilkräuter und -pflanzen sammeln

Name	Wissenschaftlicher Name
Alantwurzel	Inula helenium
Andorn	Marrubium vulgare
Angelika/Engelwurz	Angelica archangelica
Anis	Pimpinella anisum
Arnika	Arnica montana
Augentrost	Euphrasia officinalis
Baldrian	Valeriana officinale
Basilikum	Ocimum basilicum
Beifußkraut	Artemisia vulgaris
Beinwellwurzel	Symphytum officinale
Bibernellenwurzel	Pimpinella saxifraga
Birke (Saft/Blätter)	Betulaalba
Blutwurz	Potentilla tormentilla
Bockshornklee	Trigonella foenum-graecum
Braunelle	Prunella
Braunwurz	Scrophularia nodosa
Brennnessel	Urticadioica
Brunnenkresse	Nasturtium officinale
Bärentraube	Arctostaphylos uva-ursi
Bärlapp	Lycopodium clavatum
Bärlauch	Allium ursinum
Efeu	Hedera helix
Ehrenpreis	Veronica officinalis
Eibisch	Althea officinalis
Eichenblätter	Quercus pedunculata
Eichenrinde	Quercus robur
Eisenkraut	Verbena officinalis
Engelwurz	Angelica archangelica
Enzian	Gentiana lutea
Erdrauch	Fumaria officinalis
Esche	Fraxinus excelsior
Farn	Aspidium filix-mas
Fenchelsamen	Foeniculum vulgare

Jan	Feb	Mär	Apr	Mai	Jun	Jul	Aug	Sep	Okt	Nov	Dez
		X	X					X	X	X	
					X	X	X				
		X	X						X	X	X
									X	X	
						X	X				
						X	X		X		
						X	X		X		
						X	X				
						X	X		X	X	X
		X	X	X					X	X	X
								X	X	X	
		X	X	X	X						
		X	X						X	X	
					X	X	X				
		X	X	X	X	X	X				
		X	X						X	X	
		X	X	X	X	X	X	X	X		
			X	X							
			X	X	X						
								X	X		
			X	X							
				X	X		X				
						X	X				
								X	X	X	
		X	X	X					X		
				X							
						X	X				
		X	X				X	X			
				X	X	X	X	X	X		
				X	X	X					
						X	X		X	X	
							X	X			

Name	Wissenschaftlicher Name
Fichte (junge Triebe)	Picea abies
Frauenmantel	Alchemilla vulgaris
Gänseblümchen	Bellis perennis
Gänsefingerkraut	Potentilla anserina
Goldrute	Solidago virgaurea
Gundelrebe (Gundermann)	Glechoma hederacea
Hafer	Avena sativa
Hagebutte	Rosa canina
Hauhechel	Ononis spinosa
Heidelbeere	Vaccinium myrtillus
Herzgespann	Leonurus cardiaca
Hirtentäschelkraut	Capsella bursa-pastoris
Holunder (Blüten/Beeren)	Sambucus nigra
Hopfen	Humulus lupulus
Huflattich	Tussilago farfara
Isländisch Moos	Lichen islandicus
Johanniskraut	Hypericum perforatum
Kalmus	Acorus calamus
Kamille	Matricaria chamomilla
Käsepappel (Malve)	Malva neglecta
Kiefer	Pinus silvestris
Klettenwurzel	Arctium lappa
Knoblauch	Allium sativum
Königskerze	Verbascum thapsiforme
Kürbis	Cucurbita pepo
Lavendel	Lavendula officinalis
Leinsamen	Linum usitatissimum
Liebstöckel	Levisticum officinale
Lindenblüten	Tilia grandifolia
Lungenkraut	Pulmonaria officinalis
Löwenzahn	Taraxacum officinale
Mädesüß	Filipendula ulmaria
Meerrettich	Cochlearia armoracia
Meisterwurz	Peucedanum ostruthium
Melisse	Melissa officinalis
Mistel	Viscum album

Jan	Feb	Mär	Apr	Mai	Jun	Jul	Aug	Sep	Okt	Nov	Dez
		X	X								
				X	X			X			
		X	X	X	X	X	X	X	X		
				X	X		X				
						X	X		X		
		X	X		X						
							X	X			
								X	X	X	
					X	X		X	X	X	
					X	X	X				
					X	X	X	X			
					X	X	X				
					X	X		X			
							X	X			
				X							
			X	X	X	X	X				
					X	X		X			
		X	X						X	X	
				X	X	X					
					X	X	X				
				X							
								X	X		
								X	X		
						X	X				
								X	X	X	X
						X	X				
								X			
		X	X	X		X	X		X	X	X
					X						
				X	X						
								X	X		
			X	X	X	X					
X	X	X						X	X	X	X
		X	X					X	X	X	X
					X	X					
X	X									X	X

Name	Wissenschaftlicher Name
Nachtkerzenwurzel	Oenothera
Nelkenwurz	Geum urbanum
Nussbaumblätter	Juglans regia
Odermennig	Agrimonia eupatoria
Pestwurz	Petasites hybridus
Petersilie	Petroselinum hortense
Pfefferminze	Mentha piperita
Quendelkraut	Serpylliherba
Rainfarn	Tanacetum vulgare
Ringelblume	Calendula officinalis
Rosmarin	Rosmarinus officinalis
Rosskastanie	Aesculus hippocastanum
Salbei	Salvia officinalis
Schafgarbe	Achillea millefolium
Schlüsselblume	Primula veris
Schöllkraut	Chelidonium majus
Senf	Brassica nigra
Sonnenhut	Sonnenhut
Sonnentau	Drosera
Spitzwegerich	Plantago lanceolata
Stiefmütterchen	Viola tricolor
Storchenschnabel	Geranium robertianum
Taubnessel	Lamium album
Tausendgüldenkraut	Erythraea centaurium
Thymian	Thymus vulgaris
Veilchen	Viola odorata
Vogelmiere	Stellaria media
Wacholder	Juniperus communis
Wegwarte	Cichorium intybus
Weide	Salix alba
Weinrebe	Vitis vinifera
Weißdorn	Crataegus oxyacantha
Weißkohl	Brassica capitata
Wermut	Artemisia absinthium
Ysop	Hyssopus officinalis